Auf ewig jung?

Leonard
Hayflick

AUF EWIG JUNG?

Ist unsere biologische Uhr beeinflußbar?

**Mit einem Geleitwort
von Robert N. Butler**

Aus dem Amerikanischen
von Dieter Kuhaupt

vgs

Titel der amerikanischen Originalausgabe:
How and Why We Age

Erstausgabe 1994 Ballantine Books, New York

Die Deutsche Bibliothek – CIP-Einheitsaufnahme

Hayflick, Leonard:
Auf ewig jung? : Ist unsere biologische Uhr
beeinflußbar? / Leonard Hayflick.
Mit einem Geleitw. von Robert N. Butler.
Aus dem Amerikan. von Dieter Kuhaupt. –
Köln : vgs, 1996
Einheitssacht.: How and why we age ⟨dt.⟩
ISBN 3-8025-1310-X

Lektorat: Marcus Reckewitz, Bonn
Umschlaggestaltung: Christa Kochinke, Köln
Produktion: Ilse Rader
Satz: Typo Forum Gröger, Singhofen
Druck: Clausen & Bosse, Leck
Printed in Germany
ISBN 3-8025-1310-X

Ich widme dieses Buch meiner Mutter,
Edna Hayflick, die mein wissenschaftliches
Interesse förderte, zum 88. Geburtstag,
dem Andenken an meinen Vater, Nathan
Hayflick, und meinen Mentoren im Bereich
der Biologie des Alterns, Sir McFarlane
Burnet, Joseph T. Freeman, Robert Kohn,
Sir Peter Medawar, George Sacher und
Nathan Shock.

Inhalt

Zum Geleit

Bereits im zarten Alter von sieben oder acht Jahren hatte ich eine Theorie über das Altern. Wenn ich abends schlafen ging, war mein Herzschlag deutlich spürbar. Ständig hatte ich das rhythmische Pochen im Ohr – es war ein beruhigendes Geräusch, und ich war überzeugt, daß das Hören des Herzschlags ein durchaus zumutbarer Preis dafür war, die einzige Alternative dazu nicht jetzt schon »erleben« zu müssen. Denn meine Theorie damals: Dem Menschen – jedem Menschen – ist eine endliche Zahl von Herzschlägen zugeteilt. Ist diese Zahl aufgebraucht, stirbt er. Dazu passend entwickelte ich eine »psychologische Rechtfertigungstheorie der Senilität« (wie man Gedächtnisverlust und Demenz damals nannte). Senilität, so dachte ich, muß eintreten, um mit der Bewußtseinstrübung den Schmerz des Alterns zu dämpfen und die Aussicht auf den Tod weniger grausam erscheinen zu lassen.

Solche hausgemachten Theorien geistern sicherlich durch die Köpfe vieler Kinder (und Erwachsener), wenn sie beginnen, über das Älterwerden, das Sterben und den Tod nachzudenken. Das Bedürfnis, dem »Wie« und »Warum« des Alterns und Sterbens auf den Grund zu gehen, ist tiefverwurzelt und universal. Um so erstaunlicher, daß es, nach meiner Kenntnis, im englischen Sprachraum bisher kein fundiertes und allgemeinverständliches Werk zum Thema gab (abgesehen von Alex Comforts vor Jahrzehnten erschienenem Buch »Aging: The Biology of Senescence«, eine schwierige, aber ausgezeichnete Veröffentlichung). Ich sagte: »bisher«, denn Leonard Hayflick, einer der angesehensten Pioniere der Altersbiologie, schließt mit »Auf ewig jung?« eine große Lücke. Er bezieht einen klaren Standpunkt, vermittelt aber gleichwohl einen ausgewogenen, umfassenden und substantiellen Einblick in den derzeitigen Kenntnisstand der Biologie des Alterns, ein Thema, das den Menschen seit Urzeiten fasziniert und das in unserer Zeit an Aktualität erheblich zugenommen hat. Meisterlich beschreibt Hayflick die Theorien des biologischen Alterns sowie die psychologischen und soziologischen Folgen der durchschnittlichen Lebensverlängerung und der zahlenmäßigen Zunahme alter Menschen. Mit seinen Beobachtungen und Schlußfolgerungen wird nicht jeder restlos einverstanden sein, doch niemand wird ihm vorwerfen können, sich nicht um Objektivität und argumentative Ausgewogenheit bemüht zu haben.

Wie altern wir? Warum altern wir? Nicht nur aus Neugier suchen wir Antworten auf diese Fragen, sondern auch, weil sie für die medizinische Grundlagenforschung von großer Bedeutung sind. Welche Umstände ermöglichen den Ausbruch einer Krankheit? Soweit wir wissen, gibt es drei große Ursachenkategorien: die Umwelt (Luft- und Wasserqualität; Ernährung; Lebensgewohnheiten etc.); die Gene (insbesondere schadhafte); und schließlich altersbedingte Veränderungen. Die ersten beiden Kategorien (Umwelt- und Erbeinflüsse) sind insgesamt besser erforscht als die letzte, obwohl 50 Prozent aller Krebserkrankungen nach dem 65. und 80 Prozent nach dem 50. Lebensjahr auftreten. Auch andere Leiden (Koronarkrankheiten, Osteoporose, Alzheimer) gehen auffällig häufig mit einem höheren Lebensalter einher.

Im 20. Jahrhundert ist der Bevölkerungsanteil alter Menschen weltweit explosiv gestiegen, ein Trend, der sich im 21. Jahrhundert wohl fortsetzen wird. Es gilt folglich, möglichst viele hervorragende Wissenschaftler für die Gerontologie und Geriatrie zu interessieren, um die Probleme, die sich aus der verlängerten letzten Lebensphase ergeben, irgendwann meistern zu können. Ich hoffe, daß »Auf ewig jung?« in jede Bibliothek aufgenommen wird und daß sowohl Gerontologie als auch Geriatrie fortan in Lehrbüchern, an Schulen und Hochschulen mehr Beachtung geschenkt wird, als dies bisher der Fall war.

Mir selbst und vielen Ärzten, die ich persönlich kenne, gaben in der Jugend Bücher wie »Dr. med. Arrowsmith« von Sinclair Lewis einen Anstoß, Arzt zu werden. Ich glaube, daß »Auf ewig jung?« auf junge Menschen heute eine ähnliche Wirkung haben kann. Den Luxus der Ignoranz können wir uns nicht länger leisten. Die gewandelten demographischen Verhältnisse machen es erforderlich, daß die Öffentlichkeit sich sachkundig macht und die Forschung intensiviert wird. Nur so werden wir in der Lage sein, uns den zukünftigen Herausforderungen erfolgreich zu stellen.

Robert N. Butler

Vorwort

Mein Buch richtet sich an Menschen jeden Alters, die an Gerontobiologie* – an der Biologie des Alterns – interessiert sind. Es ist nicht nur für alternde oder alte, sondern auch für junge Menschen geschrieben, die wissen wollen, was später auf sie zukommt. Die Kenntnis der biologischen Veränderungen, die sich nach der Geschlechtsreife einstellen, erscheint mir ebenso wichtig wie die Kenntnis jener Entwicklung, die vom Kleinkindalter bis zur Geschlechtsreife stattfindet.

Seit rund einem Jahrzehnt interessiert sich die Öffentlichkeit immer stärker für den menschlichen Alterungsprozeß. Gerontologen können sich vor Einladungen, Vorträge zu halten, kaum retten, und in den Massenmedien erscheinen zunehmend einschlägige Beiträge. Meist entstammen diese Beiträge aber nicht der Feder profilierter Gerontobiologen. Im Gegenteil: Insbesondere dann, wenn der Autor sich kurz fassen muß oder unter Termindruck steht, wird vieles falsch oder verzerrt dargestellt. Die in der Öffentlichkeit überwiegende Vorstellung vom Alterungsprozeß besteht deshalb in der Regel aus einer Mischung aus Mutmaßungen, falschen Überzeugungen und Fehlinformationen. Eines der Ziele wissenschaftlicher Forschung ist es jedoch, mit verifizierbaren Daten derartige volkstümliche Mythen zu zerstören. Dies habe auch ich mir in diesem Fall vorgenommen: Wo immer möglich, werde ich die Spreu vom Weizen, Dichtung von Wahrheit, modische Anschauungen von begründeten Überzeugungen trennen.

Seit mehr als 30 Jahren erforsche ich die Biologie des menschlichen Alterns. Glück und Zufall wollten es, daß wir ausgerechnet in dieser Zeit die größten Fortschritte im Verständnis des Alterungsphänomens gemacht haben. In dieses Buch sind die Vorlesungen und Vorträge, die ich in diesen drei Jahrzehnten gehalten habe, und die vielen Fragen, die mir mein akademisches und nichtakademisches Publikum gestellt hat, eingegangen.

Ich bin der Meinung, daß ein Wissenschaftler die Pflicht hat, der Öffentlichkeit die Ergebnisse seiner Arbeit mitzuteilen und komplexe Inhalte verständlich aufzubereiten. Aus der Forschung berichtet am besten derjenige, der aktiv an ihr teilnimmt; er kennt sich in den Details aus, er kann dem Leser etwas von dem Nervenkitzel des Entdeckens vermitteln, und er kann auf der Basis wissenschaftlichen Denkens argumentieren. In

* Für den amerikanischen Fachbegriff »Biogerontology« gibt es im Deutschen bisher noch keine gängige Übersetzung. Hier redet man in der Regel von der »Biologie des Alterns« oder von »experimenteller Gerontologie«. Im Folgenden wird für »Biogerontology« der Begriff »Gerontobiologie« in Anlehnung an bereits bestehende Fachbegriffe wie »Gerontopsychiatrie« verwandt.

der Forschung werden Fakten gesammelt, Hypothesen gebildet und Lehrmeinungen in Frage gestellt. Die Wissenschaft muß neuen Ideen gegenüber, auch den ketzerischsten, stets offen bleiben. Alle Prinzipien, auch die tragenden Säulen des etablierten Lehrgebäudes, müssen beständig hinterfragt werden. Die Gerontobiologie, eine relativ neue Disziplin, ruht noch auf einem relativ dünnen Fakten-Fundament, und ihre Schlußfolgerungen sind bisweilen spekulativer als diejenigen etablierter wissenschaftlicher Disziplinen. Nicht selten wird ein und derselbe Sachverhalt von angesehenen Wissenschaftlern abweichend, ja bisweilen ganz entgegengesetzt, interpretiert. In den letzten Jahren war leider keiner der Gerontobiologen bereit, seine Arbeit lange genug zu unterbrechen, um vor der Öffentlichkeit den Stand der Forschung auf diesem Gebiet zu bilanzieren.

Ich werde im folgenden die heute vertretenen unterschiedlichen Denkmodelle vorstellen und jeweils darauf hinweisen, welchem die meisten Wissenschaftler zuneigen oder welches meiner persönlichen Sicht der Dinge entspricht. Wohlgemerkt, meine Sicht der Dinge ist nicht mehr als eine persönliche Ansicht. Ich maße mir nicht an, alles zu wissen, und halte meine Interpretation der Fakten selbstverständlich nicht für unfehlbar. Bei fortschreitendem Erkenntnisstand werde ich sicher in dem einen oder anderen Punkt widerlegt werden. Meine beiden Hauptziele waren: Genauigkeit und faire Darstellung gegensätzlicher Meinungen. Ich versuche zu erklären, warum so viele liebgewordene Credos über das Altern unhaltbar sind, und bin bemüht, den Gegenstand im Lichte moderner wissenschaftlicher Forschung zu entmythologisieren.

Überzeugt davon, daß mein Durchschnittsleser in Biologie relativ wenig beschlagen ist, habe ich deshalb wissenschaftliche Fachausdrücke weitgehend gemieden. Doch der Leser muß in Rechnung stellen, daß diese Vorgehensweise eine Gefahr in sich birgt: Wird der Wissenschaftsjargon in eine allgemein verständliche Sprache transponiert, leidet die Genauigkeit. Sucht doch die dem Laien oft unverständliche Fachsprache Sachverhalte mit größtmöglicher Präzision zu beschreiben. Für viele wissenschaftliche Begriffe und viele von der Wissenschaft bezeichnete Gegenstände und Lebensvorgänge kennt die Alltagssprache keine Synonyme. Dies führt zwangsläufig zu Ungenauigkeiten, Verallgemeinerungen und begrifflichen Unschärfen. Wo dies der Fall ist, weise ich darauf hin, daß die Zusammenhänge komplexer sein können als dargestellt oder die Verallgemeinerung durchaus auch Ausnahmen gestattet. Trost spendet mir in diesem Zusammenhang Oliver Wendell Holmes, Jr., der gesagt hat: »Keine Verallgemeinerung ist hundertprozentig wahr, nicht einmal diese hier.«

Ich erhebe auch nicht den Anspruch, mit diesem Buch eine Enzyklopädie der Biologie des Alterns vorzulegen. Einzelne Teilgebiete habe ich bewußt ausgeklammert, weil die vorliegenden Ergebnisse noch nicht gesichert sind oder aber hoffnungslos kontrovers diskutiert werden. Eingang haben nur Gebiete gefunden, in denen Einigkeit über die Grundprinzipien herrscht und in denen sich der Streit nur um nachvollziehbare Meinungsverschiedenheiten und unterschiedliche Beurteilungen dreht. Weitgehend unberücksichtigt blieben die nichtbiologischen Aspekte des Alterns. Die biologischen wiederum lassen sich von den medizinischen abgrenzen; die biologischen Aspekte beinhalten die normalen, die medizinischen die anormalen Entwicklungen. Die normalen Alterungsprozesse gehen zwar in der Regel mit einer erhöhten Krankheitsanfälligkeit einher, doch die medizinischen (geriatrischen) Aspekte berücksichtige ich nur insoweit, als sie zum Verständnis der Biologie des Alterns beitragen.

Neben der Beschreibung der mehr oder weniger gesicherten Erkenntnisse über das Altern sowie den Antworten auf die Fragen, warum Altersveränderungen eintreten und wo die Grenzen der gerontologischen Wissenschaft liegen, soll auch statistisches Material zu einem breiten Spektrum altersbezogener Probleme aufgeführt werden. Darüber hinaus kommen auch ethische Streitfragen zur Sprache, die sich aus den Möglichkeiten, das Altern zu manipulieren und den Zeitpunkt des Todes hinauszuzögern, ergeben. Wenn wir den Alterungsprozeß zu bremsen vermögen, werden viele schwierige Entscheidungen zu treffen sein, und ich bin der festen Überzeugung, daß wir schon jetzt beginnen müssen, die Konsequenzen zu durchdenken.

Weil die Gerontobiologie als Wissenschaft noch relativ jung ist, herrscht über den Inhalt mancher Begriffe noch keine generelle Übereinstimmung. Zu diesen zählt beispielsweise die Bezeichnung »Seneszenz«, die ich aus diesem Grund nicht verwende. Andere, allgemein übliche Begriffe werden frühzeitig im Text definiert. Darüber hinaus habe ich auf die Angabe von Doktortiteln vor Namen verzichtet. Es versteht sich von selbst, daß die meisten erwähnten Forscher diesen akademischen Titel tragen.

Als akademischer Lehrer bekenne ich mich zu der Hoffnung, daß junge, wissenschaftlich ambitionierte Leser sich von den großartigen Entwicklungen der Gerontobiologie so begeistern lassen, daß sie sich diesem Spezialgebiet beruflich zuwenden werden. Die Biologie des Alterns – einstmals Spielwiese von Quacksalbern und Marktschreiern – ist heute eine anerkannte Wissenschaft, und sie ist eines der letzten Gebiete, das man als biologisches Neuland bezeichnen kann. Wer als Gerontobiologe den Mut hat, die richtigen Fragen zu stellen und die richtigen Experimente durchzuführen, dem werden sich in Zukunft faszinierende Einblicke in die Geheimnisse des Alterns offenbaren.

Dank

Für das vorliegende Buch habe ich mehrere hundert Quellen ausgewertet, Fachbücher – frühere und aktuelle wissenschaftliche Literatur – , Diskussionen und Privatgespräche mit Kollegen. Wer sich weitergehend informieren will, sei auf die »Literaturhinweise« im Anhang verwiesen.

Ich möchte den zahlreichen Kollegen danken, die Teile des Buches in der Rohfassung gelesen haben und durch ihre Kommentare zur Präzisierung beigetragen haben. Mir ist, wie ich gestehe, etwas unwohl bei dem Gedanken, daß sich irgendwo im riesigen Fundus der wissenschaftlichen Literatur ein Beitrag befinden könnte, der zu bestimmten Aussagen, die ich als Tatsache präsentiere, seriöse Gegenargumente beinhaltet. Wer wissenschaftlich publiziert, wird meine Angst verstehen. Unterlassungssünden und andere Ungenauigkeiten möge mir der geneigte Leser zur Kenntnis bringen, damit sie in späteren Auflagen des Buches korrigiert werden können.

Dank schulde ich den folgenden Kollegen, deren Kritik geholfen hat, die Aussagen in diesem Buch hieb- und stichfest zu machen und die Darstellung ausgewogen und fair zu gestalten: Patricia P. Barry, Graham Bell, Herman T. Blumenthal, Harold Boxenbaum, Harold Brody, Jacob Brody, William Ted Brown, Paul D. Coleman, William Dement, J. Fred Dice, Charles J. Epstein, John A. Faulkner, James F. Fries, Barbara A. Gilchrest, Gerald J. Gruman, Denham Harman, S. Mitchell Harman, Ronald W. Hart, William R. Hazzard, Robin Holliday, John O. Holloszy, Steven Horvath, Marvin L. Jones, William B. Kannel, Robert Katzman, Albert M. Kligman, Edward G. Lakatta, Takashi Makinodan, George R. Martin, Edward Masoro, Zhores A. Medvedev, Joseph Meites, Kenneth L. Minaker, Jaime Miquel, Robert H. Mohlenbrock, Harold Morowitz, George C. Myers, Daphne J. Osborne, Leslie Robert, Michael R. Rose, Ira Rosenwaike, Isadore Rossman, George S. Roth, Jacob S. Seigel, Stephen Shak, David W. E. Smith, Raij S. Sohal, John Stecker, Cynthia M. Taeuber, George B. Talbert, Andrus Viidik, Roy Walford und Marc E. Weksler.

Besonderen Dank schulde ich Bernard L. Strehler, der das gesamte Manuskript gegengelesen hat.

Und schließlich möchte ich meiner Frau Ruth danken, die die lange »Inkubationszeit« meines Projektes geduldig durchgestanden hat.

Einführung

Der wissenschaftlichen Forschung ist es zu verdanken, daß wir bereits über viele Todesursachen triumphiert haben. Zahlreiche biologische Vorgänge wurden bis hinab auf die molekulare Ebene enträtselt. Dennoch ist unser Verständnis von den Grundursachen des Alterns fast so primitiv geblieben wie vor einem Jahrhundert. Dafür gibt es mehrere Gründe.

Zum einen existiert in den meisten Religionen und philosophischen Schulen – und in der Naturwissenschaft – der tiefverwurzelte Glaube, Lebensverlängerung über die natürlichen Grenzen hinaus sei weder möglich noch wünschenswert. Zum anderen halten viele Wissenschaftler die Alternsforschung für uninteressant und wenig ergiebig oder sind dem ganzen Forschungskomplex gegenüber, der sich mit alten und alternden Menschen beschäftigt, voreingenommen. Robert Butler, der erste Leiter des National Institute on Aging, führte 1968 das Kunstwort von den »Altisten« (ageists) ein: Es bezeichnet die alltägliche Altendiskriminierung, einen »Generationenkonflikt«, geschürt von »altistischen« Eiferern, die der ökonomischen, sozialen und politischen Konfrontation zwischen Jung und Alt das Wort reden. Diese Extremisten sorgen sich darum, daß die Menschen »zu lange leben« und Ressourcen verbrauchen, die besser jungen Menschen zugute kämen – eine sozialdarwinistische Bigotterie, die sich von Rassismus und Sexismus kaum unterscheidet. Bei vielen Wissenschaftlern ist der »Altismus« mit der Überzeugung gekoppelt, daß der Alterungsprozeß etwas Unbeeinflußbares, Unausweichliches sei, mit dem es sich zu beschäftigen nicht weiter lohne. Noch vor 15 Jahren mußten sich die wenigen Forscher, die auf diesem Gebiet arbeiteten, so manches spöttische Wort aus Kollegenmund gefallen lassen. Diese negative Haltung hat sich mittlerweile geändert.

Ein weiterer Grund, weshalb die Alternsforschung bisher ein eher kümmerliches Dasein führte, ist die Tatsache, daß sie lange Zeit ein Tummelplatz für Scharlatane gewesen ist, die mit der Eitelkeit, den Ängsten und der Unwissenheit der Alten Geschäfte machten, ihnen Dinge versprachen, die sie nicht halten konnten, und sie um ihre Ersparnisse prellten. Unter diesen Bedingungen konnte sich lange Zeit keine seriöse Wissenschaft entwickeln.

Kurze Geschichte der modernen Gerontobiologie

Im frühen 20. Jahrhundert kamen zwei alterskundliche Fachbegriffe in Gebrauch – Gerontologie (Alternsforschung) und Geriatrie (Altersheilkunde). Der Begriff Gerontologie (von griech. geron = alter Mann, und ologie = Lehre von) wurde 1903 von Élie Metchnikoff eingeführt. Die Gerontologie umfaßt inzwischen nicht nur das Studium des menschlichen Alterns, sondern das der Alterungsvorgänge sämtlicher Lebewesen, und auch nicht mehr nur die Biologie des Alterns, sondern ebenso seine soziologischen, psychologischen und noch weiterführenden Aspekte. Um sich von der allgemeinen Gerontologie abzuheben, nennen sich die meisten auf diesem Gebiet tätigen Biologen Gerontobiologen.

Geriatrie läßt sich genauer definieren. Sie befaßt sich nur mit den Krankheiten der Alternden, ebenso wie die Pädiatrie sich mit den Krankheiten junger Patienten befaßt. Eingeführt wurde der Begriff 1909 von Ignaz L. Nascher, einem amerikanischen Arzt. 1914 schrieb er das erste amerikanische Lehrbuch über Alterskrankheiten: »Geriatrics: The Diseases of Old Age and Their Treatment.«

Mehrere bahnbrechende Experimente haben die Gerontobiologie entscheidend nach vorne gebracht. Ich werde später ausführlich auf sie eingehen; hier nur eine kleine einleitende Aufzählung. 1912 behauptete der Franzose Alexis Carrel, Chirurg und Nobelpreisträger, mit seinem Mitarbeiter Albert Ebeling am Rockefeller-Institut (New York) Zellen eines Hühnerherzens in der Retorte zur ständigen Vermehrung stimuliert zu haben; 34 Jahre sollen sich die Zellen fortgepflanzt haben, dann wurden sie zerstört. Das Experiment begründete ein revolutionär neues Kausalmodell in der Alternsforschung: Wenn normale, einem Tier entnommene Zellen im Labor »unsterblich« waren, dann konnte das Altern letztlich nicht durch einen Mechanismus innerhalb der Zelle bewirkt werden. Von außen einwirkende Einflüsse mußten demnach dafür verantwortlich sein. Bis Anfang der 60er Jahre hielt sich diese Modellvorstellung und faszinierte viele Forscher für die Gerontologie; dann wurde sie widerlegt. (Näheres über das Carrel-Experiment und seine Fehler in Kapitel 7.)

Anfang der 30er Jahre wurde eine grundlegende Entdeckung gemacht, die – anders als Carrels Befund – viele Male bestätigt worden ist, bis heute aber ursächlich nicht erklärt werden konnte. Clive McCay, Forscher an der Cornell University (Ithaca, New York), stellte fest: Wenn man Ratten mit einer Nahrung füttert, die alle notwendigen Vitamine und Mineralien enthält, aber kalorienarm ist, verlängert sich ihre Lebensspanne beträchtlich. Dieses Prinzip, genannt »Unterernährung ohne Fehlernährung«, spielt seither eine bedeutende Rolle in der modernen Alternsforschung. Welchen Effekt Unterernährung auf den Menschen hat, kann bis heute niemand mit Sicherheit sagen. (Unterernährung wird ausführlich in Kapitel 16 besprochen.)

1938 organisierten die Russen in Kiew die erste große internationale Konferenz über das Altern. 1939, nach einer in Woods Hole, Massachusetts, abgehaltenen Konferenz, erschien in den USA ein bahnbrechendes Buch, »Problems of Ageing«, herausgegeben von E. V. Cowdry, einem namhaften Anatomen an der Washington University (St. Louis). Die Autoren der einzelnen Beiträge waren führende Kapazitäten ihrer Fachgebiete, die Einleitung stammte aus der Feder des Philosophen John Dewey. Das Buch war eine umfassende Bestandsaufnahme nahezu aller damals vorliegenden Erkenntnisse über das Altern.

Unterstützt wurde die Veröffentlichung des Buches von der 1930 gegründeten Macy-Stiftung. Daß diese die Alternsforschung als förderungswürdig ansah, war seinerzeit eine Pioniertat und hat viel dazu beigetragen, die Gerontologie in Amerika heimisch zu machen. 1940 gab die Stiftung 10000 Dollar Anschubkapital für eine »gerontologische Forschungsgruppe« am Stadtkrankenhaus Baltimore, die von Edward Stieglitz geleitet und von einem staatlichen medizinischen Forschungsinstitut, den National Institutes of Health, verwaltet wurde. An Stieglitz' Stelle trat 1941 Nathan W. Shock, ein Physiologe und Psychologe. Von 1941–1951 unterstützte die Macy-Stiftung auch jährlich organisierte Tagungen, an denen Wissenschaftler, die an der Biologie des Alterns interessiert waren, teilnahmen.

Auf Anregung des damals in England lebenden Gerontologen V. Korenchevsky, eines Schülers des berühmten Biologen Élie Metchnikoff, wurde die erste alterskundliche wissenschaftliche Gesellschaft in den USA gegründet, der Club of Gerontology, dem zunächst hauptsächlich die Autoren des Cowdry-Buches angehörten. Korenchevsky trug auf Reisen eine Kultur des Bazillus bei sich, mit dem er sich seine tägliche Ration Joghurt zu bereiten pflegte: Er glaubte leidenschaftlich an Metchnikoffs Theorie, Joghurt halte jung. Die Kultur blühte und gedieh in der Wärme seines tragbaren Inkubators – seiner Westentasche. Korenchevsky stammte aus Rußland und war vor dem kommunistischen Regime nach England geflohen, wo er Lord Nuffield kennenlernte, der gerade die Nuffield-Stiftung ins Leben gerufen hatte. Korenchevsky bewog den Lord, Gelder für gerontologische Forschergruppen an mehreren britischen Universitäten, medizinischen Ausbildungsstätten und Krankenhäusern zur Verfügung zu stellen. Später ging er in die USA.

1945 ging aus dem Club of Gerontology die heutige Gerontological Society of America hervor, der weltweit größte Fachverband von Gerontologen. Sein Wahlspruch lautet: »Mehr Leben in die Jahre, nicht nur mehr Lebensjahre« – Lebensverlängerung an sich ist nicht das Hauptziel. Drei Jahre zuvor war die American Geriatrics Society gegründet worden, ebenfalls der heute weltweit größte Fachverband seiner Art. Ähnliche Gesellschaften sind in vielen Ländern entstanden, und nahezu alle diese nationalen Gesellschaften haben sich unter dem Schirm der International Association of Gerontology zusammengefunden.

Auf dem europäischen Kontinent war der Exil-Ungar Fritz Verzar, ein Verfechter der sogenannten Cross-linking-Theorie (siehe Kapitel 14), eine treibende Kraft. 1956 gründete Verzar in Basel das Institut für experimentelle Gerontologie und konnte bedeutende europäische und amerikanische Alternsbiologen verpflichten. Zu seinen Hauptverdiensten zählt der Aufbau einer Gruppe von 2000 alternden Ratten, die es erstmals möglich machte, den Alterungsprozeß bei Tieren unter kontrollierten Bedingungen systematisch zu studieren.

Max Bürger rief in Deutschland Ende der 40er Jahre die medizinische Alternsforschung ins Leben, die Deutsche Gesellschaft für Gerontologie wurde jedoch erst im Jahre 1967 gegründet.

Im Osten war zur Zeit Verzars das Sowjetische Institut für Gerontologie in Kiew (Leitung: Dmitri Chebotarev) führend. Die einer 400-Betten-Klinik angegliederte Anstalt war eine bedeutende Forschungs- und Ausbildungsstätte für Gerontologen aus der Sowjetunion und Osteuropa.

In den letzten 15–20 Jahren hat die internationale Wissenschaft erkannt, wie wichtig es ist, den Alterungsprozeß zu erforschen. Mehrere Entwicklungen in jüngerer Zeit haben die Alternsforschung vorangebracht, zum Beispiel die »Baltimore-Längsschnittstudie« (Baltimore Longitudinal Study of Aging, BLSA) zur differenzierten Begutachtung der Wirkungen des normalen Alterns und der Alterskrankheiten. Sie wurde 1958 von Nathan Shock begonnen und hat inzwischen an die 2200 Teilnehmer erfaßt. Die Teilnehmer werden bis an ihr Lebensende alle zwei Jahre biologisch und psychologisch untersucht. Nach nahezu 40 Jahren Laufzeit hat die BLSA zu vielen neuen Erkenntnissen geführt. Die Ergebnisse – vorgestellt in Kapitel 8 – lassen eine Menge liebgewonnener Vorstellungen vom Alterungsprozeß in einem gänzlich neuen Licht erscheinen.

Der Initiator der Studie, Nathan Shock, hat auch bibliographische Pionierarbeit geleistet: Seine Kompilationen einschlägiger Literatur haben dazu beigetragen, das Interesse an der Gerontologie zu wecken.

1950 fand in den USA eine Nationale Konferenz über das Altern statt, 1961 gefolgt von der ersten White-House-Konferenz. 1971 und 1981 wurden weitere White-House-Konferenzen organisiert, derzeit ist eine vierte in der Diskussion. Jede dieser Fachtagungen zog Hunderte von Gerontologen und Geriatern an. Diskutiert wurden gesundheitliche und soziale Probleme der Alten sowie neue Forschungsergebnisse. Empfehlungen dieser Fachtagungen haben in den USA zu Gesetzesinitiativen und Forschungsförderungen geführt. Beispiel für ersteres: der Older Americans Act (1965), durch den Medicare (Gesundheitsbeihilfe für Alte) entstand. 1955 gründete Ethel Parcy Andrus den amerikanischen Pensionärsbund American Association of Retired Persons (AARP), den heute mit 30 Millionen Mitgliedern wohl größten »eingetragenen Verein« der Welt.

Die Erforschung der Altersleiden – so stellte sich bald heraus – gibt wenig Aufschluß über die Mechanismen der Alterungsvorgänge selbst. (Diese bei Laien wie Fachleuten noch nicht allgemein verbreitete Erkenntnis wird ausführlich in Kapitel 4 besprochen.) Eine Unterscheidung, die ganz wesentlich ist: Kinderkrankheiten wie Polio und Masern verraten uns ebensowenig über die normalen kindlichen Reifungsvorgänge wie Alzheimer oder Arthritis über das Altern an sich. Wenn wir den Alterungsprozeß verstehen wollen, müssen wir die normalen Altersveränderungen besser kennenlernen, die den Menschen für diese und andere Altersleiden anfällig machen. 1974 wurde im Rahmen der National Institutes of Health in Bethesda, Maryland, das National Institute on Aging gegründet. Dieses neue Institut mit eigenem Budget und einem expandierenden Forscherstab hat viel dazu beigetragen, die Alternsforschung in Amerika hoffähig zu machen. Zum erstenmal stehen heute Mittel zur Finanzierung gerontologischer Forschungsvorhaben vieler kompetenter Wissenschaftler zur Verfügung.

Weitere Meilensteine: EURAGE (1979), ein europäisches Konsortium staatlicher Behörden zur Koordinierung der Alternsforschung in den einzelnen Staaten; die »UN-Weltkonferenz über Probleme des Alterns« (Wien, 1982), die hochrangigen Vertretern vieler Länder Gelegenheit bot, die medizinischen, sozialen und wirtschaftlichen Implikationen der statistischen Zunahme alter Menschen zu diskutieren; und schließlich die Bildung des »Expertenausschusses über Planung und Einrichtung geriatrischer Dienste« der Weltgesundheitsorganisation (1973).

Die Überzeugung, daß eine Lebensverlängerung, unter der Voraussetzung, daß die Lebensqualität gewahrt bleibt, legitim ist, setzt sich mehr und mehr durch. Worin eine angemessene Lebensqualität besteht und wer die Kriterien dafür festlegen soll, ist Gegenstand lebhafter Debatten. Da gibt es die Fraktion der »Radikalverlängerer«, die glaubt, daß Altern und Sterben wie Krankheiten heilbar sein müßten und daß eine Lebensverlängerung prinzipiell möglich und wünschenswert ist. Andere, zu denen auch ich mich rechne, glauben, daß die Streckung der menschlichen Lebensspanne wahrscheinlich unmöglich und auch nicht wünschenswert ist. Wer in Elend und Not lebt – bis vor relativ kurzer Zeit taten dies die meisten Menschen –, wird kaum den Wunsch haben, dieses Leben zu verlängern. Aber auch ein glückliches Leben sollte nach meiner Ansicht nicht ewig dauern. Die Konsequenzen einer alterslosen Bevölkerung wären grotesk und erschreckend (siehe Kapitel 20).

In den USA sind derzeit mehr als 12 Prozent der Gesamtbevölkerung – 30 Millionen Menschen – über 65 (in der Bundesrepublik Deutschland waren es 1984 fast 15 Prozent). Die »Altisten«, die den Rentnerberg für eine Belastung der Gesellschaft halten, werden, wenn sie lange genug leben, zum Opfer ihrer eigenen Intoleranz.

Heute ist das Interesse am wissenschaftlichen Studium der Biologie des Alterns größer denn je: In den USA sind beispielsweise Nationale Forschungsinstitute entstanden, der Staat stellt Geld für die Forschung an Universitäten und anderen Institutionen zur Verfügung, und auch private

Mittel werden aufgetrieben, um junge Wissenschaftler auf dem Gebiet der Gerontologie zu unterstützen, die es oft schwer haben, sich gegen die etablierten Lehrkräfte durchzusetzen. Die bekannteste und erfolgreichste Organisation dieser Art in den USA ist die American Federation for Aging Research mit Sitz in New York. Jedes Jahr sammelt sie mehr als eine Million Dollar für die Alternsforschung. Aber das vielleicht deutlichste Zeichen dafür, daß die Alternsforschung ihren Kinderschuhen entwächst, ist die Gründung von Biotechnologie-Firmen, die gerontologische Grundlagenforschung betreiben und klären wollen, warum alte Zellen krankheitsanfälliger sind als junge.

Private und öffentliche Geldgeber stehen vor dem Dilemma, entscheiden zu müssen, ob sie die Gelder eher in die Alterns- oder in die Alterskrankheitenforschung fließen lassen sollen. Letztere ist in der Öffentlichkeit populärer, bringt aber wenig Aufschluß über das Altern an sich. Erstere ist nicht so populär, beschäftigt sich aber mit dem Prozeß, welcher der erhöhten Krankheitsanfälligkeit älterer Leute zugrunde liegt.

Weil das Altern praktisch jede Zelle in unserem Körper in Mitleidenschaft zieht, reizt die Erforschung dieses Prozesses inzwischen Wissenschaftler aus nahezu allen Disziplinen der Medizin und Biologie. Folge: Die Gerontobiologie hat sich in den letzten Jahren als ein ausgewachsenes Fachgebiet etabliert. Die Highlights aus ihrem heute vorliegenden Erkenntnisschatz möchte ich Ihnen auf den folgenden Seiten vorstellen.

Teil I

Altern: Was ist das?

1 Definitionen

Wie alt ist derjenige, der sein Alter nicht kennt?
Satchel Paige

Zu den frühesten Kindheitseindrücken zählt die Erfahrung, daß Menschen, Tiere und auch unbelebte Gegenstände sich im Lauf der Zeit verändern, verfallen. Der eine nimmt das Altern als Selbstverständlichkeit hin, als Schicksal, höhere Gewalt, als normale Konsequenz des Vergehens der Zeit. Der andere verbringt einen Großteil seines Lebens damit, die unwillkommenen Folgen des Alterns an sich selbst und seiner Umwelt zu bekämpfen. Viele Gegenstände, mit denen wir privat und beruflich zu tun haben, müssen gepflegt, repariert und erneuert werden. Andere Dinge werden erst im Alter richtig schön und begehrenswert.

Bei toten Gegenständen heißt der Zahn der Zeit, der an ihnen nagt, meist Oxidation – die Moleküle des Gegenstandes reagieren mit dem Luftsauerstoff. Bei eisenhaltigen Dingen nennen wir das Ergebnis Rost, doch die Reaktionsfreude des Sauerstoffs steckt auch hinter zahlreichen anderen Alterungsvorgängen. Für die Alterung können auch Temperaturschwankungen, Wasser, Strahlen, mechanische Einwirkungen, Mikroorganismen und Insekten verantwortlich sein. Wer Haustiere hat, kann beobachten, wie sie sich verändern. Wir leben in einer Umwelt, an der die Zeit »frißt«, und irgendwann merken wir, daß auch uns selbst dieser Alterungsprozeß erfaßt.

Das Altern ist eine schicksalhafte Heimsuchung, die jeden trifft. Um den Alterungsprozeß zu verstehen, müssen wir jedoch zunächst die Veränderungen definieren, die wir Altern nennen. Sind doch, so ein französischer Aphorismus, »die meisten Sorgen der Menschheit eine Frage der Grammatik«.

Chronologisches und biologisches Altern: nicht deckungsgleich

Für das Altern gibt es keine glatte Definition, jedenfalls nicht in biologischer Hinsicht. Das Kernmerkmal ist nicht die verstrichene Zeit, sondern die biologischen Veränderungen, die beim Alterungsprozeß eintreten. Wenngleich es eine ideale Definition des Alterns nicht gibt, ist es doch – wie Liebe und Schönheit – existentiell und unmittelbar erfahrbar, bei uns selbst und bei anderen. Jeder erkennt einen alten Menschen, wenn er ihm gegenübersteht; und mancher vermag das chronologische Alter seiner Mitmenschen verblüffend gut zu schätzen. Doch sehr häufig liegt man mit solchen Schätzungen auch völlig falsch, ein Indiz dafür, daß das »Alter an Jahren« mit dem biologischen Alter nicht direkt korrelieren muß. Gesucht ist also eine biologische Meßgröße, die sich nachweisbar mit fortschreitendem Alter wandelt – eine Meßgröße, die das biologische (nicht chronologische) Älterwerden exakt nachvollziehbar macht. Diese Differenzierung ist wichtig.

Meß- und Zählbarkeit sind für die naturwissenschaftliche Forschung unabdingbare Voraussetzungen. Das Alter von Bäumen läßt sich an den Jahresringen, das Alter mancher Fische an den Zellschichten ihrer Schuppen ablesen, doch zur Messung des biologischen Alters von Menschen und den meisten anderen Tieren fehlt uns eine verläßliche Größe. Das Datum auf der menschlichen Geburtsurkunde (vorausgesetzt, es stimmt) gibt uns ja nur einen einzigen Fixpunkt. Die chronologische Altersmessung sagt uns, wieviel Zeit – wie viele Jahre – seit jenem Punkt vergangen sind. Sie sagt uns, wann wir den Geburtstag feiern, welche Zahl wir auf Formularen in die Rubrik »Alter« eintragen sollen, aber für Gerontologen ist das Altern nur im juristischen und im sozialen Sinne chronologisch. Die Zeit selbst ruft keine biologischen Wirkungen hervor. Veränderungen vollziehen sich *in* der Zeit, aber nicht *wegen* ihr. Die auf die Geburt folgenden biologischen Veränderungen treten bei jedem Menschen zu anderen Zeiten und in unterschiedlichem Tempo ein.

Wer überrascht feststellt, daß sein Gegenüber für sein Alter sehr jung (oder alt) aussieht, der wird sich bewußt, daß die Menschen biologisch mit unterschiedlicher relativer Geschwindigkeit altern. Wissenschaftliche Indizien sprechen dafür, daß hier der Augenschein den Tatsachen entspricht. Es ist wahrscheinlich, daß die Altersveränderungen in den unterschiedlichen Körperteilen zu unterschiedlichen Zeiten einsetzen und daß die jährliche Veränderungsrate zwischen den einzelnen Zellen, Geweben und Organen – auch von Mensch zu Mensch – variiert. Das biologische Altern, manchmal auch funktionelles Altern genannt, läßt sich nicht so leicht messen wie das Verstreichen der Zeit. Wir bräuchten eine oder mehrere meßbare biologische Veränderungen, die alle anderen biologischen Altersveränderungen in bezug auf die verstrichene Zeit widerspiegeln, so daß wir beispielsweise sagen könnten: Der 80jährige Herr X ist biologisch bzw. funktionell 60 Jahre alt. Diese Meßweise würde erklären helfen, warum der 80jährige Herr X mehr jugendliche Qualitäten hat als der 80jährige Herr Y, der auch biologisch bereits 80, vielleicht sogar 90 Jahre alt ist.

Jeder Mensch ähnelt einem Laden voller Uhren: Jedes unserer Gewebe und Organe verhält sich wie eine Uhr, die anders tickt als die anderen. So ist es möglich, daß ein Mensch biologisch älter oder jünger ist, als sein chronologisches Alter vermuten ließe, je nachdem, wie schnell oder langsam seine Uhren im Durchschnitt ticken. Die Kenntnis unseres biologischen Alters wäre weitaus aufschlußreicher als die Kenntnis unseres chronologischen Alters, doch bedauerlicherweise fehlt uns nach wie vor eine geeignete Meßmethode.

An Versuchen, potentielle biologische »Zeitmesser« zu finden, hat es in der Vergangenheit nicht gemangelt. Gerontologen haben die Haarfarbe gemessen, die Ohrenlänge, die Zugriffskraft der Faust, die Herzfunktion, die sportlichen Fähigkeiten und Dutzende anderer Variablen. Aus keiner dieser Studien ist eine sichere Meßmethode des biologischen Alters hervorgegangen. Der Hauptgrund liegt an zu großen individuellen Unterschieden der potentiellen Altersmarker. Schon bei der Geburt existieren bei den meisten Variablen, die sich messen lassen, enorme Unterschiede. Häufig sind die Unterschiede altersunabhängig. Es ist, als stehe jeder von uns, wenn er das Alterungsrennen beginnt, mit den Füßen auf einer anderen Startlinie. So sind Frauen im Schnitt beispielsweise kleiner als Männer und haben daher eine geringere Vitalkapazität (Menge der Luft, die bei stärkstem Ein- und Ausatmen bewegt werden kann). Dennoch leben Frauen durchschnittlich länger als Männer, so daß die Vitalkapazität als biologisch-funktioneller Altersmarker offensichtlich untauglich ist.

Dem biologisch-funktionellen Alter kommt man vielleicht eher auf die Spur, indem man die zeitliche Nähe des Todes als Folge einer früheren biologischen Veränderung mißt. Natürlich dürfen die Menschen der untersuchten Gruppe ausschließlich an einer bekannten Ursache gestorben sein, und die biologische Veränderung muß eine Folge des Alterns gewesen sein, nicht einer Krankheit oder des Lebensstils. So hat sich bei retrospektiven Analysen menschlicher Populationen eine Reihe von Variablen herauskristallisiert, die zur Vorhersage des Todes aussagekräftig sind: Eine Risikofaktorenanalyse hat beispielsweise ergeben, daß Raucher eine geringere Lebenserwartung als Nichtraucher und Ex-Raucher haben. Dies ist zwar eine wertvolle Feststellung, aber sie sagt nichts Substantielles über die Alterungsrate aus. Raucher altern nicht schneller als Nichtraucher; sie sterben nur im Schnitt früher.

Selbst wenn es eine präzise Meßmethode für das biologische Alter gäbe – die Kenntnis des biologischen Alters eines Menschen hätte wohl seltsame Folgen. Bizarre Geburtstagsfeste ganz neuer Art wären denkbar. Mit welchem Jubel beginge man den 50. chronologischen Geburtstag, wenn man wüßte, daß man biologisch erst 40 ist, und mit welch gemischten Gefühlen, wenn man wüßte, daß man biologisch schon 60 ist! Ehepartner könnten feststellen, ob der chronologisch Ältere in Wirklichkeit der biologisch Jüngere ist. Man würde sogar erwachsene Kinder finden, die biologisch älter sind als ihre Eltern. Sollten sich Renten-Beitragssätze, Pensionsalter und Versicherungsprämien nach dem biologischen, nicht mehr dem chronologischen Alter richten? Dann müßten manche schon mit 50 aufs Altenteil, andere erst mit 80 oder später. Diese revolutionäre Umwälzung der sozialen Zeitmessung liegt durchaus im Bereich des Denkbaren, sollte irgendwann einmal ein verläßlicher biologischer Marker gefunden werden, der anzeigt, ob jemand biologisch viel älter oder jünger ist, als es in seinem Paß steht.

Bei manchen Tieren und bei Pflanzen haben wir bereits ziemlich zuverlässige biologische Marker gefunden. Freilich sagen diese immer noch nichts über die Alterungsrate aus, sondern geben lediglich die verstrichene Zeit an. Gewiß, beides hängt zusammen, ist aber nicht deckungsgleich. Ein bekanntes Beispiel für einen biologischen Marker sind die Jahresringe der Bäume. Auch bei Tieren sind zeitabhängige Ringe oder Markierungen gefunden worden. Markierungen an den Zähnen von Robben und am Gehörn von Schafen, Ziegen und Karibus zeigen ebenfalls das chronologische Alter an. Im Ohrenschmalz von Walen gibt es zeitabhängige Wachstumszonen. Bei Vögeln sind bisher keine zeitabhängigen Marker gefunden worden; ein Grund, warum man sie beringt. Wachstumszonen gibt es auch in den Knochen von Schlangen und anderen Reptilien; Fischschuppen sind häufig aus übereinanderliegenden Jahresschichten aufgebaut. Bei Katzenwelsen und Hechten läßt sich die Zahl der Flossenstrahlen zur Altersbestimmung heranziehen. Weitere »Zeitzeichen« bei Tieren finden sich im Schichtaufbau von Muschelschalen und an den Statolithen, den winzigen Gehörsteinchen im Gleichgewichtsorgan des Innenohres.

Beim Menschen fehlen alle diese Altersmarker, und deshalb müssen wir das chronologische Alter nach Geburtsurkunden und sonstigen schriftlichen Dokumenten, nach Hörensagen oder Erinnerung festlegen.

Lebenserwartung, Altern, Tod

Einleitend gilt es drei Grundbegriffe des biologischen Alterns zu definieren, die mit der Endlichkeit des Lebens zu tun haben. Es sind: Lebenserwartung, Altern und Tod.

Die *Lebenserwartung* umschreibt zunächst ganz allgemein die zu erwartende Lebensdauer. Für neugeborene Menschen liegt die mittlere Lebenserwartung in den Industrieländern bei 75 Jahren, die maximale Lebenserwartung (Lebensspanne, Höchstlebensdauer) bei 115 Jahren. Die Kernfrage zur Lebenserwartung lautet: Warum leben wir so lange?

Altern läßt sich definieren als eine Summe von Funktionseinbußen, die nach der Geschlechtsreife einsetzen und bis zur maximalen Lebenserwartung der Spezies fortschreiten. Kernfrage zum Altern: Warum werden wir alt?

Der *Tod*, der große Schlußpunkt, läßt die Lebensvorgänge erlöschen. Kernfrage zum Tod (natürlich): Warum sterben wir?

Der Tod muß mit dem Altern nicht zwangsläufig zusammenhängen. Stirbt ein Kind an einem Unfall oder einer Infektionskrankheit, so ist dies ein gänzlich alterungsunabhängiger Tod. Verknüpft sind Tod und Altern lediglich in dem Sinne, daß die Sterbewahrscheinlichkeit im Alter steigt. Bestimmte Bevölkerungsgruppen haben schon im jungen Alter ein relativ hohes Sterberisiko, ehe sich Alterungsvorgänge überhaupt bemerkbar machen können. Der steile Anstieg der Sterblichkeit bei jungen Männern hat beispielsweise nichts mit dem Alterungsprozeß, sondern mit einer hohen Autounfallrate und, in manchen Regionen, mit einer hohen Selbstmordrate zu tun.

Das Problem der Altersbestimmung

Wieso ist die Altersbestimmung ein Problem, werden Sie denken. Kennen wir unser Geburtsdatum denn nicht genau? Wir vielleicht, in weniger entwickelten Ländern sind die Geburtsdaten der Menschen jedoch häufig unbekannt. In China stoßen wir auf eine weitere Schwierigkeit. Dort gilt man nämlich am Tage der Geburt bereits als einjährig, und das Alter wird nach einem Mondkalender berechnet. Leicht schleichen sich Fehler ein, wenn man das Alter von Chinesen nach dem westlichen Sonnenkalender oder das Alter von Westlern nach dem chinesischen Kalender anzugeben sucht. (Ein Monat nach dem Mondkalender hat 29,5 Tage. So fällt ein Zwölf-Monate-Mondjahr rasch hinter das 365,25-Tage-Sonnenjahr zurück. Daher schieben die Chinesen in unregelmäßigen Abständen einen zusätzlichen lunaren Monat ein; das betreffende Jahr wird dadurch zum Schaltjahr.)

Normalerweise denken wir an unserem Geburtstag nur an unser äußerliches und soziales Altern. Wer sagt »Ich bin heute nicht mehr derselbe wie vor zehn Jahren«, hat aber nicht nur im übertragenen, sondern auch im ganz wörtlichen Sinne recht. Der Mensch besteht aus Milliarden Zellen und den Produkten dieser Zellen. Die meisten heute in unserem Körper vorhandenen Zellen waren vor zehn Jahren noch nicht vorhanden, manche selbst gestern noch nicht.

In mindestens drei Geweben finden permanent Zellteilungen statt: in der Haut, in der Schleimhaut des Verdauungstraktes und in den Zellen, die rote und weiße Blutkörperchen herstellen. Viele Zellen in diesen Geweben teilen sich tagtäglich, die älteren Zellen werden abgestoßen. Von der äußeren Hautschicht schuppen ständig tote Zellen ab. Alte Darmzellen werden in den Verdauungstrakt abgestoßen, und alte Blutzellen werden von anderen Zellen, sogenannten Phagozyten, buchstäblich gefressen. Auch in anderen Geweben werden Zellen durch neue ersetzt (Turnover), aber in einem langsameren Turnus.

Die Nerven (überall im Körper zu finden, inklusive Gehirn), das Skelett und der Herzmuskel bestehen aus Zellen, die sich weder teilen noch ausgetauscht werden: Die meisten Hirn- und Muskelzellen sind schon seit Geburt vorhanden und teilen sich danach nicht mehr. Muskeln, Herz und Hirn wachsen nach der Geburt einerseits dadurch, daß die vorhandenen Zellen an Größe (nicht an Zahl) zunehmen, und zum anderen dadurch, daß andere Zellen in der Umgebung der Nerven- und Muskelzellen sich teilen und zum Größenwachstum beitragen.

Wenn jedoch viele Ihrer Zellen in den letzten zehn Jahren ausgetauscht worden sind – wie alt sind Sie dann wirklich? Die ausrangierten Zellen sind ja verschwunden, und vielleicht sind schon mehrfach neue an ihre Stelle getreten; daher sind Ihre jetzigen Zellen womöglich insgesamt jünger als diejenigen vor zehn Jahren. Die meisten Ihrer Zellen begleiten Sie nicht von der Wiege bis zur Bahre, daher sind Sie »nicht mehr derselbe Mensch« wie vor Jahren, im übertragenen wie im wörtlichen Sinn. Die beste Antwort auf die Frage »Wie alt bin ich?« heißt: Ich bin so alt wie meine ältesten Zellen – die Neuronen und Skelettmuskelzellen, mit denen ich geboren wurde und die ich immer noch besitze. Beim nächsten Geburtstagsfest dürften Sie streng genommen nur den Geburtstag ihrer Nerven- und Muskelzellen feiern.

Bevor Sie nun zu einer bizarren Nerven-Geburtstagsparty einladen, muß ich noch auf eine weitere Komplikation hinweisen. Die Zellen ihrerseits bestehen nämlich aus kleineren Bausteinen, den Molekülen, und diese aus noch kleineren, den Atomen. Die Komplikation besteht darin, daß die Moleküle im Rahmen normaler Stoffwechselprozesse ausgetauscht werden können, ohne daß deswegen die ganze Zelle ausgetauscht werden muß. Alten Zellen kann es ergehen wie alten Autos. Ist jedes Teil des Autos ausgewechselt worden, so ist es nicht mehr das alte Auto. Ist jedes Teil einer Zelle ausgewechselt worden, so ist sie nicht mehr die alte Zelle. Die Ihnen in die Wiege gelegten Neuronen mögen heute noch so aussehen, als wären es die alten, doch viele ihrer Moleküle (außer der DNS) sind vielleicht schon durch neue ersetzt worden. Also sind auch Zellen, die sich nicht teilen, heute womöglich nicht mehr das, was sie mal waren.

Darüber hinaus bestehen Ihre Moleküle, ob ausgetauscht oder nicht, aus noch kleineren Bausteinen, den Atomen, die in der Mehrzahl schon bei der Entstehung des Planeten vorhanden waren. Der Mensch ist aus individuellen Arrangements uralter Atome zusammengesetzt. In diesem Sinne sind wir alle Jahr-»Milliardäre«, sind unsterblich. Jede Geburtstagsfeier mutet so gesehen absurd an.

Als Trost für Ihre geplatzte Geburtstagsparty möchte ich Sie auf einen faszinierenden Gedanken hinweisen: Die Atome in unserem Körper können früher einmal im Körper eines längst toten Menschen gesteckt haben. Dies ist, wenn auch das einzige und, zugegeben, dürre Argument, das sich wissenschaftlich für einen Reinkarnationsglauben vorbringen ließe. Wenn wir sterben, gelangen unsere Atome in die Umwelt zurück, und manche, wer weiß, wandern im großen Atom-Recycling vielleicht wieder in den Leib eines anderen Menschen. Mit einiger Gedankenakrobatik ließe sich dies als wissenschaftliches Indiz für ein Leben nach dem Tode anführen. Unsere Atome sind unsterblich, aber wir, als Individuen, sind es nicht. Mit dem Tod erlischt alle Selbstreflexion, gleichgültig, woher unsere Atome gekommen sind und wohin sie wandern.

Manche Tiere altern, manche nicht

2

Das Tier weiß. Es weiß aber nicht, daß es weiß.
Teilhard de Chardin

Tiere werden in der Regel nur in Gefangenschaft alt. Die Menschen schützen Zoo- und Haustiere vor Räubern und Krankheiten, die ihnen in der freien Wildbahn zum Verhängnis würden, ehe gravierende Altersveränderungen einsetzen. Tiere (und Pflanzen) werden vielfach unter Bedingungen gezüchtet, unter denen sie in freier Natur gar nicht lebensfähig wären. Wild lebende Tiere erreichen kein hohes Alter, ja selbst ein (nach menschlichen Maßstäben) mittleres Alter erreichen nur die wenigsten. Insofern gleichen sie den Urmenschen, die nahezu nie einen älteren Artgenossen zu Gesicht bekamen: Unter den 300 gefundenen Neandertalern gab es nur ein älteres Exemplar – wahrscheinlich eine Frau jenseits der Wechseljahre.

Die Natur pflegt normalerweise Wildtiere, die erste Altersveränderungen und damit einhergehende Schwächen und Funktionseinbußen zeigen, auszusortieren. Das alternde Wildtier springt nicht mehr so hoch, läuft nicht mehr so schnell, sieht und reagiert schlechter. Es erliegt dem Hunger, wenn es keine Nahrung mehr findet, einer Krankheit, wenn sein Immunsystem abbaut, einem Räuber, dessen Schnelligkeit es nicht mehr gewachsen ist. Bei Mensch wie Tier kommt es gleich nach Erreichen der Geschlechtsreife zu den ersten Leistungsabfällen. Beim Menschen machen sie sich vom 25.–30. Lebensjahr an bemerkbar. Kraft und neuromuskuläre Koordination erreichen beim Menschen um das 20. Lebensjahr ihren Gipfel, danach geht's bergab; deshalb sind Weltklasse-Sprinter häufig um die 20. Den Gipfel der Ausdauer dagegen erreicht der Mensch um die 30, weshalb Marathonrekorde meist von Sportlern in diesem Alter und selten von älteren oder jüngeren aufgestellt werden.

Wissenschaftler schätzen, daß die Dauerlaufgeschwindigkeit nach dem 30. Lebensjahr jährlich um einige Prozent sinkt (Abb. 2.1). Die individuellen Abweichungen von der Norm sind jedoch groß. Ein gesunder 40jähriger kann zweieinhalb Stunden oder mehr als zwei Tage brauchen, um die Marathonstrecke von 42 km zu bewältigen.

Zahlreiche wissenschaftliche Indizien sprechen dafür, daß nicht nur die sportlichen, sondern auch verborgenere Fähigkeiten (zum Beispiel die Krankheitsabwehr und die physiologische Leistungsfähigkeit vieler Organe) beim Menschen und bei vielen Tieren bald nach der Geschlechtsreifung ihren Höhepunkt erreichen und danach abfallen.

Die Entwicklung zivilisierter Lebensumstände ging mit einer zunehmenden Eliminierung der natürlichen Feinde und der meisten Kinder-

Abb. 2.1: **Marathon-Weltrekorde für Männer, Alter 10–79 Jahre**

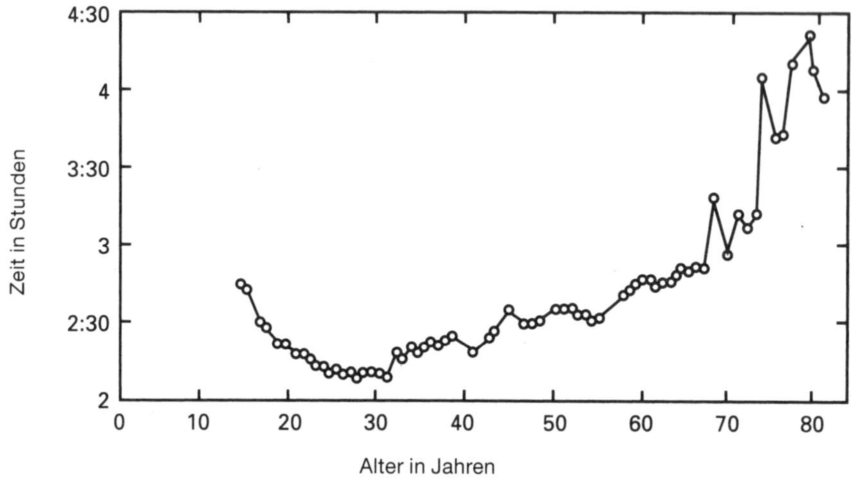

Quelle: Fries/Crapo, »Vitality and Aging«, *Runner's World*, 1980.

krankheiten des Menschen einher. Die Folge: Wir leben länger. Dieser Erfolg zwingt uns aber, mit den biologischen Altersveränderungen fertig werden zu müssen. Das Altern, jedenfalls in seinen extremen Erscheinungsformen, ist also ein Kulturartefakt. Die Natur hat es ursprünglich so eingerichtet, daß der Mensch normalerweise jung stirbt. Wenn man einen Naturplan zugrunde legt, dann ist das Altern ein »nicht eingeplantes« Phänomen. In diesem Sinne pfuscht man Mutter Natur schon ins Handwerk, wenn man das Leben zu verlängern sucht.

Tiere, die nicht altern

Tiere, die nach Erreichen einer bestimmten Körpergröße aufhören zu wachsen – sämtliche Säugetiere, Vögel und auch der Mensch –, altern. Andere Tiere dagegen scheinen überhaupt nicht zu altern, auch nicht unter dem Schutz des Menschen. Wenn doch, dann so langsam, daß die Alterungsvorgänge nicht überzeugend nachgewiesen werden können. Diese Tiere wachsen unaufhörlich; das Wachstum kann sich über die Jahre verlangsamen, hört aber anscheinend nie auf.

Zu diesen nicht alternden Tieren gehören vor allem primitivere Spezies. Typische Beispiele sind der Hummer, viele, wenn auch nicht alle Fische (z. B. Störe, Haie) und Reptilien (z. B. Alligatoren, die Galapagos-Schildkröte). Die physiologischen Funktionen erreichen bei ihnen zwar an irgendeinem Punkt nach der Geschlechtsreife ebenfalls ihren Leistungsgipfel, lassen dann aber, bei fortschreitendem Körperwachstum, anscheinend nicht nach. Das Paradebeispiel für ein unbegrenztes Wachstum und fehlendes Altern ist die Scholle: Das Weibchen wächst unaufhörlich und zeigt keine Altersveränderungen; das Männchen hört nach dem Erreichen einer bestimmten Körpergröße auf zu wachsen und altert. Warum das so ist, wissen wir nicht.

In einer geschützten Umgebung, im Zoo oder im Aquarium, werden nicht alternde Tiere immer größer, allem Anschein nach aber nicht älter. Aber auch in der freien Natur werden immer wieder Fische und Reptilien gefangen, die alle bisherigen Größenrekorde brechen. Je länger die Rekorde erfaßt werden, desto größer die Ausmaße der Prachtexemplare.

Die Galapagos-Schildkröte kann 175 Jahre alt werden, der Stör 82 Jahre, der Karpfen 50 Jahre. Hummer haben schon bis zu 20 Kilo auf die Waage gebracht und waren zu diesem Zeitpunkt wahrscheinlich 50 bis 100 Jahre alt. Während sich bei Tieren, die altern, die Reaktionszeit verlangsamt, schnappen »alte« Hummer mit den Scheren genauso schnell zu wie junge. Wenn Angehörige dieser Spezies permanent immer größer werden und scheinbar immer jung bleiben, warum leben sie dann nicht ewig und wachsen zu Riesengrößen heran? Der Riegel, den die Natur vorgeschoben hat, besteht in dem gleichen Unfall- und Krankheitsrisiko, dem alternde Tiere ausgesetzt sind, und im gleichen Risiko, von Räubern gefressen zu werden. Obschon kein Altern eintritt und das Vergehen der Zeit sie für Räuber, Unfälle und Krankheiten nicht anfälliger als normal macht, sind sie doch nicht unverwundbar. Ihre Lebenssysteme erleiden vielleicht keine meßbaren Leistungseinbußen, doch damit trennt sie von den alternden Tieren kein grundsätzlicher, sondern nur ein gradueller Unterschied. Tiere mit unbegrenztem Wachstum leben zwar lange, aber irgendwann ereilt sie immer der Tod.

Es wurde in der Vergangenheit behauptet, die Seeanemone sei unsterblich; diese irrige Behauptung gründete auf einer langlebigen Gruppe von Seeanemonen, die am Zoologischen Institut der Universität Edinburgh in einem Aquarium gehalten wurde, von ca. 1862 bis zu ihrem mysteriösen Tod im Jahre 1942. Auch andere Korallentiere galten früher einmal als langlebig oder gar unsterblich, heute wissen wir aber zwischen der Individualsterblichkeit in einer Population und der Unsterblichkeit der Population sehr wohl zu unterscheiden.

Bei alternden Tieren steigt die Sterbewahrscheinlichkeit mit jedem Jahr nach der Aufzucht des Nachwuchses (beim Menschen ungefähr vom 30. Lebensjahr an). Bei Tieren, die nicht altern, liegt dagegen nach der Geschlechtsreife in jedem Jahr die Sterbewahrscheinlichkeit gleich hoch. Ihr Leben gleicht einem Glücksspiel, bei dem jedesmal am Neujahrstag eine Münze geworfen wird, Kopf oder Zahl, Leben oder Tod. Es kann zwar sehr lange »Kopf« kommen, aber nicht ewig. Jedes Jahr, in dem es wieder einmal dem Tod entronnen ist, wird das Tier größer, aber unsterblich ist es nicht; mit Sicherheit wird irgendwann einmal »Zahl« erscheinen.

Seltsam, daß ausgerechnet die Säugetiere, eine Spät- und Spitzenentwicklung der Natur, eine begrenzte Lebensspanne (maximale Lebenserwartung) haben und den Alterungsprozeß zu erleiden haben, während primitivere Arten wie Haie und Schildkröten scheinbar unbegrenzt lang leben können und alterungsresistent sind. Sollte man nicht umgekehrt erwarten, daß höher entwickelte Tiere im Laufe der Evolution gelernt hätten, nicht zu altern, und daß Alterung und begrenzte Lebensspanne eher zu den primitiveren Spezies paßt? Manche Gerontologen sehen im Altern und in einer begrenzten Lebensspanne den »Preis«, den Säugetiere und andere hochentwickelte Geschöpfe für die Vorteile ihres höheren Entwicklungsstandes bezahlen müssen.

Altern durch Abnutzung

Es gibt eine ungewöhnliche Funktionseinbuße bei Tieren, die mit dem Alter eintritt und über deren Tauglichkeit als Alterungsmarker man streiten kann. Sie ist vergleichbar mit dem Verschleiß eines wichtigen Maschinenteils, der schließlich zum Stillstand der ganzen Maschine führt. Manche Tiere wie der afrikanische Elefant, der Mungo, die Spitzmaus, einige große Raubtiere und das Hausrind nutzen ihre Zähne so stark ab, daß sie irgendwann verhungern müssen, weil es ihnen unmöglich wird zu kauen. (Wildtiere sterben meist an anderen Ursachen, bevor ihre Zähne total verschleißen.) Ob dies als Alterungszeichen anzusehen ist, bleibt fraglich: Außer den abgenutzten Zähnen zeigt das Tier möglicherweise keine weiteren lebensbedrohenden physiologischen Funktionseinbußen. Einen Preisbullen, der als Zuchttier (Samenspender) wertvoll ist, könnte man durch ein künstliches Gebiß am Leben erhalten. Ein alterndes Tier, dessen Zellen durch den Alterungsprozeß in Mitleidenschaft gezogen werden, kann durch einzelne Ersatzteile nicht gerettet werden.

Einen vergleichbaren Verschleiß vermutet man auch in menschlichen und tierischen Organen, und zwar sowohl in den Zellen, aus denen die Organe bestehen, als auch in den Zellbestandteilen selbst. Dies ist der Grundgedanke der in Kapitel 14 besprochenen »Verschleißtheorie«.

Regeneration bei Tieren

Manche niedere Tiere sind in der Lage, große Teile ihres Körpers durch Regeneration zu ersetzen. Dies macht eine Altersbestimmung äußerst schwierig. Verschiedene Organe können mehrere Male erneuert worden sein, wodurch ein buntscheckiges Altersmosaik entsteht. Sollte man das Alter nach den jüngeren »Austauschteilen« bemessen?

»Urknall«-Fortpflanzung und -Altern

Bei manchen Lebensformen setzt das Altern unvermittelt nach einer schlagartigen Fortpflanzungsphase ein. Paradebeispiel sind die einjährigen Pflanzen. Am Ende ihrer Wachstumszeit blüht die Pflanze, trägt Frucht, streut Samen aus, altert dann rasch und stirbt. Bei Tieren ist dieses Phänomen nur für wenige Arten typisch, z. B. für Neunaugen, Tintenfische und einige Fische, darunter die Aale. Eines der spektakulärsten Beispiele für eine derartige »Urknall«-Fortpflanzung, gefolgt von Vergreisung und Tod, ist beim Pazifiklachs zu beobachten, der nach dem Laichen zu einer verschrumpelten Karikatur seiner selbst wird. Neben äußeren Alterungszeichen – krummer Rücken, verzerrtes Maul, fleckige Haut, befallen von Pilzen, die sich ins Körperinnere fressen – treten dramatische Verfallserscheinungen an fast allen inneren Organen auf, an Magen, Leber, Milz, Thymus, Schilddrüse, Hypophyse, Nieren. Auch der Kreislauf ist stark beeinträchtigt. Dies geschieht bei fünf Pazifiklachs-Arten sowie beim Atlantiklachs. Es scheint sich um ein abnorm beschleunigtes Altern zu handeln. Freilich werden die Befunde unterschiedlich interpretiert.

Nach zwei, drei Jahren Leben im Meer wird der Lachs auf geheimnisvolle Weise zur Rückkehr in den Fluß getrieben, in dem er geboren ist. Sitz und Funktionsweise des dafür zuständigen Navigationssystems sind unbekannt. Einmal ins Süßwasser gelangt, frißt und ruht der Lachs nicht mehr. Sein einziges Ziel ist es, sein Laichgebiet im Oberlauf des Flusses zu finden. Nach dem Laichen altert der Fisch rapide und stirbt. Dieses Zeitraffer-Altern ist wissenschaftlich ausgiebig untersucht worden; gänzlich entschlüsselt werden konnte es zwar nicht, doch es haben sich einige interessante Hypothesen ergeben.

Ein möglicher Alterungsauslöser könnte der Wechsel vom salzigen Meer- ins süße Flußwasser sein. Im Fluß frißt der Fisch nicht mehr, verbraucht aber enorme Energiemengen beim Stromaufwärtsschwimmen. Auch die Kombination aus Hunger und großer körperlicher Anstrengung könnte den Alterungsprozeß initiieren. Gegen diese beiden Theorien spricht der Lebensrhythmus des Kokanee-Lachses (*Oncorhynchus nerka*), der nur in landumschlossenen Süßwasserseen lebt, nach dem Laichen aber ebenso rasch altert wie der Pazifiklachs. Der wahrscheinlichste Auslöser für die rapide Lachs-Alterung sind hormonelle Veränderungen in den Nebennieren. Wenn der Fisch sich stromaufwärts vorarbeitet, schwellen die Nebennieren zu enormer Größe an, desgleichen die Hypophyse im Gehirn des Fisches. Die vergrößerten Nebennieren überschwemmen den

Körper mit Corticosteroiden. (Beim Menschen gibt es eine Stoffwechselstörung, das sogenannte Cushing-Syndrom, verursacht durch eine ähnliche Überproduktion von Steroiden, doch ist das klinische Bild nicht für Altern typisch.) Der hohe Steroid-Spiegel scheint beim Fisch viele Stoffwechselvorgänge zu unterdrücken und sein Immunsystem zu schwächen, wodurch er infektionsanfälliger wird.

Der ganze Prozeß – die Wanderung vom Meer in den Fluß und die folgenden Alterungs-Ereignisse – wirkt programmiert, gesteuert durch Instruktionen, die irgendwo in den Zellen des Tieres ruhen. Wo das Programm genau sitzt, wissen wir noch nicht, aber immerhin ist es uns schon gelungen, es zu stören. Kastriert man nämlich den Fisch, ehe sich seine Geschlechtsdrüsen entwickeln, verlängert sich seine Lebensspanne beträchtlich.

Aber, wie in der Biologie üblich, sobald sich eine schöne Indizienkette zu einer Theorie verdichtet, tauchen Gegenbefunde auf. In diesem Falle in Form der Stahlkopfforelle (*Salmo gairdneri*), die wie der Pazifiklachs zum Laichen vom Meer in die Flüsse wandert. Dieser Fisch stirbt jedoch nach dem Laichen nicht zwangsläufig, sondern kehrt häufig in den Ozean zurück, wo die degenerativen Veränderungen, die im Fluß eingetreten sind, sich zurückbilden. Das Tier verjüngt sich. Dieser Kreislauf der Degeneration und Verjüngung kann sich sogar mehrere Male wiederholen.

Doch diese »Urknall«-Fortpflanzung, gefolgt von Altern und Tod, kommt nicht nur bei Fischen vor. Auch beim Kraken tritt sie auf (offenbar nach Hormonausschüttung aus der optischen Drüse). Und jüngst ist sie auch bei Säugetieren beobachtet worden. In Australien gibt es kleine Raubbeutler, die sogenannten Beutelspringmäuse (*Antechinomys*). Sechs Arten dieser Gattung zeigen das »Urknall«-Phänomen, mit wahrhaft verblüffenden Einzelheiten. Die Jungmännchen einer eingehend untersuchten Spezies verlassen das mütterliche Nest im Alter von acht Monaten, nehmen Reviere in Besitz und werden sexuell aktiv. Im August – in Australien ist es dann später Winter – werden die Weibchen sexuell empfänglich. Eine kurze Paarungszeit setzt ein, mit heftigen Kämpfen unter den Männchen. In den nächsten zwei Wochen verlieren dann alle Männchen rapide an Gewicht, werden krank, und ihre Geschlechtsorgane bilden sich zurück. Wie beim Lachs vergrößern sich die Nebennieren, Corticosteroide überschwemmen den Körper, das Immunsystem baut ab, die Anfälligkeit für Infekte nimmt zu. Bis Ende August sind alle Männchen tot. Alle Geburten finden während einer zweiwöchigen Periode im September statt, im Dezember wird abgestillt. Da kein Männchen länger als ein Jahr lebt und die männliche Population fast durchgängig gleich alt ist, lernt kein Männchen je seinen Vater kennen. Ein paar Weibchen überleben und werfen ein zweitesmal Junge. Wenn die Männchen an der Paarung gehindert werden, verdoppelt sich häufig ihre Lebensspanne, und sie leben ein weiteres Jahr. Die Liebe kostet sie ihr halbes Leben!

Sich einmal vermehrende Tiere nennt man »semelpar«, sich mehrfach vermehrende »iteropar«. Der Mensch ist beispielsweise ein iteropares Wesen. Semelpare Tiere altern nach der Geburt des Nachwuchses auf rasante, fast selbstzerstörerische Weise, manche Spezies haben dabei geradezu bizarre Todesarten entwickelt. Bei einer Milbe namens *Adactylidium* schlüpfen die Jungen schon im Mutterleib, fressen sich durch ihre Mutter nach außen und töten diese dabei – zum Altern hat diese Mutter keine Zeit. Ein weniger dramatisches Beispiel von einmaliger Vermehrung und raschem Tod liefert der Maulbeer-Seidenspinner *Bombyx mori*. Nach dem Raupenstadium ist der aus der Puppe geschlüpfte Falter nur noch zur Fortpflanzung tauglich: Er verhungert nach wenigen Tagen, weil er kein Maul hat. Bei manchen Schmetterlingen ist es ähnlich. Hier kann man ebenfalls nicht von Alterung im üblichen Sinne sprechen. Diese Tiere sind auf das Sterben programmiert, sie werden nicht alt.

Die zentrale Frage beim Lachs war, ob Alterung und Tod durch äußere Einwirkungen oder durch ein genetisches Selbstzerstörungsprogramm ausgelöst werden? Selbst wenn wir die Antwort wüßten – sie würde der Human-Alternsforschung kaum weiterhelfen, weil die Veränderungen, die bei Tieren nach einer »Urknall«-Vermehrungsphase einsetzen, ganz andere sind als diejenigen, die bei alternden Menschen und den meisten übrigen Tieren auftreten. Ob es sich bei diesem »Urknall«-Altern überhaupt um eine Alterung wie bei anderen Tieren handelt, ist fraglich. Dennoch ziehen Vertreter von Programmtheorien und »Todeshormon«-Hypothesen solche »Urknall«-Beispiele heran, um ihre Ansichten zu untermauern. Diese und andere Theorien des Alterns werden in Kapitel 13 und 14 vorgestellt.

Die »Urknall«-Fortpflanzung ist bei Wildtieren jedoch eher die Ausnahme von der Regel. Noch weitere, »menschengemachte« Ausnahmen von der Regel, daß die meisten Wildtiere nicht alt genug werden, um entscheidende Altersveränderungen aufzuweisen, sind zu erwähnen. Viele Tiere, die als wertvolle Fleisch- und Pelzlieferanten oder als Schädlinge galten, sind vom Menschen stark dezimiert worden. Und durch massive Eingriffe in die natürliche Umwelt ist vielfach das natürliche Gleichgewicht gestört. So wurden beispielsweise die natürlichen Feinde einiger Tiere ausgerottet, was zur Folge hat, daß diese nun plötzlich größere Altersveränderungen erfahren als früher. Behauptungen von angeblich von Natur aus langlebigen Wildtierpopulationen sollte man also mit kritischer Vorsicht begegnen.

Wie lange leben Tiere?

Verläßliche Angaben zu der maximalen Lebensspanne von Tierarten sind nur schwer zu machen. Viele Berichte über Altersrekorde haben lediglich anekdotischen Charakter, sind ungenau oder schlicht erfunden. Genaue

Informationen über die maximale Lebensspanne einer Spezies lassen sich nur durch umfangreiche Studien an einer großen Zahl von Tieren gewinnen. Bei einigen Haustieren gibt es Erfahrungswerte, auch bei Nutztieren. Letztere werden allerdings normalerweise aus ökonomischen Gründen (Fleisch- und Pelzgewinnung) in relativ jungem Alter geschlachtet. Nur wenige erhalten das Gnadenbrot.

Erst bei der Untersuchung einer großen Gruppe steigt die Wahrscheinlichkeit, langlebige Individuen zu finden. Bei einer Längsschnittstudie an nur fünf bis zehn Menschen ist die Wahrscheinlichkeit, daß einer von ihnen 100 oder auch nur 90 Jahre alt wird, sehr gering. Die untersuchte Gruppe muß also möglichst umfangreich sein, um statistisch relevante Aussagen zu gewinnen, zum Beispiel für die Erarbeitung der sogenannten »Sterbetafeln«, die von Gerontologen angelegt werden. Diese Tafeln werden in Kapitel 5 näher besprochen.

Trotz dieser Probleme gibt es jedoch einige verläßliche Informationen zu den maximalen Lebensspannen von Tieren. Zu verdanken haben wir sie einigen engagierten Biologen, die zur Erhebung ihrer Daten anerkannte Methoden angewandt haben: Demnach kann beispielsweise der winzige Pekinese 16 Jahre alt werden, der Spaniel 14, der bullige Mastiff nur zehn. Bei Hunden ist die Lebensdauer meist umgekehrt proportional zur Körpergröße, während es bei Vögeln keinen erkennbaren Zusammenhang zwischen Körpergröße und Lebensspanne gibt. Das zählebigste Klein-Haustier ist die Katze: Der Rekord liegt bei überlieferten 31 Lebensjahren.

Auch über die Langlebigkeit von Insekten gibt es neuerdings zuverlässige Daten. Von besonderem Interesse bei staatenbildenden Insekten sind die Königinnen, weil sie viel länger leben als ihre Untertanen (obschon alle Angehörigen des Volks die gleichen Gene besitzen). Die Larven, aus denen Königinnen schlüpfen sollen, werden anders gefüttert: Sie erhalten den sogenannten Gelée royale. Die Königin hat eine Lebensspanne von Jahren und nicht nur von Monaten wie das Fußvolk. (Unvorstellbar, wenn es bei Menschen eine Spezialnahrung gäbe, die die Lebensspanne auf das Dutzend- oder Hundertfache erhöhte!) Ameisen- und Termitenköniginnen gehören zu den langlebigsten erwachsenen Insekten. Aus Finnland wurde jüngst für die Ameisenköniginnen der Spezies *Formica insecta* ein Alter von 27 Jahren angegeben; einige der hochbetagten Königinnen leben noch.

Die frühesten zuverlässigen Informationen zu der maximalen Lebensspanne von Tieren stammen von Chalmers Mitchell (1911) und Major S. S. Flower, dem Kurator des Kairoer Zoos von 1925–38. Beide waren bemüht, Anekdoten und Legenden bei der Zusammenstellung glaubwürdiger Daten herauszufiltern. Zu den hartnäckigsten Legenden, die sich bis heute gehalten haben, gehört, daß der Elefant 100 und mehr Jahre alt werden kann. Seine wahre Lebensspanne liegt viel niedriger, das höchste bisher dokumentierte Lebensalter betrug 69 Jahre. Das langlebigste Säugetier ist der Mensch.

In den folgenden Jahrzehnten wurden aus Zoos weitere verläßliche Angaben über Rekorde gemacht. Eine der umfangreichsten und zuverlässigsten Rekord-Tabellen hat Marvin L. Jones erstellt, der Archivar der Zoologischen Gesellschaft von San Diego; von ihm stammen viele der Daten in Tabelle 2.1. Er begann 1941 damit, die Daten aus allen Zoos der Welt zusammenzutragen. Er war es, der erstmals Angaben über die Langlebigkeit von jeder Säugetierfamilie, von der eine Art länger als ein Jahr in Gefangenschaft lebte, kompilierte. Die meisten Rekorde stammen von wildgeborenen Ticren, die später, meist im Alter von etwa einem Jahr, in die Zoos gekommen waren. Die Tabelle 2.1 stellt eine repräsentative Auswahl auch aus neueren Quellen vor.

Tab. 2.1

Altersrekorde ausgewählter Spezies (in Jahren, sofern nicht anders angegeben)

Säugetiere	
Ameisenbär (Großer A.)	23
Ameisenigel (austral. Kurzschnabel-A.)	49
Bär	
europ. Braunbär	33
Grizzly	35
Eisbär	34
Biber (amerik.)	15
Bison (am. Bison u. europ. Wisent)	33
Chinchilla	19
Damhirsch	15
Delphin	
Flußdelphin	9
Meeresdelphin	25
Eichhörnchen	23
Elch (amerik.)	17
Elefant	
Afrikanischer Elefant	48
Asiatischer Elefant	69
Erdferkel	23
Erdhörnchen	7
Esel	36
Faultier	32
Fledermaus	31
Flughörnchen	12
Flußpferd	54
Fuchs	
Graufuchs	12
Kitfuchs	20
Gabelantilope	12
Gibbon	34
Giraffe	36
Gorilla (Westlicher Flachland-G.)	47
Gürteltier	10
Hase	7
Haselmaus	8
Hund	
Mastiff	10[a]
Pekinese	16[a]
Spaniel	14[a]
Irischer Wolfshund	14[a]
Hyäne (Tüpfelhyäne)	36
Igel	6
Iltis (Gefleckter I.)	8
Indische Rennmaus (*Tatera indica*)	7
Jaguar	20
Kamel	35
Känguruh	16
Kaninchen	
Kaninchen (unspez.)	15[a]
Europäisches Wildkaninchen	2
Kapuzineraffe	33
Katze	31[a]
Koala	17
Kojote	21
Leopard	
Leopard (unspez.)	23
Schneeleopard	15
Löwe	25
Luchs	
Luchs (unspez.)	32
Kanadischer Luchs	24
Mantelpavian	37
Maki	35
Mandrill	31
Maus	
Feldmaus	3
Hausmaus	3[a]
Weißfußmaus od. weißfüß. Hirschmaus	6[a]
Maulwurf (amerik.)	2
Meerschweinchen	8[a]
Moschusochse	17
Murmeltier	12

Nashorn	
Afrikanisches Spitzmaulnashorn	45
Indisches Panzernashorn	40
Opossum	14
Orang-Utan	59
Otter	21
Pferd	
Pferd (unspez.)	46[a]
Araber	33[a]
Mongolisches Wildpferd	32[a]
Präriedachs (amerik.)	26
Puma	19
Ratte	13
Ren	20
Riesenpanda	26
Rhesusaffe	23
Robbe	
Sattelrobbe	5
Seeleopard	7
Südlicher See-Elefant	15
Kalifornischer Seelöwe	28
Rothirsch	26
Schaf (Rocky Mountains)	15
Schakal	17
Schimpanse	
Schimpanse (*Pan troglodytes*)	56
Zwergschimpanse	39[a]
Schnabeltier	17
Schneeziege	
(Rocky Mountains Goat)	13
Seekuh (Manati)	30
Seidenäffchen	11
Spitzmaus	12
Stachelschwein	24
Stinktier	13
Streifenhörnchen	7
Tapir	35
Tiger (Bengal-T.)	26
Vikunja (Wildlama)	25
Wallaby (Bennettkänguruh)	10
Wal	
Beluga	17
Blauwal	12[a]
Buckelwal	47[a]
Schwertwal	12
Pilotwal	11
Walroß	17
Waschbär	20
Wasserbüffel	28
Weißwedelhirsch	17
Wildschwein	21
Wolf	
Mähnenwolf	13
Timberwolf	19
Vielfraß	17
Zebra (Chapman-Steppenzebra)	40[a]
Ziege (Haus-Z.)	21[a]

Vögel

Abendkernbeißer	15[c]
Adeliepinguin	14[g]
Adler	
Fischadler	23[e]
Gaukler	55
Steinadler	46
Weißkopf-Seeadler	22[e]
Albatros (Laysan-A.)	37[b]
Amerikanischer Schlangenhalsvogel	
(Anhinga)	18[b]
Ararauna	43
Baltimore-Trupial	12[c]
Blaukehl-Hüttensänger	4[d]
Braunkopf-Kuhstärling	16[c]
Braunmantel-Austernfischer	24[g]
Braunpelikan	20[b]
Bobolink	8[e]
Drossel	
Katzendrossel	11[d]
Rotdrossel	17
Spottdrossel	9[d]
Rotrücken-Spottdrossel	13[d]
Sichelspottdrossel	7[d]
Wanderdrossel	14[d]
Zwergdrossel	10[f]
Eistaucher	8[b]
Emu	28[a]
Ente	
Halsringente	20[e]
Spießente	21[b]
Stockente	23[b]
Eule	
Kaninchenkauz	9[f]
Schleiereule	15[f]
Streifenkauz	18[e]
Uhu	68[a]
Virginia-Uhu	21[e]
Feuerkopf-Saftlecker	7[f]
Fregattvogel	
Bindenfregattvogel	30[b]
Arielfregattvogel	23[e]
Gans	
Hausgans	35
Kanadagans	24[e]
Mähnengans	22[e]
Schneegans	20[b]
Geier	
Königsgeier	40[a]
Truthahngeier	17[b]
Gelbhaubenkakadu	56[a]
Gelbschnabelelster	12[f]
Gelbschnabelkuckuck	5[f]
Häher	
Blauhäher	16[e]
Buschhäher	16[f]
Diademhäher	16[e]
Kiefernhäher	17[f]

Hausgimpel	12[e]
Haussperling	13[c]
Hornlerche	7[f]
Huhn	12[g]
Indianerbläßhuhn	22[e]
Indianerdommel	24
Junko	10[c]
Kardinal (amerik.)	16[c]
Kleiber	
Braunkopfkleiber	6[d]
Carolinakleiber	10[d]
Kolibri	
Allenkolibri	4[e]
Dreifarbenkolibri	12[e]
Rubinkehlkolibri	6[f]
Kondor	
Andenkondor	52[a]
Kalifornischer Kondor	37[a]
Kormoran	20[b]
Kragenhuhn	8[e]
Meise	
Gambelmeise	10[f]
Indianermeise	13[f]
Möwe	
Indianermöwe	31[g]
Silbermöwe	28[e]
Papageientaucher	23[g]
Purpurstärling	11[c]
Rabe	13[f]
Reiher	
Kanadareiher	17[b]
Kuhreiher	14[b]
Silberreiher	17[b]
Rötelgrundammer	12[c]
Rotkehl-Hüttensänger	8[d]
Rotschulterstärling	16[c]
Rotschwanzbussard	21[e]
Scharlachtangare	10[c]
Schnäpperwaldsänger	10[d]
Schneesichler	14[b]
Schopfwachtel	7[b]
Schwalbe	
Fahlstirnschwalbe	10[e]
Rauchschwalbe	9[f]
Schwan	
Höckerschwan	27[e]
Trompeterschwan	24[b]
Seeschwalbe	
Flußseeschwalbe	21[g]
Küstenseeschwalbe	34[b]
Specht	
Carolinaspecht	12[f]
Dunenspecht	11[f]
Goldspecht	9[f]
Haarspecht	16[f]
Helmspecht	9[f]
Rotkopfspecht	10[f]
Star (amerik.)	21[c]
Star (europ.)	15[d]
Stieglitz	16
Strauß	27
Segler	
Schornsteinsegler	14[f]
Schwarzsegler	6[f]
Taube	
Carolinataube	19[f]
Haustaube	30
Sperlingstäubchen	6[f]
Weißscheiteltaube	12[f]
Tölpel	
Brauntölpel	28[d]
Maskentölpel	25[b]
Truthahn	12[b]
Tyrann	
Birkentyrann	4[f]
Östlicher Königstyrann	12[f]
Westlicher Königstyrann	7[f]
Schnäppertyrann	14[f]
Ufertyrann	6[f]
Vallisneria-Ente	22[e]
Vasapapagei	54[e]
Vireo	
Gelbkehlvireo	6[d]
Sängervireo	13[d]
Schlichtvireo	9[d]
Waldsänger	
Goldwaldsänger	9[d]
Kapuzenwaldsänger	8[d]
Kletterwaldsänger	11[f]
Rotscheitelwaldsänger	10[d]
Wanderfalke	12[b]
Weidengelbkehlchen	10[d]
Wellenläufer	31[e]
Whipporwill	4[f]
Würger	
Louisianawürger	12[d]
Raubwürger	3[d]
Zaunkönig	
Hauszaunkönig	7[d]
Kaktuszaunkönig	6[d]
Zedernseidenschwanz	7[d]

Reptilien und Amphibien

Alligator	52[a]
Echse (*Anguis fragilis*)	33[a]
Krokodil	56[a]
Ochsenfrosch	36[a]
Schildkröte	
Diamantschildkröte	40[a]
Schmuck-Dosenschildkröte	42[a]
Carolina-Dosenschildkröte	129[a]
Europäische Sumpfschildkröte	120[a]
Galapagos-Riesenschildkröte	100[a]
Seychellen-Riesenschildkröte	180[a]
»Marions Schildkröte«[1]	152[a]

Schnappschildkröte	58[a]
Unechte Karettschildkröte	33[a]
Schlange (*Eunectes murines*)	29[a]

Fische

Beluga (Europ. Hausen, *Huso huso*)	75[a]
Betta	2[a]
Guppy	2[a]
Hecht	14[a]
Heilbutt	60[a]
Karpfen	50[h]
Katzenwels	60[a]
Stör	82[a]
Zahnkarpfen	4[a]

Wirbellose

Bandwurm (*Taeniorrhynchus saginatus*)	35[a]
Fadenwurm (*Wucheria bancrofti*)	17[a]
Hummer	50[a]
Hundebandwurm	29[a]
Kopffüßler (*Nautilus pompilus*)	20[i]
Landschnecke (*Arianta arbustorum*)	17[i]
Meeresmuschel (*Arctica islandica*)	220[i]
Meeresmuschel (*Pismo clam*)	53[a]
Meeresschnecke (*Haliotis cracherodii*)	51[i]
Regenwurm	6[a]
Schwamm	90[a]
Seeigel	7[a]
Seestern	8[a]
Seewalze (*Dolabella auricula*)	2[g]
Süßwassermuschel (*Margaritifera margaritafera*)	116[i]
Süßwasserschnecke (*Viviparus viviparus*)	11[i]
Weißer Fadenwurm	17[a]

Insekten

Ameise (*Formica exsecta*)	27[i]
Ameise (*Solenopsis invicta*)	6[i]
Käfer (*Blaps gigas*)	10[a]
Bienenkönigin	5[a]
Schmetterling (erwachs. Stadium)	12 Wochen[a]

Spinnen

Schwarze Witwe (*Lactrodectus mactans*)	
Weibchen	28 Monate
Männchen	4 Monate[g]
Tarantel	20[a]
Falltürspinne (*Ummida* spp.)	
Weibchen	13
Männchen	5 Monate[g]

Quellen: Zahlen ohne zugesetzten Buchstaben stammen von Marvin L. Jones, Archivar der Zoological Society of San Diego, Kalifornien. Sie reichen bis zum Stichjahr 1979, in dem die letzte komplette Erhebung erfolgte; viele Tiere sind seither noch älter geworden.

1 »Marions Schildkröte« war ein Einzelexemplar einer Seychellen-Schildkröte, die 1766–1918 in Gefangenschaft lebte. Sie wäre sicher noch älter als 152 Jahre geworden, wurde aber versehentlich von einem Soldaten beim Waffenreinigen erschossen (Anm. d. Ü.)!

a Comfort, A., *The Biology of Senescence*, 3. Aufl., New York 1979

b Clapp/Klimkiewicz/Futcher, *Journal of Field Ornithology*, 53 (1982) : 81, auf Jahre gerundet

c Klimkiewicz/Futcher, *Journal of Field Ornithology*, 58 (1987) : 318, auf Jahre gerundet

d Klimkiewicz/Clapp/Futcher, *Journal of Field Ornithology*, 54 (1983) : 287, auf Jahre gerundet

e Klimkiewicz/Futcher, *Journal of Field Ornithology*, 60 (1989) : 469, auf Jahre gerundet

f Clapp/Klimkiewicz/Futcher, *Journal of Field Ornithology*, 54 (1982) : 123, auf Jahre gerundet

g Hazzard/Warner/Finch, Hrsg., »Alternative Animal Models for Research on Aging«, *Experimental Gerontology*, 26, Nr. 5 (1991)

h Comfort, A., *The Process of Aging*, New York 1964

i Heller, J., *Malacalogia*, 31 (1990) : 259

j Pamilo, P., *Insect Society*, 38 (1991) : 111

Mammutbäume sind nicht alt

3

Wenn 50 Millionen Leute etwas Dummes sagen, bleibt es trotzdem etwas Dummes.
Bertrand Russell

Im ersten Kapitel haben wir gesehen, wie schwierig es ist, das Alter von Tieren zu definieren. Noch komplizierter kann dies bei Pflanzen sein. Zum Beispiel der Mammutbaum, der legendäre Methusalem unter den Bäumen, der angeblich jahrtausendealt wird. Eine liebgewordene Vorstellung, an der sich die Probleme einer universalen Alterungsdefinition besonders gut veranschaulichen lassen.

Ob die in Oregon und Kalifornien wachsenden Mammutbäume *Sequoia sempervirens* und *Sequoiadendron giganteum* zu den ältesten lebenden Wesen auf Erden zählen, hängt davon ab, was man unter »lebend« versteht. 3000–4000 Jahre alte lebende Exemplare soll es geben. Den absoluten Rekord hält die ebenfalls in Nordamerika beheimatete Borstenkiefer (*Pinus aristata*). In der Snake Range in Nevada grünt eine Borstenkiefer, die über 4900 Jahre alt sein soll. Ich stelle die kühne Behauptung auf, daß jeder Leser über 30 älter ist als diese Baum-Senioren. Und zwar aus folgenden Gründen:

Zur chronologischen Altersbestimmung von Bäumen dienen die Jahresringe; doch die Zellen in fast allen diesen Ringen sind tot. Von außen nach innen folgt bei Holzbäumen auf die tote Borke das Kambium – eine lebende Schicht – und weiter innen wieder tote Zellen. Es gibt also nur eine einzige dünne Lebensschicht, von innen und außen eingezwängt in eine Übermasse toter Zellen. Natürlich können letztere jahrtausendealt sein – aber dürfen die toten Zellen das Alter des Baumes bestimmen? Darf, nur weil der Baum ein lebendiges Kambium hat, die tote Zellmasse »mitgerechnet« werden?

Viele Mammutbäume sind durch Waldbrände ihres Totholzes im Stamminnern fast völlig beraubt worden. In diesen ausgehöhlten Bäumen sind die Zellen, die die Hauptmasse des Holzes bilden, nicht nur tot, sondern überhaupt nicht mehr vorhanden! Bei uralten Borstenkiefern zieht sich meist nur noch ein schmales Band Lebendgewebe den toten Stamm hinauf. Die ältesten lebenden Zellen bei Mammutbäumen und Borstenkiefern finden sich in den Nadeln und Zapfen und sind 20, höchstens 30 Jahre alt. Deshalb behaupte ich, daß jeder Leser über 30 älter ist als alle diese vielgerühmten jahrtausendealten Baumriesen.

Altern und Zellstammbäume

Das wirklich Alte an Uralt-Bäumen ist die Zell-Stammlinie, deren Endprodukt die heutigen lebenden Zellen sind. Für alle Pflanzen und Tiere, auch für den Menschen, gibt es alte Zell-Stammlinien. Wie bei den Sequoias geht auch die zelluläre Abstammung des Menschen Jahrtausende oder Jahrmillionen zurück, je nachdem, wo wir die Grenze ziehen. Das Leben ist ein Kontinuum und beginnt und endet nicht an arbiträren Punkten. Entgegen der Überzeugung, daß das Leben mit der Zeugung beginnt, »fließt« es statt dessen ununterbrochen. Schon im letzten Jahrhundert postulierte der deutsche Biologe August Weismann eine Unsterblichkeit unseres »Keimplasmas«, der Keimzellen (Keimplasmatheorie). Wäre die Keimzelle nicht unsterblich, gäbe es uns nicht. Mit einiger Berechtigung könnte man den sterblichen Organismus lediglich als Nebenprodukt bezeichnen, mit dessen Hilfe die Keimzelle weitere Keimzellen herstellt und damit die Wahrscheinlichkeit optimiert, daß sie mit Keimzellen des anderen Geschlechts verschmelzen.

Im Unterschied zum Menschen haben Bäume eine Methode entwikkelt, die Skelette ihrer toten Zellen zu konservieren. Der Mensch stößt täglich Millionen tote Zellen ab. Würde er sie aufbewahren, nähme er im Lauf seines Lebens wahrscheinlich das Ausmaß einer kapitalen Sequoia an. Ein Baum behält seine toten Stamm- und Astzellen, damit die lebenden Zellen über andere, rivalisierende Pflanzen hinaus möglichst hoch ans Sonnenlicht gelangen. Die Tatsache, daß diese Bäume ihre toten Zellen nicht abstoßen, sollte kein Grund sein, zu glauben, sie würden Jahrtausende alt.

Ableger, Wurzelsprossen ... Perpetuum mobile des Lebens?

Noch diffiziler wird die Altersbestimmung bei Pflanzen, die mit Stecklingen vermehrt werden. Wenn Sie von Ihrer Lieblingspflanze einen Ableger nehmen und ihn in Erde oder Wasser Wurzeln schlagen lassen, wann ist er »geboren«? Wann »stirbt« er? Und wenn Sie von der neuen Pflanze wieder einen Ableger nehmen? Bleibt der Steckling an der alten Pflanze, stirbt er mit ihr irgendwann ab, doch neu eingewurzelt lebt er unter Umständen länger als seine Mutterpflanze. Wenn man den Vorgang unbegrenzt fortsetzt – erlangt die Pflanze dann Unsterblichkeit?

Bananenstauden und manche Weinstöcke werden auf diese Weise durch Ableger vermehrt und sind dadurch altersmäßig gar nicht bestimmbar. Die Reineclaude wird seit 400 Jahren, die Cabernet-Sauvignon-Traube seit mehr als 1000 Jahren durch Stecklinge gezogen. Ein Perpetuum mobile der Immortalität?

Darüber hinaus gibt es viele Pflanzen, die sich durch Wurzelsprossen vermehren: Die Wurzeln senden Triebe nach oben, aus denen sich neue, selbständige Pflanzen entwickeln. Der Vorgang kann sich jahrhunderte-, ja jahrtausendelang wiederholen. Wenn das Muttergewächs stirbt, wie alt sind dann die Tochtergewächse? Das Originalgewebe der alten Pflanze mag zum größten Teil zerfallen sein, hat aber die Tochtergewächse »gezeugt« und lebt in ihnen weiter. Auf diese Weise vermehren sich zum Beispiel die Espe, der amerikanische Küstenmammutbaum, manche Rüstern und Büsche wie der Kreosotbusch sowie Präriegräser. Manche dieser vegetativen Vermehrungsketten reichen weit hinter das Alter der ältesten Borstenkiefern zurück. Ein paar Espen- und Kreosotbusch-»Klone« in Nordamerika pflanzen sich seit der Wisconsin-Eiszeit ununterbrochen fort – seit 11 000 Jahren!

Auch manche Pilze vermehren sich dadurch, daß aus ihren Wurzeln neue Fruchtkörper sprießen. Im ersten Jahr sendet der Pilz unterirdisch nach allen Richtungen wurzelähnliche Vegetationskörper (Myzel) aus. Nach einiger Zeit stirbt der zentrale Pilz ab; das Myzel überlebt und pflanzt sich, im wörtlichen Sinne, fort. Häufig entstehen dadurch konzentrische Ringe von Fruchtkörpern (Hexenringe). Solche Hexenringe existieren manchmal jahrelang, ungeachtet der Tatsache, daß der Originalpilz und seine unmittelbaren Nachkommen längst abgestorben sind. Ein weiterer Fall von potentieller Unsterblichkeit? Was ist hier Identität, was Individualität? Altern die Individuen? Wann wird das einzelne Individuum geboren, wann stirbt es? Einfache Antworten gibt es nicht.

Selbst bei Pflanzen, die sich nur über Samen vermehren, könnte man streng genommen von Unsterblichkeit sprechen. Zwar trennen sich die Samen irgendwann von der Pflanze, stellen aber eine physische Kontinuation der Mutterpflanze dar und bringen lebendigen Nachwuchs hervor. Auch bei Tier und Mensch ist das der Fall – auch hier trennt sich der Samen vom Erzeuger, verschmilzt mit einer anderen Zelle und entwickelt sich zu einem neuen Individuum. Individuen sterben, aber das Keimplasma ist unsterblich. Wäre es nicht unsterblich, würde die Spezies die erste Generation nicht überdauern. Die Kontinuität des Lebens über Samen und Keimzelle reicht über die Lebensspanne der einzelnen Individuen hinaus und macht Altersbestimmungen häufig schwierig.

Das Pflanzenreich hält aber nicht nur die Rekorde über die längsten Lebensspannen, sondern auch über die kürzesten. Die zu den Pflanzen zählenden Bakterien und Hefepilze haben vielfach eine Lebensspanne von nur 20 Minuten.

Bei manchen höheren ein- und zweijährigen Pflanzen stellt sich der Tod nach einem starren Fahrplan ein. Bestimmte Wüstengewächse überdauern nur wenige Wochen. Bei Einjährigen folgen nach Blüte und Fruchttragen sofort Alter (botanisch: Seneszenz) und Tod. Bei vielen Pflanzen reifen die

Samen überhaupt nur dann, wenn die Pflanze altert und stirbt, zum Beispiel Sojabohnen, Mais und viele einjährige Gartenpflanzen. Manche Weizen-Varietäten altern und sterben im Juli, also wird das Phänomen nicht immer und zwangsläufig vom nahenden Winter ausgelöst. Zweijährige Pflanzen sammeln zunächst ein Jahr lang Nährstoffe in ihren Wurzeln; im zweiten Jahr kommt dann der rasche Zyklus Blüte – Frucht – Alter – Tod, zum Beispiel bei Möhren, Rüben und Zwiebeln.

Andere Pflanzen legen vor der Blüte bzw. Fruchtzeit sehr lange Wachstumsperioden ein. Die 100jährige Aloe (*Agave americana*) und einige Bambusarten wachsen viele Jahrzehnte, ehe sie blühen und Frucht bringen. Anschließend altern und sterben sie ebenfalls rasch. Vor einigen Jahren begann in China der Bambusbaum, von dessen Blättern der Riesenpanda lebt, nach jahrzehntelangem Wachstum urplötzlich massenhaft zu blühen, trug Frucht, alterte und starb. Die Pandas standen vor einer leeren Speisekammer und konnten nur durch die künstliche Fütterung mit Bambusblättern einer anderen Art gerettet werden. Der Bambus ist ein extremes Beispiel für synchrones Altern und Sterben von Pflanzen nach sehr langen Zeiträumen. In den Jahren 919 und 1114 kam es in ganz China zu einer Bambus-Selbstaussaat, desgleichen 1716–35 und 1844–47 in Japan. Der japanische Bambus wurde in andere Länder ausgeführt. Ende der 60er Jahre dieses Jahrhunderts blühte er gleichzeitig in England, Alabama, Rußland und Japan. Der Zyklus für Blüte und Saatproduktion beträgt bei dieser Art offensichtlich 120 Jahre! Andere Bambusarten haben andere Periodizitäten, von drei Jahren bis zu 150 Jahren.

Wo die Uhr sitzt, die beim Bambus diese Abläufe steuert, bleibt rätselhaft. Aufschlußreich ist immerhin die Tatsache, daß Teile ein und desselben Baumes, getrennt angepflanzt, Pflanzen hervorbringen, die alle zur gleichen Zeit blühen und Samen tragen. Botaniker haben daraus geschlossen, daß in allen oder den meisten Zellen der Pflanze synchronisierte Uhren vorhanden sein müssen. Lange Periodizitäten der Massenvermehrung können auch im Tierreich auftreten; bei einer nordamerikanischen Zikadenart beträgt die Dauer des Larvenlebens 17 Jahre.

Ein auf Blüte und Samenreife rasch folgendes Welken und Sterben wird oft »programmiertes Altern« genannt, weil die Sequenz der Ereignisse in den Genen der Pflanze festgeschrieben zu sein scheint. Oft ist die Seneszenz überhaupt erst die Voraussetzung für die Samenreife und -verbreitung. Auch bei Tieren kann man ein ähnliches programmiertes Altern beobachten, etwa beim Pazifiklachs und anderen Tieren, die sich per »Urknall« vermehren (siehe vorangegangenes Kapitel).

Die Langlebigkeit von Samen

Die Langlebigkeit von Samen interessiert und fasziniert den Menschen – wahrscheinlich, weil er hofft, einer wahrhaft unsterblichen Lebensform auf der Spur zu sein. Dem Archäologen, der bei einer Ausgrabung Saatgut findet, ist großes öffentliches Interesse sicher. Samenkörner aus alten ägyptischen Gräbern machten bereits Schlagzeilen, weil man hoffte, sie zum Keimen bringen zu können. Leider handelt es sich beim »super-langlebigen« Samen ebenso um eine Legende wie beim »super-langlebigen« Mensch (dieser spezielle Fall kommt in Kapitel 11 zur Sprache).

Gärtner und Bauern wissen: Je länger Saatgut aufbewahrt wird, desto weniger Körner gehen auf. Und die Samen, die aufgehen, reifen langsamer. Eine Überprüfung des Samens mit dem bloßen Auge verrät nur selten, ob er lebt oder tot ist (im Gegensatz zu Tieren oder Pflanzen, die normalerweise deutliche Todesanzeichen zeigen). Sensationsgeschichten über keimfähigen Weizen aus Kornspeichern Altägyptens oder aus Tut-ench-Amuns Grab entbehren jeder Grundlage; Weizensamen, der älter als 30–40 Jahre ist, geht nicht mehr auf. Zwar sind 4000–6000 Jahre alte, äußerlich unversehrt erscheinende Weizenkörner gefunden worden, aber sie sind nicht keimfähig. Solch »antikes« Saatgut hat meist nur äußerlich die Form bewahrt, innerlich ist es fast zu reinem Kohlenstoff zerfallen, mit Spuren von Stärkekörnern und Zellwandresten.

Als ältester keimfähiger Samen gelten die Körner der Canna-Art *Canna compacta*, die man in einem Rasselhalsband in einem Grab aus der Vor-Inka-Zeit in Santa Rosa de Tastil in Argentinien entdeckt hat. Allem Anschein nach hatte der Schmuckmacher Canna-Samen in unreife Walnüsse plaziert, bevor sich die Schale bildete und aushärtete. In den reifen, harten Walnüssen erzeugten die Canna-Körner beim Schütteln das Rasseln. Eine Radiokarbon-Datierung ergab für die Nußschalen ein Alter von 600 Jahren. 1968 wurde ein Korn zum Auskeimen gebracht; es keimte zwar nur langsam und verhielt sich etwas abnorm, brachte aber immerhin eine reife Pflanze hervor. Das Wundergewächs und seine Nachkommenschaft kann heute im Botanischen Institut der Universität von La Plata besichtigt werden. Auf dem Grund eines alten Sees in China entdeckte 1923 ein japanischer Botaniker Samen der Indischen Lotosblume. 35 Samen konnte er zum Keimen bringen, andere Forscher wiederholten sein Experiment erfolgreich. Die Radiokarbon-Untersuchung führte leider zu keinem eindeutigen Resultat; die Samen können 400 Jahre, aber auch 1500 Jahre alt gewesen sein. Anderswo soll ein Lotos-Samen nach 700 Jahren aufgegangen sein. Weitere verbürgte Beispiele für langlebigen Samen sind zwei Arten des Zimtbaumes, ausgekeimt nach 115 und 158 Jahren, und eine 221 Jahre alte Mimose. Auch Markzellen eines australischen Grasbaumes (keine Samen) sollen nach 400 Jahren noch am Leben gewesen sein.

1940 setzte ein deutscher Bombenangriff das Herbarium des Britischen Museums in London in Brand. Bei den Löscharbeiten geriet die Samensammlung mit Wasser in Berührung, was zur Folge hatte, daß ein Teil der Samen keimte und reife Pflanzen entwickelte. Manche der Samen waren 1793 in China gesammelt worden; ein Samen, der gar das Sammeldatum 1705 aufwies, keimte noch 1942. 1856 schickte England als Grundstock für den botanischen Garten Melbourne Saatgut von 600 Pflanzenspezies nach Australien. Ausgesät wurde der Samen erst ein halbes Jahrhundert später (1906); dennoch war er großenteils noch keimfähig. Zwei der Samenproben waren zu diesem Zeitpunkt 105 Jahre alt. In einem Grundstein des Stadttheaters Nürnberg wurden versiegelte, 123 Jahre alte Glasröhrchen mit Gersten-, Hafer- und Weizenkörnern gefunden. 12 Prozent der Gerste und 22 Prozent des Hafers gingen im Gegensatz zum Weizen noch auf. Aller Erfahrung nach scheinen hartschalige Samen wie diejenigen der Canna-Lilie am längsten keimfähig zu bleiben.

Vor wenigen Jahren fand man bei Abrißarbeiten in Kent (England) in einer Schulmauer eine Flasche mit Weizensamen und einem Begleitschreiben: »Eingemauert in die Wand dieser Schule am 18. 9. 1872 von Peter Ashenden. Ich hinterlasse diese Probe einem Wißbegierigen der Zukunft, da zur Zeit die Altertumsforschung großes Interesse weckt und man Mumienweizen zum Keimen zu bringen sucht, der vor 2000 Jahren vergraben worden sein soll. Vielleicht möchte es ein künftiger Zeitgenosse einmal mit meiner Probe versuchen, und ich wünsche ihm Erfolg. P. A.« Botaniker stellten jedoch fest, daß das Saatgut tot war, wenngleich sie den Forscherdrang und den wissenschaftlichen Weitblick von Peter Ashenden bestaunen mußten.

1879 deponierte Dr. W. J. Beal auf dem Gelände der Michigan State University Samenproben von 21 verschiedenen Pflanzenarten in unverkorkten Flaschen in feuchtem Sand. Er vergrub die Flaschen mit dem offenen Hals nach unten einen knappen halben Meter tief. Alle fünf bis zehn Jahre ist seither eine Flasche geöffnet und der Samen ausgepflanzt worden. Manche Samen waren 70 Jahre keimfähig, andere 90. Drei Spezies keimten 1979 – nach 100 Jahren.

Im Jahre 1962 wurden ca. 2000 Partien Gemüsesamen von einer landwirtschaftlichen Versuchsanstalt in Cheyenne, Wyoming, an das National Seed Storage Laboratory in Fort Collins, Colorado, geschickt. Dort wurden sie in regelmäßigen Abständen auf ihre Keimfähigkeit getestet. Der letzte Test erfolgte 1991: Die ältesten keimfähigen Samen (Tomatensamen) waren 60 Jahre alt; 82 Prozent keimten aus; die Samen von Rüben, Mais, Gurken, Auberginen, Rosenpappel, Zwiebel, Erbsen, Pfeffer und Wassermelonen waren nach 50 Jahren noch keimfähig, wobei der Anteil der keimfähigen Samen zwischen zwei und 98 Prozent schwankte; Bohnen-, Möhren-, Spinat- und Stielmangold-Samen erwiesen sich nach 45 Jahren noch keimfähig (Anteil der keimfähigen Samen 14–72 Prozent). Es handelt sich dabei jedoch wahrscheinlich noch nicht um maximale Daten, weil die Tests auch in Zukunft noch durchgeführt werden. Das National Seed Storage Laboratory wurde als eine Art Keimplasmabank zur Rettung des genetischen Pools wichtiger, anderswo vielleicht vom Aussterben bedrohter Pflanzen eingerichtet. Ähnliche Institutionen gibt es inzwischen auch in Europa und Japan.

Verheißungsvolle neue Wege der Konservierung tierischer und menschlicher Samenzellen bietet die moderne Kryotechnik. Lebende Zellen, Samenzellen und Gewebeproben unterschiedlichster Art, werden in Flüssigstickstoff eingefroren – eine Technik, die sehr lange Lagerzeiten garantiert. Mir ist es gelungen, lebende, normale Menschenzellen 32 Jahre in Flüssigstickstoff aufzubewahren, was den derzeitigen »Weltrekord« darstellt. In jüngerer Zeit sind sogar befruchtete menschliche Eier in Stickstoff tiefgefroren, aufgetaut und Frauen eingepflanzt worden, die anschließend völlig normale Babys zur Welt brachten. Ähnliche Resultate wurden mit befruchteten Eiern niedrigerer Spezies erzielt. Die Temperatur des flüssigen Stickstoffs (– 196° C) bringt praktisch alle biologischen Vorgänge zum Stillstand. Es gibt allen Grund anzunehmen, daß lebende Saatkörner, einzelne Zellen, Gewebeproben, Samen- und Eizellen sowie befruchtete Eier in Flüssigstickstoff unbegrenzt lebensfähig bleiben. Von mir eingefrorene normale menschliche Lungenzellen, WI-38 genannt, sind seit mehr als 30 Jahren am Leben geblieben. Damit dürfte die Frage, ob *kleine* Lebensformen Unsterblichkeit erlangen können, im Prinzip beantwortet sein. Kunstgerecht eingefroren und bei konstanten, sehr niedrigen Temperaturen gehalten, dürfte ihnen ewiges Leben sicher sein.

An die NASA habe ich die Anregung herangetragen, solche Materialien ohne Kühlmittel in eine Erdumlaufbahn zu schießen; der Behälter könnte sonnenabgewandt plaziert werden und bliebe bei den herrschenden Weltraumtemperaturen kalt genug. Diese fliegende »Arche Noah« könnte sich als die effektivste Langzeitlagerung wichtigen Keimplasmas und menschlicher sowie tierischer Körperzellen erweisen. Sie böte eine genetische Sicherheitsreserve für den Fall, daß der Mensch es nicht schafft, die zunehmende Umweltzerstörung aufzuhalten und den Artenschwund zu stoppen. Doch ich stieß mit meinem Vorschlag bei den Verantwortlichen bisher nur auf taube Ohren.

Den Weltrekord als ältester lebender Organismus hält *Bacillus circulans*. 650 Millionen Jahre war der Mikroorganismus alt, als man ihn in einer Salzlagerstätte isolierte. Gleich daneben auf dem Siegertreppchen stehen zwei weitere Mikroorganismen: *Enterobacter cloacae* und ein Artgenosse wurden im Verdauungstrakt eines seit 11 000 Jahren toten Mastodons gefunden – lebend. Ein weiterer lebender Mikroorganismus, dessen Alter man auf 1890 Jahre schätzt, kam bei Ausgrabungen in Rom zutage. Und die Bierhefe aus der Ladung eines 1825 gesunkenen Schiffes konnte tatsächlich noch zum Brauen eines Porter-Bieres verwendet werden.

4 Altern ist keine Krankheit

Hätt' ich gewußt, daß ich so lange lebe,
wär' ich pfleglicher mit mir umgegangen.
Eubie Blake

Um dem Geheimnis des Alterns auf die Spur zu kommen, muß man zwischen normalem Altern und Alterskrankheiten unterscheiden. Von »normalem Altern« zu reden ist eigentlich unsinnig, da dies auch ein anomales Altern impliziert. Das gibt es jedoch nicht – Altern ist immer »normal«.

Wenn wir von normaler Entwicklung sprechen, meinen wir die Sequenz der biologischen Veränderungen, durch die das befruchtete Ei zum erwachsenen Menschen wird. Tritt während der embryonalen Entwicklungsphase ein genetischer Fehler auf, bezeichnen wir dies als Erbschaden, als einen angeborenen Schaden. Die Entwicklung ist anomal verlaufen. Beim Altern kommen vergleichbare »Schäden« nicht vor; wir betrachten den Alterungsprozeß als normal, gleichgültig, welche Veränderungen eintreten. Selbst wer überhaupt nicht ergraut und überhaupt keine Runzeln bekommt, altert normal.

Beides, Altersveränderungen und Krankheiten, hat Beeinträchtigungen und funktionelle Einbußen zur Folge. Warum ist es dann notwendig, zwischen altersbedingten und krankheitsbedingten Veränderungen zu unterscheiden? Wie kann man sie überhaupt unterscheiden? Wenn Altern zu physiologisch-funktionellen Leistungseinbußen führt (der 30jährige sprintet nicht mehr so schnell wie der 19jährige), ist das dann ein Zeichen von Krankheit? Graue Haare, Falten, Verlust der oberen Hörfrequenzen – deshalb ist noch kein Mensch in die Klinik eingeliefert worden, daran ist auch noch niemand gestorben. Es sind normale, keine krankhaften Alterszeichen, repräsentativ für Hunderttausende ähnliche, jedoch »stillere«, nichtpathologische Veränderungen, die in unserem Körper vor sich gehen, wenn wir in die Jahre kommen.

Normale Altersveränderungen

Eine Liste der auffälligen Veränderungen wie der Verlust an Kraft und Ausdauer, Weitsichtigkeit, neues Haarwachstum in Ohren und Nasenlöchern, nachlassendes Kurzzeitgedächtnis, Haarausfall, Verlust an Knochenmasse, leichte Schrumpfung der Körpergröße und Hörverschlechterung ließe sich beliebig erweitern. Die meisten der genannten Veränderungen sind mit bloßem Auge sichtbar, haben ihren Ursprung aber in Vorgängen, die mit unseren Sinnen nicht ohne weiteres erfaßbar sind. Beim Altern vollziehen sich Tausende von Modifikationen in allen unseren Organen und Geweben, in den einzelnen Zellen, aus denen sie sich zusammensetzen, und sogar in den Interzellularsubstanzen. Selbst in den einzelnen Zellmolekülen und in den Zellprodukten treten Altersveränderungen auf. Diese »unauffälligen« Veränderungen führen zu den »auffälligen«. Die unauffälligeren Altersveränderungen ziehen die Zellen in praktisch allen Organen und somit auch das Immun-, das Neuroendokrin- und das Herzkreislaufsystem in Mitleidenschaft. Diese Modifikationen gelten aber als normal und nicht als pathologisch. Wer sie erfährt, ist nicht krank. Doch sie steigern die Anfälligkeit für Erkrankungen. Das alternde Immunsystem zum Beispiel verliert an »Effizienz« und begeht mit immer größerer Wahrscheinlichkeit Abwehrfehler. Es kann beispielsweise körpereigenes Eiweiß plötzlich für körperfremdes halten und Antikörper dagegen bilden. Das Resultat sind die sogenannten Autoimmunkrankheiten, Aggressionen des Körpers gegen sich selbst.

Alterskrankheiten gehören *nicht* zum normalen Alterungsprozeß. Daß Krebs, Herzleiden, Alzheimer und Schlaganfall im höheren Alter häufiger auftreten, liegt daran, daß unsere Fähigkeit sinkt, diese Krankheiten abzuwehren. Die Funktionseinbußen, die mit den Jahren in unserem Gesamtorganismus eintreten, sind zwar normal, machen uns aber anfälliger für Krankheiten und Unfälle, die, anders als das Altern, nicht normal sind.

Todesursachen

Die wenigsten Menschen über 65 sind ursächlich an dem gestorben, was auf ihrem Totenschein steht. Der Krankheit ist nämlich etwas ganz Entscheidendes vorangegangen: Die normalen Altersveränderungen, die vor dem Tode eintraten, haben den Verstorbenen anfälliger für das gemacht, was auf dem Schein eingetragen ist. Nicht die Krankheit, sondern die erhöhte Anfälligkeit für die Krankheit war das Hauptproblem. Selbst tödliche Unfälle sind häufig nicht die wahre Todesursache, wenn sie zum Beispiel auf eine verminderte Seh-, Hör- und Reaktionsfähigkeit zurückzuführen waren. Stürze, die ein junger Mensch unversehrt übersteht, können für Ältere, deren Knochen brüchiger geworden sind und deren normale physiologische Altersveränderungen eine Heilung schwieriger gestalten, den Tod bedeuten.

Hinzu kommt: Je älter der Mensch ist, desto seltener wird die genaue Todesursache festgestellt. Manche Gerontologen glauben, daß die Todesursache bei besonders alten Menschen, also bei den über 85jährigen, kaum noch eruierbar ist. In den wenigen Studien, die es dazu gibt, hat sich herausgestellt, daß bei vielen Menschen vor dem Tod schon seit geraumer Zeit zahlreiche Alterskrankheiten klinisch unauffällig vorhanden waren. Bei mehr als der Hälfte aller besonders alten Menschen ergab die Autopsie einen Krebsbefund, doch an Krebs waren sie nicht gestorben. Mehr als drei Viertel hatten drei bis neun gravierende pathologische Befunde. Eine Einzelursache für den Tod verantwortlich zu machen (bewirkt durch den Zwang zur Monokausalität in der Todesursachenstatistik, Anm. d. Ü.), ist daher häufig sachlich falsch.

So ähnelt die Todesursachen-Recherche bei alten Menschen oft einem Ratespiel. Häufig wird lediglich aus einer Standard-Liste eine Todesursache ausgewählt, um den gesetzlichen Anforderungen Genüge zu tun. 1985 ergab eine Studie in Connecticut, daß mehr als die Hälfte der offiziell bescheinigten Todesursachen unzutreffend war. Solange aber die wahren Todesursachen nicht hinreichend genau erfaßt und untersucht werden, darf man kaum auf weitere gravierende Fortschritte im Bereich der lebensverlängernden medizinischen Disziplinen hoffen.

Vor 30–40 Jahren stand in den Vereinigten Staaten, wenn die Todesursache nicht bekannt war, auf der Sterbeurkunde alter Menschen: »Tod durch natürliche Ursachen«. Diese früher sehr häufig vorgenommene Eintragung findet man heute kaum noch. Sind die ominösen »natürlichen Ursachen« etwa plötzlich enträtselt worden und – vor allem – mittlerweile therapierbar? Die wissenschaftliche Literatur berichtet mit keinem Wort von einer derartigen Sensation – die extreme Bescheidenheit der Gelehrten, die dieses verheerende Massensterben unter den alten Menschen aufgeklärt haben, ist in den Annalen der Medizin ohne Beispiel. Mehr noch, dieser epochale Fortschritt ist gänzlich ohne öffentliche Fördermittel gemacht worden, und noch kein einziger Institutsleiter hat, wenn er neue Forschungsgelder beantragte, den Ruhm für seine Leistungen einzuklagen versucht. Auch das Nobelkomitee hat diese unbesungenen Helden gänzlich unberücksichtigt gelassen. Daß die Aufklärung der vorherrschenden Todesursache alter Menschen so sang- und klanglos stattgefunden hat, bleibt eines der großen Mysterien der biomedizinischen Wissenschaft.

Ich befürchte allerdings, daß sich in den Sterbeurkunden eine neue Epidemie von »natürlichen Todesursachen« ausbreiten wird, wenn es uns dereinst gelungen sein wird, die heute häufig festgestellten Ursachen zu besiegen oder ihnen vorzubeugen. »Natürliche Ursachen« wollte im Zeitalter der wissenschaftlichen Aufklärung kaum ein Arzt mehr auf den Totenschein schreiben – es mußte wie ein Armutszeugnis, wie ein Eingeständnis von Ignoranz scheinen. Da waren Herzstillstand, Apoplexie, Lungeninfarkt, Krebs oder ein sonstwie plausibler Befund schon akzeptabler, auch wenn die wirkliche Todesursache unbekannt war. Welche Auswirkung dieses Phänomen in den letzten 30 Jahren auf die Todesursachenstatistik für alte Menschen gehabt hat, kann man nur erahnen.

Die biomedizinische Forschung sucht in erster Linie nach den primären Todesursachen – die gestiegene *Anfälligkeit* für Krankheiten bleibt weitgehend unbeachtet. Doch selbst wenn für alle »amtlichen« Todesursachen Therapien gefunden würden, an den physiologischen Abbauerscheinungen des Alters werden wir weiterhin sterben. Um so unverständlicher, daß der Alterungsprozeß nach wie vor kaum erforscht wird. Dabei hätte eine intensivierte Grundlagenforschung zur Biologie des Alterns einen doppelten Nutzeffekt: Sie würde uns nicht nur einen Einblick in die fundamentalen Alterungsvorgänge verschaffen, sondern auch Wege weisen, unsere Anfälligkeit für jene Todesursachen abzubauen, die auf den Sterbeurkunden älterer Leute zu stehen pflegen. Doch bedauerlicherweise zählt diese Art der Grundlagenforschung immer noch zu den Stiefkindern der Wissenschaft.

Alterskrankheiten

Zwischen normalen Altersveränderungen und Krankheiten zu unterscheiden ist freilich nicht immer ganz leicht, ja manchmal sogar unmöglich. Das altersbedingte und normale Stadium des Klimakteriums scheint zum Beispiel für viele Frauen das Osteoporose-und Atheroskleroserisiko zu erhöhen. Bei fast allen alternden Männern wächst die Prostata, und die damit einhergehenden hormonellen Veränderungen können mehrere Krankheiten auslösen, unter anderem Krebs. Man könnte argumentieren, daß letztlich die erhöhte Anfälligkeit »schuld« ist, aber die Grenzlinie zwischen pathologisch und unpathologisch ist hauchdünn. Ein weiteres Beispiel für eine typische Alterskrankheit ist der durch normale Proteinveränderungen bewirkte graue Star (Katarakt). Anderswo im Körper rufen die gleichen Proteinveränderungen keinerlei Beschwerden hervor, in der Augenlinse jedoch eine Trübung bis hin zur Blindheit. Hier ist der Grat zwischen Altersveränderung und -krankheit ebenfalls sehr schmal.

Die Grenzziehung zwischen Alterungsprozeß und Krankheit wird noch durch zwei weitere Überlegungen kompliziert. Wenn das Altern – ebenso wie der Reifungsvorgang in der Jugend – universal ist, sollte es nicht als Krankheit betrachtet werden, denn keine Krankheit ist universal. Andererseits gibt es, wie oben erwähnt, pathologische Befunde, die bei nahezu 100 Prozent aller alten Menschen vorkommen. Vielleicht sollten wir andersherum fragen: Macht der Umstand, daß das Altern unerwünscht ist, es für uns zur Krankheit, und suchen wir deshalb nach Prävention und Therapie? Wenn Prävention und Therapie des Alterns wünschenswerte Ziele sind, dann ist es vielleicht berechtigt, das Altern eine Krankheit zu nennen. Wenn nicht, dann sind die Alterungsprozesse, ebenso wie die Prozesse, die uns vom Kind zum Erwachsenen reifen lassen, erwünscht und mithin keine Krankheiten.

Wüßten wir auf molekularer Ebene mehr über die Veränderungen, die eine Zelle alt machen, und diejenigen, die eine Zelle krank machen, dann würden sich die Unterschiede dieser Veränderungen vielleicht bis zur Unkenntlichkeit verwischen. Auf höheren Organisationsebenen – auf Zell-, Gewebe- und Organebene – macht sich das »Altern« freilich deutlich anders bemerkbar als eine »Krankheit«. Ein allgemeines Unterscheidungskriterium: Altersbedingte physiologische Abbauvorgänge treten in den Zellen, Geweben und Organen aller alten Individuen einer Spezies auf, krankheitsbedingte Veränderungen jedoch nur bei manchen.

Populationsalterung und individuelle Alterung

Wie bereits ausgeführt, muß man zwischen dem Altern einer Population und dem Altern der Individuen dieser Population unterscheiden. Selbst Wissenschaftlern gelingt diese Differenzierung nicht immer. So glauben viele Mikrobiologen, Einzeller wie das Pantoffeltierchen (*Paramecium*) und einzellige Pflanzen wie Bakterien und Hefepilze seien unsterblich. In der Kulturschale sachgerecht ernährt und versorgt, »halten« sie sich praktisch unbegrenzt. Weil einige Mikrobenstämme seit Jahrzehnten so gehalten werden, gelten sie bei manchen Wissenschaftlern als alterslos und unsterblich. Das ist falsch. Nach derselben Logik wäre auch der Mensch unsterblich. Es gibt unseren »Stamm« ja schon seit Jahrmillionen und wird ihn auch weiter geben, solange wir uns erfolgreich fortpflanzen und mit allem Lebensnotwendigen versorgen können.

Die menschliche Population ist wie die Einzellerpopulation unsterblich, nicht aber das menschliche Individuum. Ein Beobachter von einem anderen Stern, dessen Fernrohr nicht leistungsstark genug wäre, um auch in Schlafzimmer hineinzuschauen, könnte den Eindruck gewinnen, daß sich der Mensch ohne periodische Vermischung von Genen unendlich fortpflanzt, daß Mütter Kinder zur Welt bringen ohne sichtbare Beziehung zu Vätern. Sex als Mechanismus zur Erzeugung neuer Genmischungen sorgt für eine fortwährende Verjüngung der Art. Die meisten einzelligen Tier- und Pflanzenpopulationen sind aber bisher nicht unter Bedingungen gehalten worden, die eine Genmischung zwischen einzelnen Individuen zuverlässig verhindert hätten. In den wenigen Fällen, in denen eine solche Sperre eingebaut war, hat sich herausgestellt, daß die Organismen ebenso sterblich waren wie der Mensch. Wie wir, müssen sie periodisch ihre Gene, wie ein Kartenspiel, mit Partner-Genen neu mischen, um ihren Stamm fortzupflanzen.

Die Zellteilung als Fortpflanzungsmechanismus wird häufig falsch interpretiert: Wenn sich die einzelne Bakterie in zwei Tochterbakterien splittet, diese in weitere Töchter etc., mag das nach Unsterblichkeit aussehen; doch das Protoplasma des Individuums verringert sich bei jeder Teilung um ca. die Hälfte (oder um einen anderen Prozentsatz). Bei einer Verringerung um die Hälfte ist nach 21 Generationen in jeder verbleibenden Bakterie nur noch ca. ein einziges Molekül der Original-Bakterie übrig. Die physische Identität der Elternbakterie ist damit praktisch auf Null geschrumpft. Die Substanz der einzelnen Zelle ist somit nicht unsterblich.

Weil Einzeller sich durch Teilung vermehren, scheinen sie keine »Leichen« zu hinterlassen. Und wo keine Leiche, da kein Tod, so lautet eine alte Vorstellung. Verfolgt man die Zell-Stammlinien jedoch sorgfältig durch die Teilungen, merkt man, daß viele Stammlinien im Tod der Zelle enden. Es gibt also doch »Leichen«. Gäbe es sie nicht, wären nach 50 Teilungen mehrere Millionen Zellen vorhanden! Dies kommt in der Praxis niemals vor. Bei den wenigen Stammlinien, die unsterblich zu sein scheinen, ist es darüber hinaus fast sicher, daß periodisch ein Austausch genetischer Informationen (»Sex«) stattfindet. Wie höhere Organismen, haben die meisten Bakterien Methoden entwickelt, zwischen Bakterienpärchen periodisch Erbinformationen auszutauschen. Diese Gen-Mischung macht zwar, wie beim Menschen, das einzelne Individuum nicht unsterblich, garantiert aber der Population bzw. der Spezies Unsterblichkeit.

Ein bestimmter Bierhefepilz vermehrt sich nicht durch Teilung, sondern durch Sprossung: Aus der Mutterzelle stülpen sich Tochterzellen aus und hinterlassen Narben; jede Mutterzelle kann, auch wenn noch freie Hautstellen vorhanden sind, nur rund 24 Tochterzellen »gebären«, dann ist ihre Kapazität erschöpft. Ihrer Vermehrungsfähigkeit sind Grenzen gesetzt, wie es auch bei normalen, Mensch und Tier entnommenen Zellen der Fall ist – eine Entdeckung, die später noch ausführlich besprochen wird.

Doch zurück von alten Einzellerpopulationen zur menschlichen Gesellschaft und ihren Senioren, zu den Fragen, wie viele alte Menschen es gibt (und geben wird), wie sie sich verteilen, wie sie leben und welche Auswirkung diese Faktoren auf die Gesellschaft und ihre Institutionen haben und haben werden.

Teil II

Altern: statistisch

5 Das versicherungsstatistische Altern

Im Leben steht es 6 zu 5 gegen Dich.
Damon Runyon

Auf der Suche nach einer idealen Definition, was Altern ist, sollten wir auch die Definitionsansätze der Statistiker berücksichtigen. Sie würden sagen: Altern ist die Summe der biologischen Veränderungen bzw. Funktionseinbußen, die die Sterbewahrscheinlichkeit erhöhen. Eine statistisch zutreffende Aussage, die uns aber bei der Erforschung der Alternsbiologie nicht weiterhilft. Das normale Altern führt irgendwann zum Tod, aber auch Krankheit kann zum Tod führen. Eine lebensbedrohende Erkrankung wie Leukämie etwa kann Veränderungen hervorrufen, die auch beim jungen Menschen bereits die Sterbewahrscheinlichkeit erhöhen, aber die pathologischen Veränderungen durch Leukämie können nicht mit Altersveränderungen gleichgesetzt werden. Eine weitere gängige Definition beschreibt Altern als die verringerte Fähigkeit, auf Umwelteinflüsse zu reagieren, aber auch dies ist nicht altersspezifisch. Die meisten Leukämiekranken – um bei diesem Beispiel zu bleiben – sterben nicht an Leukämie, sondern an Hefepilzinfektionen, die ihr geschwächtes Immunsystem überrollen.

Die Sterbewahrscheinlichkeit

1825 begann der englische Hobby-Statistiker Benjamin Gompertz die humandemographischen Daten zu studieren, die damals erstmals in ausreichender Menge vorlagen. Er machte die verblüffende Entdeckung, daß sich nach dem 30. Lebensjahr die Wahrscheinlichkeit, daß ein Mensch stirbt, alle sieben Jahre verdoppelt! Er war der erste, der nachwies, daß sich bei Erwachsenen die Sterbewahrscheinlichkeit exponentiell erhöht. Die mathematische Formel, die er aufstellte, um diesen Sachverhalt auszudrükken, verhalf der im 19. Jahrhundert aufblühenden Lebensversicherungsbranche zu ungeahnter Expansion. Die Gompertz-Gleichung sowie differenziertere Statistiken garantierten den Lebensversicherern finanzielle Gewinne. Die Branche ging wie die Betreiber von Spielbanken vor, die ebenfalls anhand von Statistiken und unter Einbeziehung der Gesetze der Wahrscheinlichkeit ihr geringes Risiko bzw. ihre Erfolgschancen hochrechnen können.

Wer Prämien an eine Lebensversicherung zahlt, geht gewissermaßen eine Wette ein, daß er bald stirbt. Die Versicherungsgesellschaft nimmt diese Wette an und ebenso, mit Freuden, das Geld; sie weiß – besser als der

Versicherte –, daß es eher unwahrscheinlich ist, daß er bald stirbt. Und meist gewinnt die Versicherung – wie die Spielbank.

Die spezifischen Faktoren, die die Wahrscheinlichkeit beeinflussen, daß man lange lebt, faszinieren Gerontologen und Statistiker seit Jahrhunderten. Selbst Alexander Graham Bell, der Erfinder des Telefons, stellte hierzu interessante Berechnungen an. Bell war Hobby-Genealoge und hatte in dieser Eigenschaft die Stammbäume vieler Familien untersucht. Ein gewisser William Hyde hatte mehr als 2200 männliche und 1800 weibliche Nachkommen. 1918 veröffentlichte Bell eine Analyse dieser Familie, derzufolge die Hydes, deren Eltern beide über 80 geworden waren, im Schnitt 20 Jahre länger lebten als andere Hydes, deren Eltern beide schon vor dem 60. Lebensjahr gestorben waren.

In einem wegweisenden Buch beschrieben Raymond Pearl und Ruth DeWitt Pearl 1934 eine von ihnen entwickelte einfallsreiche Methode zur Bestimmung vererbter Langlebigkeit bei Menschen. Anhand verifizierbarer Daten von vielen Menschen stellten sie einen sogenannten »Langlebigkeitsindex auf der Basis der unmittelbaren Vorfahren« (Total Immediate Ancestral Longevity Index, TIAL) auf. Zunächst wird von einer Person das Sterbealter seiner Eltern und Großeltern (6 Personen) zusammengezählt. Diese Zahl, so die Autoren, sei ebenso wichtig wie der Geburtstag des betreffenden Menschen, seine Körpergröße oder sein Gewicht. Der theoretische Höchst-TIAL beträgt 690 (dann hätten sämtliche sechs Vorfahren die maximale menschliche Lebensspanne von 115 Jahren erreicht), der Mindest-TIAL würde bei ca. 78 (beruhend auf der Annahme, daß mit 13 die Pubertät beginnt) liegen. Geschwister haben stets den gleichen TIAL.

Die Pearls fanden heraus, daß in der langlebigsten Menschengruppe sämtliche TIALS, sehr niedrige wie auch sehr hohe, vertreten waren. Doch der Durchschnitts-TIAL für 90- bis 100jährige war um 16 Prozent höher als der Gesamtschnitt. 13 Prozent der ältesten erfaßten Personen hatten Eltern, die vor dem 70. Lebensjahr gestorben waren; auch Eltern mit niedrigem oder durchschnittlichem Sterbealter können also durchaus langlebige Kinder zeugen. Doch 87 Prozent der 90- bis 100jährigen hatten zumindest einen Elternteil, der älter als 70 geworden war.

Werden beide Eltern über 70, so liegt die Wahrscheinlichkeit, daß die Kinder das 90. oder 100. Lebensjahr erreichen, doppelt so hoch wie bei der allgemeinen Bevölkerung. Für jeweils 3,7 Jahre, die der individuelle TIAL den Durchschnitt übersteigt, kann der betreffende Mensch mit einem zusätzlichen Lebensjahr rechnen. Langlebige Eltern zu haben, erhöht also eindeutig die Wahrscheinlichkeit, alt zu werden, stellt jedoch keine Garantie dar.

Vergleichbare Studien hat auch die an solchen Fragen naturgemäß stark interessierte Versicherungswirtschaft durchgeführt und deshalb einen dementsprechend großen Datenschatz angelegt. Auch sie ist zu dem Ergebnis gekommen, daß langlebige Eltern häufiger langlebigen Nachwuchs zeugen. Ungeklärt blieb bei diesen und anderen Studien, ob ein Elternteil die Langlebigkeit des Nachwuchses stärker beeinflussen kann als der andere. Und ungeklärt blieb auch, ob tatsächlich ein genetischer Bonus oder lediglich ein Langlebigkeit begünstigender Lebensstil an die Nachkommen weitergegeben wird.

Licht in diese Frage könnte die Zwillingsforschung bringen. Es gibt eineiige Zwillinge (aus einer einzigen befruchteten Eizelle, die sich früh teilt) und zweieiige (aus zwei zur gleichen Zeit befruchteten Eizellen). Die eineiigen sind erbgleich (genetisch identisch) und gleichgeschlechtlich. Zweieiige Zwillinge ähneln sich in ihren Erbanlagen lediglich in dem Maße wie zwei zu unterschiedlichen Zeiten geborene Kinder desselben Elternpaares.

Einer Studie zufolge lag bei eineiigen Zwillingen die Sterbezeit maximal drei Jahre, bei zweieiigen jedoch mehr als sechs Jahre auseinander. Es ist durchaus verlockend, dies als ein starkes Indiz für einen genetischen Einfluß auf die Lebensdauer zu werten. Unklar bleibt dabei aber wieder, ob es sich um einen primären Einfluß handelt (genetisch programmiertes Lebensalter) oder um einen sekundären (genetisch programmierte Anfälligkeit oder Nichtanfälligkeit für tödliche Krankheiten).

Gut möglich, daß eine alte Lebensweisheit tatsächlich ihre Berechtigung hat: Wer lange leben will, sollte sich seine Eltern, und Großeltern, mit Bedacht aussuchen.

Leben wir länger?

Daß die Menschen heute länger leben als je zuvor, ist unbestritten. Doch dies stimmt nur in bezug auf die mittlere, nicht aber auf die maximale Lebenserwartung. Weder statistisch noch biomedizinisch gibt es irgendwelche Anhaltspunkte, daß sich die menschliche Höchstlebensdauer verlängert hätte. Sie liegt noch heute da, wo sie vor 100 000 Jahren lag, bei 115 Jahren. (Gegenthesen werden später behandelt.)

Fortschritte in der biomedizinischen Forschung und in der medizinischen Versorgung haben die mittlere Lebenserwartung steigen lassen, doch die maximale Lebensgrenze ist unverändert geblieben. Die Wahrscheinlichkeit, daß Sie 90 oder 100 Jahre alt werden, hat sich deutlich erhöht. Daß Sie über 115 Jahre alt werden, ist dagegen mehr als unwahrscheinlich. Diese Unterscheidung zu treffen ist von grundlegender Wichtigkeit.

Die Lebenserwartung bei der Geburt liegt heute in den Industrieländern bei 75 Jahren. Ein heute geborenes Kind wird also seinen 75. Geburtstag feiern können, wenn die Sterbewahrscheinlichkeiten während seiner gesamten Lebenszeit so bleiben wie zur Zeit seiner Geburt. Ließen sich alle Todesursachen, die heute in den Sterbeurkunden dokumentiert sind, medizinisch aus der Welt schaffen, so würde sich die Lücke zwischen mittlerer und maximaler Lebenserwartung (diese Lücke beträgt ca. 40 Jahre) wohl fast völlig schließen. Die meisten Menschen würden dann fast 115 Jahre alt. Unsterblich aber wäre niemand – auch durch eine medizinische Großtat, durch den Sieg über alle heutigen Todesursachen, ließe sich die Lebenshöchstgrenze nicht weiter hinausschieben. Darüber hinaus hätte dieses begrenzte Wunder auch beträchtliche Schattenseiten, auf die später noch einzugehen sein wird.

Wie viele Jahre noch?

Die Vorstellung von »hohem Alter« bemaß sich bisher gemeinhin daran, wie nahe jemand der magischen Zahl von 100 Jahren gekommen war. Jacob S. Seigel, Demograph am Statistischen Bundesamt der USA, verweist darauf, daß heute eine andere Zählweise an Popularität gewinnt, eine Zählweise, die die sozialen, rechtlichen, wirtschaftlichen und ethischen Aspekte des Alterns besser ins Licht rückt. Als neue Meßlatte betrachtet man nun die »fernere Lebenserwartung«, d. h. die Zahl der in einem erreichten Alter im Schnitt noch zu erwartenden Jahre bis zum Tod. Wie die Lebenserwartung bei der Geburt, bezieht sich diese Zahl auf Menschengruppen und nicht auf Einzelpersonen (es gibt keine Methode, für Individuen genau vorauszusagen, wann sie sterben werden). Nach dieser Perspektive beginnt das »Alter« für eine bestimmte Bevölkerungsgruppe dann, wenn sie im Schnitt noch eine bestimmte Anzahl von Jahren zu leben hat. 70jährige Männer hatten zum Beispiel in der Bundesrepublik Deutschland 1986/87 eine durchschnittliche fernere Lebenserwartung von 10,90 Jahren, 70jährige Frauen dagegen von 13,96 Jahren. Also waren die Männer im Schnitt »relativ älter«, auch wenn ihr chronologisches Alter das gleiche war. In Amerika hat dieser Sachverhalt bereits zu weittragenden juristischen Grundsatzurteilen geführt, wobei es um die Frage ging, ob wirtschaftliche und sonstige Privilegien des Alters manchen Menschen schon eher gewährt werden sollten, weil sie eine kürzere Lebenserwartung haben. Ein chronisch Kranker, dessen Lebenserwartung reduziert ist, könnte nach diesem Denkansatz schon früher rentenberechtigt sein als ein gesunder gleichaltriger Mensch.

Ein faszinierender Gedanke, der allerdings noch komplizierter wird, wenn wir uns einen weiteren Trend in der Altersberechnung vor Augen führen. Und zwar den Trend, nicht mehr nur quantitativ zu rechnen (wie viele Jahre bleiben mir noch), sondern qualitativ (wie viele »gesunde«, »aktive«, »funktionelle« Jahre bleiben mir noch). Dieser Trend wird in Kapitel 6 näher besprochen.

Sterbetafeln

Zu den wertvollsten Werkzeugen, die der Gerontologe besitzt, zählen die sogenannten Sterbetafeln und Überlebenskurven. Sie sind auch für Laien leicht zu verstehen und bergen eine Menge faszinierender Erkenntnisse in kompakter Form.

Eine der ersten zuverlässigen Sterbetafeln für Menschen hat der Mathematiker und Astronom Edmund Halley, der Entdecker des Halley-Kometen, zusammengestellt. Seine Mortalitätstafel von 1693 beruhte auf dem Geburts- und Sterberegister der Stadt Breslau (»An Estimate of the Degrees of the Mortality of Mankind Drawn from Curious Tables of the Births and Funerals of the City of Breslau«). Bei der Geburt – so errechnete Halley – hatten die Breslauer eine Lebenserwartung von 33 Jahren; im fünften Lebensjahr stieg sie auf 42 Jahre, im 25. sank sie wieder ab auf 30 Jahre, im 40. auf 22 Jahre, im 60. auf zwölf Jahre und im 80. auf sechs Jahre.

Im Jahre 1783 brachte Richard Price in England die sogenannte »Northampton Table« heraus, die erste zur Prämienberechnung für Lebensversicherungen benutzte Sterbetafel. Sie war kurioserweise absichtlich so verfälscht, daß sie die Versicherungsgeber begünstigte und den Staat (der Rentenversicherungen abschloß) benachteiligte; zwei Millionen Pfund verlor der Staat, ehe der »Fehler« aufflog. Die erste wissenschaftlich präzise Sterbetafel war die 1815 von Milne ebenfalls in England publizierte »Carlisle Table«. Ihr zufolge betrug die Lebenserwartung bei der Geburt damals 38, 72 Jahre für beide Geschlechter gemeinsam. Heute liegt sie in den Industrieländern bei 75 Jahren.

Die vollständigsten und historisch ältesten Sterbetafeln finden sich in den skandinavischen Ländern. In Schweden werden seit 1755 Sterbetafeln geführt, in Norwegen seit 1821, in Dänemark seit 1835. Die Niederlande begannen 1816 mit der statistischen Erfassung, Frankreich 1817, England und Wales Mitte des letzten Jahrhunderts. In den USA gibt es Sterbetafeln erst seit der Jahrhundertwende, obwohl bereits seit 1790 alle zehn Jahre ein Zensus durchgeführt wird.

Grundsätzlich unterscheidet man zwei Arten von Sterbetafeln. Die eine wird mittels einer sogenannten Längsschnittuntersuchung (Kohortenanalyse) gewonnen. Dabei wird eine große, ungefähr zur gleichen Zeit geborene Menschengruppe, Kohorte genannt, über eine lange Zeit statistisch begleitet. Nach Festlegung der Kohorte werden sämtliche Todesfälle registriert, bis alle Mitglieder der Kohorte gestorben sind. Der Endpunkt einer Sterbetafel ist der Tod, nicht das Alter(n). Dennoch sind die Tafeln für Gerontologen wertvoll, weil wir davon ausgehen, daß die Sterbefälle in der erfaßten Kohorte im Alter von einer erhöhten Anfälligkeit herrühren – der großen Achillesferse des Alters.

Die zweite, wichtigere Sterbetafel-Kategorie resultiert aus einer Querschnittsuntersuchung. Hierbei wird keine real existierende Kohorte beobachtet, sondern es werden die zur Zeit bestehenden alters- und geschlechtsspezifischen Sterbewahrscheinlichkeiten für eine hypothetische Kohorte hochgerechnet. Die Hochrechnung wird so weit in die Zukunft fortgeführt, bis das letzte Mitglied der hypothetischen Kohorte gestorben ist. Weil solche Sterbetafeln einen Blick in die Zukunft erlauben, sind sie sehr populär und für die unterschiedlichsten Bevölkerungsgruppen, Regionen und Zeiträume erarbeitet worden. Versicherungsspezialisten errechnen anhand dieser Tafeln die Prämiensätze. Je älter der Versicherungsnehmer bei Vertragsabschluß, desto mehr muß er zahlen, weil die Sterbewahrscheinlichkeit mit den Lebensjahren steigt. Auch Regierungsstatistiker und Politiker ziehen zum Beispiel für die Renten- und Gesundheitspolitik Sterbetafeln als Entscheidungs- und Planungsgrundlage hinzu.

Informativ ist vor allem die aus der Sterbetafel hervorgehende »durchschnittliche fernere Lebenserwartung«. Jeder kann so der Sterbetafel entnehmen, wieviele Lebensjahre er in seinem Alter im Schnitt noch zu erwarten hat. Naturgemäß nimmt die Zahl mit jedem Geburtstag ab. Ich möchte in diesem Zusammenhang beispielhaft auf eine aktuelle Sterbetafel für 1989 aus den Vereinigten Staaten verweisen. (Quelle: National Center for Health Statistics, Tabelle 5.1). Sie gibt die »fernere Lebenserwartung« für jedes Altersjahr von der Geburt bis 85 an, ausgehend von der Annahme, daß die für 1989 geltenden Sterbewahrscheinlichkeiten in den folgenden 85 Jahren gleich bleiben. Für überdurchschnittlich alte Menschen (über 85jährige) werden keine Angaben mehr gemacht, da die Statistiker das 85. Lebensjahr als willkürlichen Endpunkt der Tabelle gewählt haben.

Natürlich müssen die Sterbewahrscheinlichkeiten nicht konstant bleiben. Sie können sich für bestimmte Altersgruppen verschieben, weil vielleicht einige Todesursachen zurückgedrängt werden oder andere auf dem Vormarsch sind (z. B. AIDS). Ein Krieg könnte die Sterbetafel völlig verändern, eine die Luft verpestende Umweltkatastrophe könnte dazu führen, daß die Menschen an Atemwegskrankheiten früher sterben als heute. Insofern weisen die hochgerechneten Sterbetafeln einen Unsicherheitsfaktor auf. Doch im großen und ganzen haben sich die Prognosen früherer Sterbetafeln bewahrheitet, so daß man davon ausgehen kann, daß auch die heutigen Tafeln ein zutreffendes Bild der künftigen Entwicklung geben.

Tabelle 5.2 gibt Auskunft über eine hypothetische Kohorte von 100 000 Personen. Erfaßt sind die Zahl der Überlebenden und die Zahl der Gestorbenen für jedes halbe Jahrzehnt (ebenfalls auf der Basis der Sterbeziffern von 1989). Für die amerikanische Gesamtbevölkerung betrug 1989 die Lebenserwartung bei der Geburt 75,3 Jahre (Tabelle 5.1). Der sogenannte Median – der Punkt, an dem die Hälfte der 1989 geborenen Kohorte gestorben ist, die andere Hälfte noch lebt – lag zwischen 75 und 80 Jahren (Tabelle 5.2). Neue vorläufige Zahlen des National Center for Health Sta-

Tab. 5.1: ■ **Durchschnittliche fernere Lebenserwartung nach Rasse und Geschlecht, USA, 1989**

Alter	Alle Rassen			Weiße			Nichtweiße					
							Total			Schwarze		
	Zusammen	Männer	Frauen	Zusammen	Männer	Frauen	Zusammen	Männer	Frauen	Zusammen	Männer	Frauen
0	75,3	71,8	78,6	76,0	72,7	79,2	71,2	67,1	75,2	69,2	64,8	73,5
1	75,0	71,6	78,3	75,6	72,3	78,8	71,4	67,3	75,4	69,5	65,2	73,8
2	74,1	70,7	77,4	74,7	71,4	77,8	70,5	66,4	74,4	68,6	64,2	72,9
3	73,1	69,7	76,4	73,7	70,4	76,9	69,5	65,5	73,5	67,7	63,3	71,9
4	72,1	68,7	75,4	72,7	69,5	75,9	68,6	64,5	72,5	66,7	62,3	71,0
5	71,1	67,8	74,4	71,7	68,5	74,9	67,6	63,5	71,6	65,8	61,4	70,0
6	70,2	66,8	73,5	70,8	67,5	73,9	66,7	62,6	70,6	64,8	60,4	69,0
7	69,2	65,8	72,5	69,8	66,5	73,0	65,7	61,6	69,6	63,8	59,4	68,0
8	68,2	64,8	71,5	68,8	65,5	72,0	64,7	60,6	68,6	62,8	58,5	67,1
9	67,2	63,8	70,5	67,8	64,5	71,0	63,7	59,6	67,6	61,9	57,5	66,1
10	66,2	62,8	69,5	66,8	63,6	70,0	62,7	58,6	66,6	60,9	56,5	65,1
11	65,2	61,9	68,5	65,8	62,6	69,0	61,7	57,7	65,7	59,9	55,5	64,1
12	64,3	60,9	67,5	64,8	61,6	68,0	60,8	56,7	64,7	58,9	54,5	63,1
13	63,3	59,9	66,5	63,9	60,6	67,0	59,8	55,7	63,7	57,9	53,5	62,1
14	62,3	58,9	65,6	62,9	59,6	66,0	58,8	54,7	62,7	56,9	52,6	61,2
15	61,3	57,9	64,6	61,9	58,6	65,1	57,8	53,8	61,7	56,0	51,6	60,2
16	60,4	57,0	63,6	60,9	57,7	64,1	56,9	52,8	60,8	55,0	50,7	59,2
17	59,4	56,1	62,6	60,0	56,8	63,1	55,9	51,9	59,8	54,1	49,8	58,2
18	58,5	55,1	61,7	59,0	55,8	62,1	55,0	51,0	58,8	53,1	48,8	57,3
19	57,5	54,2	60,7	58,1	54,9	61,2	54,0	50,1	57,8	52,2	47,9	56,3
20	56,6	53,3	59,7	57,2	54,0	60,2	53,1	49,2	56,9	51,3	47,1	55,3
21	55,6	52,4	58,8	56,2	53,0	59,2	52,2	48,3	55,9	50,4	46,2	54,4
22	54,7	51,5	57,8	55,3	52,1	58,3	51,3	47,4	54,9	49,4	45,3	53,4
23	53,8	50,5	56,8	54,3	51,2	57,3	50,4	46,5	54,0	48,5	44,4	52,4
24	52,8	49,6	55,9	53,4	50,3	56,3	49,5	45,7	53,0	47,6	43,6	51,5
25	51,9	48,7	54,9	52,4	49,4	55,3	48,5	44,8	52,1	46,7	42,7	50,6
26	50,9	47,8	53,9	51,5	48,4	54,4	47,6	43,9	51,1	45,8	41,9	49,6
27	50,0	46,9	53,0	50,5	47,5	53,4	46,7	43,0	50,2	44,9	41,0	48,7
28	49,1	46,0	52,0	49,6	46,6	52,4	45,8	42,2	49,2	44,0	40,2	47,7
29	48,1	45,1	51,0	48,6	45,7	51,5	44,9	41,3	48,3	43,2	39,3	46,8
30	47,2	44,1	50,1	47,7	44,7	50,5	44,0	40,4	47,4	42,3	38,5	45,9
31	46,2	43,2	49,1	46,7	43,8	49,5	43,1	39,6	46,4	41,4	37,6	44,9
32	45,3	42,3	48,1	45,8	42,9	48,6	42,2	38,7	45,5	50,4	36,8	44,0
33	44,4	41,4	47,2	44,9	42,0	47,6	41,4	37,9	44,6	39,6	36,0	43,1
34	43,5	40,5	46,2	43,9	41,0	46,6	40,5	37,0	43,6	38,8	35,1	42,2
35	42,5	39,6	45,3	43,0	40,1	45,7	39,6	36,2	42,7	37,9	34,3	41,3
36	41,6	38,7	44,3	42,0	39,2	44,7	38,7	35,4	41,8	37,1	33,5	40,4
37	40,7	37,8	43,3	41,1	38,3	43,7	37,9	34,6	40,9	36,2	32,7	39,5
38	39,8	36,9	42,4	40,2	37,4	42,8	37,0	33,7	40,0	35,4	32,0	38,6
39	38,8	36,0	41,4	39,2	36,5	41,8	36,1	32,9	39,1	34,6	31,2	37,7

40	37,9	35,1	40,5	38,3	35,6	40,9	35,3	32,1	38,2	33,7	30,4	36,8
41	37,0	34,2	39,6	37,4	34,7	39,9	34,4	31,3	37,3	32,9	29,7	35,9
42	36,1	33,3	38,6	36,5	33,8	39,0	33,6	30,5	36,4	32,1	28,9	35,0
43	35,2	32,5	37,7	35,5	32,9	38,0	32,7	29,7	35,5	31,3	28,1	34,1
44	34,3	31,6	36,7	34,6	32,0	37,1	31,9	28,9	34,6	30,4	27,4	33,3
45	33,4	30,7	35,8	33,7	31,1	36,1	31,1	28,2	33,7	29,6	26,6	32,4
46	32,5	29,8	34,9	32,8	30,2	35,2	30,2	27,4	32,8	28,8	25,9	31,5
47	31,6	28,9	34,0	31,9	29,3	34,3	29,4	26,6	32,0	28,0	25,1	30,7
48	30,7	28,1	33,1	31,0	28,4	33,4	28,6	25,8	31,1	27,3	24,4	29,8
49	29,8	27,2	32,2	30,1	27,5	32,4	27,8	25,1	30,2	26,5	23,7	29,0
50	28,9	26,4	31,3	29,2	26,7	31,5	27,0	24,3	29,4	25,7	23,0	28,2
51	28,1	25,6	30,4	28,4	25,8	30,6	26,2	23,6	28,5	24,9	22,3	27,3
52	27,2	24,7	29,5	27,5	25,0	29,7	25,4	22,9	27,7	24,2	21,6	26,5
53	26,4	23,9	28,6	26,6	24,2	28,8	24,7	22,1	26,9	23,5	20,9	25,7
54	25,6	23,1	27,7	25,8	23,3	28,0	23,9	21,4	26,1	22,7	20,3	24,9
55	24,7	22,3	26,9	25,0	22,5	27,1	23,2	20,8	25,3	22,0	19,6	24,1
56	23,9	21,5	26,0	24,1	21,7	26,2	22,4	20,1	24,5	21,3	18,9	23,4
57	23,1	20,8	25,2	23,3	21,0	25,4	21,7	19,4	23,7	20,6	18,3	22,6
58	22,3	20,0	24,4	22,5	20,2	24,6	21,0	18,7	22,9	19,9	17,7	21,8
59	21,6	19,3	23,5	21,7	19,4	23,7	20,3	18,1	22,1	19,2	17,1	21,1
60	20,8	18,6	22,7	21,0	18,7	22,9	19,6	17,5	21,4	18,6	16,4	20,4
61	20,1	17,9	21,9	20,2	18,0	22,1	18,9	16,8	20,7	17,9	15,9	19,7
62	19,3	17,2	21,1	19,5	17,3	21,3	18,3	16,2	20,0	17,3	15,3	19,0
63	18,6	16,5	20,4	18,7	16,6	20,5	17,6	15,6	19,3	16,7	14,7	18,3
64	17,9	15,8	19,6	18,0	15,9	19,7	17,0	15,1	18,6	16,1	14,1	17,7
65	17,2	15,2	18,8	17,3	15,2	19,0	16,4	14,5	17,9	15,5	13,6	17,0
66	16,5	14,5	18,1	16,6	14,6	18,2	15,8	13,9	17,2	14,9	13,1	16,4
67	15,8	13,9	17,4	15,9	13,9	17,4	15,2	13,4	16,5	14,3	12,5	15,7
68	15,2	13,3	16,6	15,2	13,3	16,7	14,6	12,8	15,9	13,8	12,0	15,1
69	14,5	12,7	15,9	14,6	12,7	16,0	14,0	12,3	15,2	13,2	11,5	14,5
70	13,9	12,1	15,2	13,9	12,1	15,3	13,4	11,8	14,6	12,7	11,0	13,9
71	13,2	11,5	14,5	13,3	11,5	14,6	12,8	11,3	14,0	12,1	10,6	13,3
72	12,6	10,9	13,8	12,7	11,0	13,9	12,3	10,8	13,4	11,6	10,1	12,7
73	12,0	10,4	13,2	12,1	10,4	13,2	11,8	10,3	12,8	11,1	9,7	12,1
74	11,5	9,9	12,5	11,5	9,9	12,6	11,2	9,9	12,2	10,6	9,2	11,6
75	10,9	9,4	11,9	10,9	9,4	11,9	10,7	9,4	11,6	10,1	8,8	11,0
76	10,3	8,9	11,3	10,3	8,9	11,3	10,2	9,0	11,0	9,6	8,4	10,5
77	9,8	8,4	10,7	9,8	8,4	10,7	9,7	8,5	10,5	9,2	8,0	10,0
78	9,3	8,0	10,1	9,3	7,9	10,1	9,3	8,1	10,0	8,7	7,6	9,5
79	8,8	7,5	9,5	8,8	7,5	9,5	8,8	7,7	9,5	8,3	7,2	9,0
80	8,3	7,1	9,0	8,3	7,1	8,9	8,3	7,3	9,0	7,9	6,9	8,5
81	7,8	6,7	8,4	7,8	6,7	8,4	7,9	6,9	8,5	7,5	6,5	8,1
82	7,4	6,3	7,9	7,3	6,3	7,9	7,5	6,6	8,0	7,1	6,2	7,7
83	6,9	6,0	7,4	6,9	5,9	7,4	7,2	6,3	7,6	6,8	6,0	7,3
84	6,5	5,6	7,0	6,5	5,6	6,9	6,8	6,0	7,2	6,5	5,7	7,0
85	6,2	5,3	6,6	6,1	5,3	6,5	6,6	5,8	6,9	6,3	5,6	6,7

Quellen: National Center for Health Statistics. Vital Statistics of the United States, 1989; Life Tables Bd. II, Teil 6, Washington 1992

Tab. 5.2: Sterbetafel nach Rasse und Geschlecht, USA, 1989

Altersintervall	Alle Rassen, beide Geschlechter			Männer, alle Rassen			Frauen, alle Rassen		
	Zu Beginn des Intervalls lebten	Während des Intervalls starben	Durchschnittliche fernere Lebens-erwartung zu Beginn des Intervalls	Zu Beginn des Intervalls lebten	Während des Intervalls starben	Durchschnittliche fernere Lebens-erwartung zu Beginn des Intervalls	Zu Beginn des Intervalls lebten	Während des Intervalls starben	Durchschnittliche fernere Lebens-erwartung zu Beginn des Intervalls
0 – 1	100.000	986	75,3	100.000	1.086	71,8	100.000	882	78,6
1 – 5	99.014	192	75,0	98.914	211	71,6	99.118	171	78,3
5 – 10	98.822	117	71,1	98.703	134	67,8	98.947	101	74,4
10 – 15	98.705	132	66,2	98.569	163	62,8	98.846	100	69,5
15 – 20	98.573	428	61,3	98.406	606	57,9	98.746	243	64,6
20 – 25	98.145	548	56,6	97.800	827	53,3	98.503	264	59,7
25 – 30	97.597	604	51,9	96.973	885	48,7	98.239	317	54,9
30 – 35	96.993	734	47,2	96.088	1.047	44,1	97.922	416	50,1
35 – 40	96.259	932	42,5	95.041	1.308	39,6	97.506	551	45,3
40 – 45	95.327	1.213	37,9	93.733	1.608	35,1	96.955	817	40,5
45 – 50	94.114	1.753	33,4	92.125	2.255	30,7	96.138	1.251	35,8
50 – 55	92.361	2.694	28,9	89.870	3.368	26,4	94.887	2.022	31,3
55 – 60	89.667	4.154	24,7	86.502	5.174	22,3	92.865	3.141	26,9
60 – 65	89.513	6.044	20,8	81.328	7.419	18,6	89.724	4.694	22,7
65 – 70	79.469	8.156	17,2	73.909	9.726	15,2	85.030	6.613	18,8
70 – 75	71.313	10.851	13,9	64.183	12.499	12,1	78.417	9.280	15,2
75 – 80	60.462	13.511	10,9	51.684	14.675	9,4	69.137	12.547	11,9
80 – 85	46.951	15.720	8,3	37.009	15.229	7,1	56.590	16.402	9,0
85 und älter	31.231	31.231	6,2	21.780	21.780	5,3	40.188	40.188	6,6

■ **Tab. 5.2:**

Sterbetafel nach Rasse und Geschlecht, USA, 1989

Altersintervall	Weiße, beide Geschlechter			Weiße, Männer			Weiße, Frauen		
	Zu Beginn des Intervalls lebten	Während des Intervalls starben	Durchschnittliche fernere Lebenserwartung zu Beginn des Intervalls	Zu Beginn des Intervalls lebten	Während des Intervalls starben	Durchschnittliche fernere Lebenserwartung zu Beginn des Intervalls	Zu Beginn des Intervalls lebten	Während des Intervalls starben	Durchschnittliche fernere Lebenserwartung zu Beginn des Intervalls
0 – 1	100.000	814	76,0	100.000	908	72,7	100.000	715	79,2
1 – 5	99.186	170	75,6	99.092	187	72,3	99.285	151	78,8
5 – 10	99.016	108	71,7	98.905	123	68,5	99.134	93	74,9
10 – 15	98.908	124	66,8	98.782	154	63,6	99.041	93	70,0
15 – 20	98.784	409	61,9	98.628	565	58,6	98.948	245	65,1
20 – 25	98.375	487	57,2	98.063	731	54,0	98.703	237	60,2
25 – 30	97.888	526	52,4	97.332	775	49,4	98.466	267	55,3
30 – 35	97.362	625	47,7	96.557	898	44,7	98.199	341	50,5
35 – 40	96.737	784	43,0	95.659	1.104	40,1	97.858	454	45,7
40 – 45	95.953	1.055	38,3	94.555	1.394	35,6	97.404	710	40,9
45 – 50	94.898	1.569	33,7	93.161	2.013	31,1	96.694	1.119	36,1
50 – 55	93.329	2.474	29,2	91.148	3.080	26,7	95.575	1.862	31,5
55 – 60	90.855	3.942	25,0	88.068	4.933	22,5	93.713	2.957	27,1
60 – 65	86.913	5.863	21,0	83.135	7.275	18,7	90.756	4.478	22,9
65 – 70	81.050	8.048	17,3	75.860	9.694	15,2	86.278	6.439	19,0
70 – 75	73.002	10.906	13,9	66.166	12.696	12,1	79.839	9.220	15,3
75 – 80	62.096	13.747	10,9	53.470	15.115	9,4	70.619	12.628	11,9
80 – 85	48.349	16.105	8,3	38.355	15.756	7,1	57.991	16.685	8,9
85 und älter	32.244	32.244	6,1	22.599	22.599	5,3	41.306	41.306	6,5

Tab. 5.2: ■ **Sterbetafel nach Rasse und Geschlecht, USA, 1989**

Altersintervall	Nichtweiße, beide Geschlechter			Nichtweiße, Männer			Nichtweiße, Frauen		
	Zu Beginn des Intervalls lebten	Während des Intervalls starben	Durchschnittliche fernere Lebenserwartung zu Beginn des Intervalls	Zu Beginn des Intervalls lebten	Während des Intervalls starben	Durchschnittliche fernere Lebenserwartung zu Beginn des Intervalls	Zu Beginn des Intervalls lebten	Während des Intervalls starben	Durchschnittliche fernere Lebenserwartung zu Beginn des Intervalls
0 – 1	100.000	1.630	71,2	100.000	1.757	67,1	100.000	1.499	75,2
1 – 5	98.370	279	71,4	98.243	305	67,3	98.501	253	75,4
5 – 10	98.091	155	67,6	97.938	175	63,5	98.248	134	71,6
10 – 15	97.936	163	62,7	97.763	198	58,6	98.114	126	66,6
15 – 20	97.773	509	57,8	97.565	776	53,8	97.988	232	61,7
20 – 25	97.264	827	53,1	96.789	1.282	49,2	97.756	386	56,9
25 – 30	96.437	992	48,5	95.507	1.460	44,8	97.370	552	52,1
30 – 35	95.445	1.298	44,0	94.047	1.857	40,4	96.818	775	47,4
35 – 40	94.147	1.722	39,6	92.190	2.477	36,2	96.043	1.040	42,7
40 – 45	92.425	2.167	35,3	89.713	3.002	32,1	95.003	1.421	38,2
45 – 50	90.258	2.863	31,1	86.711	3.810	28,2	93.582	2.002	33,7
50 – 55	87.395	3.975	27,0	82.901	5.114	24,3	91.580	2.912	29,4
55 – 60	83.420	5.450	23,2	77.787	6.688	20,8	88.668	4.247	25,3
60 – 65	77.970	7.340	19,6	71.099	8.490	17,5	84.421	6.169	21,4
65 – 70	70.630	9.085	16,4	62.609	10.141	14,5	78.252	7.945	17,9
70 – 75	61.545	10.832	13,4	52.468	11.555	11,8	70.307	10.017	14,6
75 – 80	50.713	12.272	10,7	40.913	12.075	9,4	60.290	12.385	11,6
80 – 85	38.441	13.568	8,3	28.838	12.061	7,3	47.905	15.031	9,0
85 und älter	24.873	24.873	6,6	16.777	16.777	5,8	32.874	32.874	6,9

■ **Tab. 5.2: Sterbetafel nach Rasse und Geschlecht, USA, 1989**

Altersintervall	Schwarze, beide Geschlechter			Schwarze, Männer			Schwarze, Frauen		
	Zu Beginn des Intervalls lebten	Während des Intervalls starben	Durchschnittliche fernere Lebens-erwartung zu Beginn des Intervalls	Zu Beginn des Intervalls lebten	Während des Intervalls starben	Durchschnittliche fernere Lebens-erwartung zu Beginn des Intervalls	Zu Beginn des Intervalls lebten	Während des Intervalls starben	Durchschnittliche fernere Lebens-erwartung zu Beginn des Intervalls
0 – 1	100.000	1.863	69,2	100.000	2.004	64,8	100.000	1.717	73,5
1 – 5	98.137	303	69,5	97.996	332	65,2	98.283	272	73,8
5 – 10	97.834	167	65,8	97.664	192	61,4	98.011	141	70,0
10 – 15	97.667	176	60,9	97.472	214	56,5	98.870	135	65,1
15 – 20	97.491	550	56,0	97.258	855	51,6	97.735	237	60,2
20 – 25	96.941	921	51,3	96.403	1.449	47,1	97.498	424	55,3
25 – 30	96.020	1.134	46,7	95.954	1.681	42,7	97.074	626	50,6
30 – 35	94.886	1.544	42,3	94.273	2.229	38,5	96.448	912	45,9
35 – 40	93.342	2.067	37,9	91.044	3.023	34,3	95.536	1.215	41,3
40 – 45	91.275	2.625	33,7	88.021	3.644	30,4	94.321	1.709	36,8
45 – 50	88.650	3.366	29,6	84.377	4.507	26,6	92.612	2.337	32,4
50 – 55	85.284	4.529	25,7	79.870	5.887	23,0	90.275	3.275	28,2
55 – 60	80.755	6.031	22,0	73.983	7.253	19,6	87.000	4.757	24,1
60 – 65	74.724	7.971	18,6	66.730	8.917	16,4	82.243	6.913	20,4
65 – 70	66.753	9.648	15,5	57.813	10.501	13,6	75.330	8.600	17,0
70 – 75	57.105	11.171	12,7	47.312	11.563	11,0	66.730	10.656	13,9
75 – 80	45.934	12.273	10,1	35.749	11.658	8,8	56.074	12.783	11,0
80 – 85	33.661	12.949	7,9	24.091	10.900	6,9	43.291	14.913	8,5
85 und älter	20.712	20.712	6,3	13.191	13.191	5,6	28.378	23.378	6,7

Quelle: Vital Statistics of the United States, 1989; Life Tables Bd. II, Teil 6, Washington 1992

tistics zeigen, daß die Lebenserwartung bei der Geburt 1991 den Rekord für 1989 (75,3 Jahre) erreichen dürfte.

1989 hatten weiße Frauen die höchste Lebenserwartung am Tag der Geburt (79,2 Jahre; siehe Tabelle 5.1), gefolgt von schwarzen Frauen (73,5 Jahre), weißen Männern (72,7 Jahre) und schwarzen Männern (64,8 Jahre). Die Diskrepanz in der Lebenserwartung zwischen Weißen und Schwarzen hat sich seit 1900 beträchtlich verringert; damals starben schwarze Männer im Durchschnitt 15,7 Jahre früher als weiße (1989 7,9 Jahre), schwarze Frauen 16 Jahre früher als weiße (1989 5,7 Jahre).

Sterbetafeln für Tiere

Aussagekräftig sind Sterbetafeln nur auf der Basis einer großen Anzahl von Individuen; deshalb sind Sterbetafeln für Tiere selten. Die Tabellen 5.1 und 5.2 gehen von einer Kohorte von 100 000 Menschen aus. Daten für ähnlich große Tierpopulationen gibt es kaum. Deshalb existieren für die meisten Fische, Reptilien und Amphibien keine Sterbetafeln. Für Vögel sind einige erstellt worden, desgleichen für Insekten; ihre geringe Körpergröße erlaubt es dem Menschen, sie in großen Zahlen zu züchten. Für Laborratten und -mäuse haben wir verläßliche Sterbetafeln von Kohorten weit unter 100000 Exemplaren, jedoch keine für Säugetiere, die sehr unterschiedliche Körpergrößen aufweisen. Solche Daten könnten uns aber interessante Aufschlüsse geben über das Altern und die Lebensdauer von Säugetieren, über grundlegende physiologische Unterschiede beim Altern und über Variationen des Alterungstempos.

Eine Ausnahme stellen Vollblutpferde dar: Seit dem Mittelalter existieren in England penible Aufzeichnungen über ihre Lebensdaten (Geburt, Tod, Stammbaum). Das Pferd ist das einzige Großtier, für das den Gerontologen verläßliche, über viele Generationen zurückreichende »bevölkerungsstatistische« Angaben vorliegen. Die Sterbetafeln für Pferde sind meist besser verwertbar als menschliche, weil sie weiter zurückreichen und weil die Zuchtbücher offenbar liebevoller und akkurater geführt worden sind als manch menschliches Geburts- und Sterberegister. Und: Andere Nutztiere werden meist gar nicht so lange gehalten, bis der natürliche Tod eintritt. Lediglich für ein paar Hunderassen gibt es ebenfalls einigermaßen zuverlässige Sterbetafeln.

Überlebenskurven

Der Inhalt einer Sterbetafel ergibt grafisch dargestellt eine Überlebenskurve. Eine solche schematische Darstellung einer Überlebenskurve für den Menschen zeigt die Abb. 5.1. Auch für Tiere, ja sogar für tote Gegen-

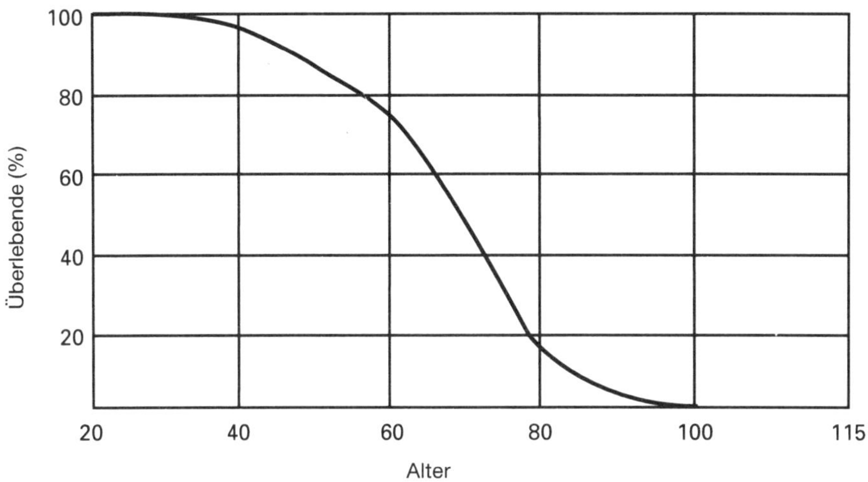

Abb. 5.1: Schema einer menschlichen Überlebenskurve

stände lassen sich Überlebenskurven anfertigen. Die Überlebenskurven von nichtalternden Populationen wie in Abb. 5.2 weichen beträchtlich von der schematisch dargestellten menschlichen Überlebenskurve ab. (Für nichtalternde Populationen ergeben sich prinzipiell andere Kurven als für alternde.) Bei einer nichtalternden Population verläuft die Sterblichkeitsrate konstant; bei alternden Populationen ändert sie sich von Jahr zu Jahr. Beim Menschen liegt das Sterberisiko am höchsten nach der Geburt und am niedrigsten um das elfte, zwölfte Lebensjahr; ab 30 verdoppelt es sich dann – wie Gompertz feststellte – alle sieben Jahre. In Abb. 5.1 ist ein Abschnitt einer menschlichen Überlebenskurve dargestellt: Vom 30. Lebensjahr an fällt die Kurve immer steiler ab.

Man beachte jedoch, daß sie ca. vom 80. Lebensjahr an wieder flacher verläuft: Die Gompertz-Gleichung verliert im hohen Alter also ihre Gültigkeit. Bei hochbetagten Menschen verdoppelt sich das Sterberisiko nicht mehr alle sieben Jahre. Es nimmt dann offensichtlich langsamer zu – eine Erkenntnis, zu der man erst in jüngster Zeit gelangte, nachdem genügend zuverlässige Daten über besonders alte Menschen zur Verfügung standen.

Der Glaube an die uneingeschränkte Gültigkeit der Gompertz-Gleichung wurde unter anderem auch durch Studien an Taufliegen und Fruchtfliegen erschüttert. Diese Tiere eignen sich für gerontobiologisch-statistische Studien besonders gut, weil sie in großen Mengen preiswert gezüchtet und beobachtet werden können. Millionen Individuen waren nötig, um die Gompertz-Kurve genau zu bestimmen. Auch bei den Fliegen bestätigte sich die humangerontologische Erkenntnis, daß in sehr hohem Alter der rasche Anstieg der Sterbewahrscheinlichkeit statistisch wieder abflacht.

Eine Erklärung dafür ist, daß die schwachen Exemplare der Spezies zuerst sterben und nur die Robusteren übrigbleiben, für die sich dann die Sterbewahrscheinlichkeit reduziert. Ein Mensch, der das Glück hat, die Phase der größten Krankheitsanfälligkeit (ungefähr zwischen 65 und 80) unbeschadet zu passieren, hat aufgrund seiner größeren Widerstandsfähigkeit in den folgenden Jahren ein geringeres Sterberisiko.

Anders verhält es sich bei nichtalternden Populationen: Ihre Kurve (Abb. 5.2) ähnelt der in Halbwertzeiten strukturierten Zerfallskurve von Radioisotopen. Eine solche Kurve nennt man exponentielle Überlebenskurve. Sie kann beispielsweise anzeigen, daß das Sterberisiko durch Raubtiere, Krankheiten, Unfälle etc. so groß ist, daß von der Geburt an in jedem Jahr jeweils die Hälfte der Population stirbt. Bei vielen Tierpopulationen (zum Beispiel manchen Insekten, Fischen, Vögeln und Amphibien) liegt die Mortalität durch Räuber unmittelbar nach der Geburt sogar noch höher als 50 Prozent; bei anderen liegt sie unter 50 Prozent. Auf jeden Fall scheint bei Tierpopulationen, die solche Kurven zeigen, kein Altern – kein physiologischer Abbau – stattzufinden. Eine Überlebenskurve mit enormer, von Jahr zu Jahr nahezu gleich hoher Sterberate war das Ergebnis einer in England durchgeführten Studie an 460 Kiebitzen, die als Nestlinge beringt worden waren. In Gefangenschaft erreichen die Vögel eine bestimmte Erwachsenengröße und altern, in Freiheit aber werden sie durch Räuber, Unfälle und Krankheiten derart dezimiert, daß eine Population mit charakteristischen Altersveränderungen gar nicht erst entstehen kann. Wie Abb. 5.2 zeigt, stirbt in jedem Jahr nahezu die Hälfte aller Vögel.

Abb. 5.2: ■

Überlebenskurve einer nichtalternden Population (460 als Nestlinge beringte Kiebitze)

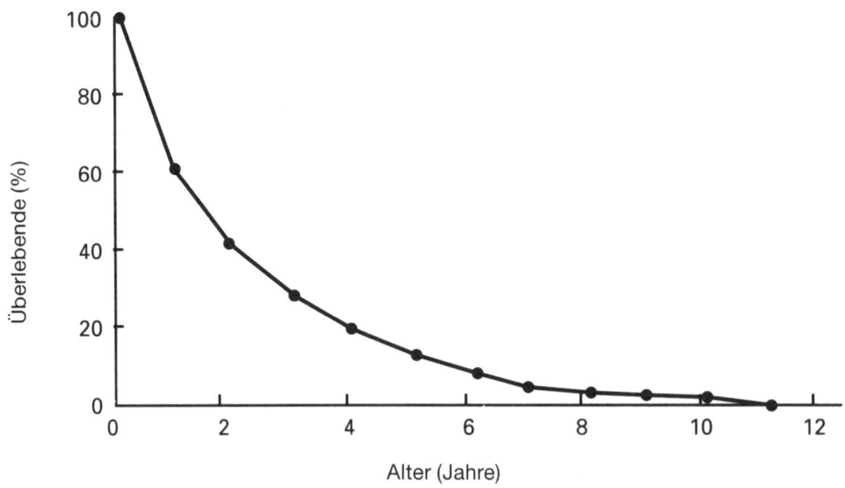

Quelle: Lack, *British Birds*, 36 (1943) : 214, und Lamb, M. J., *Biology of Ageing*, Glasgow/New York 1977, S. 36.

Abb. 5.3:

Überlebenskurve einer »Population« Trinkgläser in einer Cafeteria

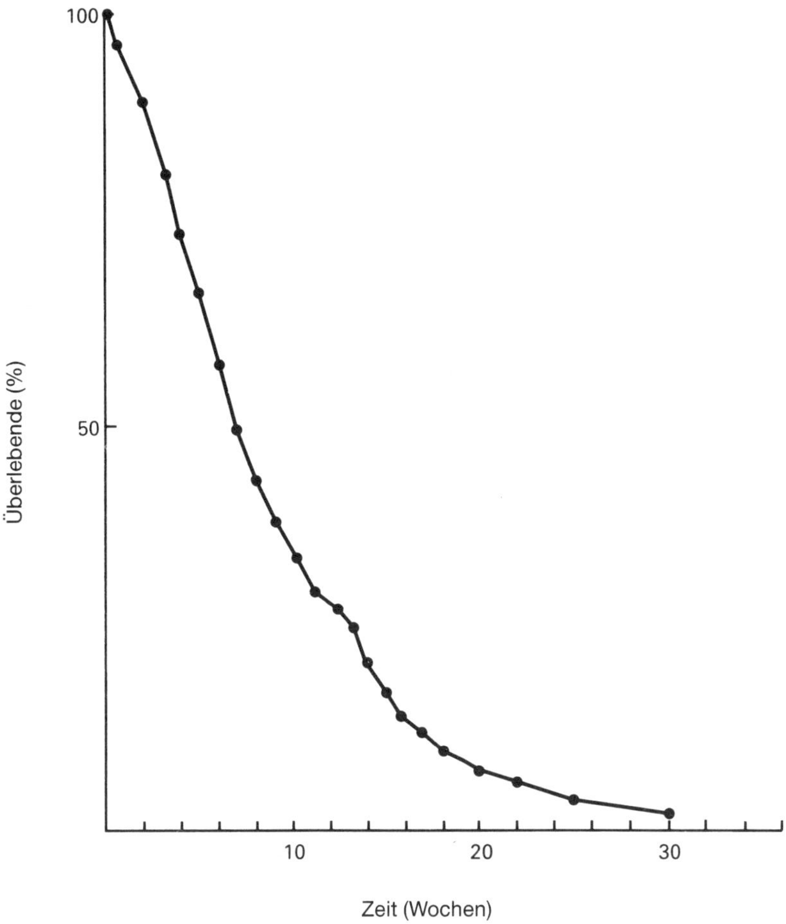

Quelle: Comfort, A., *The Biology of Senescence*, 3. Aufl., New York 1979.

Überlebenskurven lassen sich, wie gesagt, sogar für tote Gegenstände errechnen Eine solche »Population« wurde vor Jahren in einer amerikanischen Cafeteria studiert. Mehrere hundert neue Trinkgläser wurden in der Cafeteria verteilt und ca. einmal wöchentlich gezählt (Abb. 5.3). Nach sieben Wochen war die Hälfte der Gläser zu Bruch gegangen, nach 30 Wochen 90 Prozent. Einige wenige Gläser »lebten« länger. Die Kurve verlief fast identisch mit den Kurven nichtalternder Tierpopulationen. Allerdings glaubten die Autoren der Studie doch Zeichen für eine gewisse Alterung festgestellt zu haben, nämlich Kratzer am oberen Rand, welche die Gläser für ein Zerbrechen prädisponierten. Dies läßt sich im weitesten Sinne mit der Leistungseinbuße des Immunsystems, die den alten Men-

Abb. 5.4:

Überlebenskurve verschiedener menschlicher Populationen

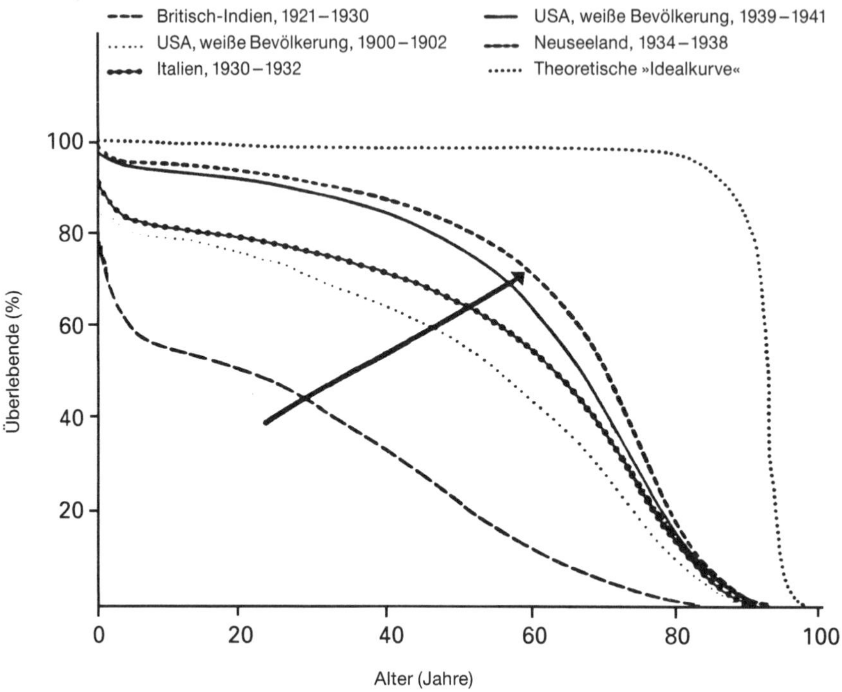

Quelle: Nach Comfort, A., *Aging: The Biology of Senescence*, New York 1964

schen zum Sterben prädisponieren kann, vergleichen. Fraglich bleibt allerdings, ob Kratzer an Trinkglasrändern und Leistungseinbußen des menschlichen Immunsystems irgend etwas mit dem fundamentalen Alterungsprozeß zu tun haben.

Beim Menschen ist das Sterberisiko nicht in jedem Jahr gleich. Weil wir altern, ändert sich der Mortalitätsdruck im Laufe unseres Lebens. Dies schlägt sich in unseren Überlebenskurven nieder, die einen für alternde Population typischen Verlauf zeigen. Für die Überlebenskurven in Abb. 5.4 wurden die Sterbetafeln von fünf Gruppen, bestehend aus jeweils 100 000 Menschen, geboren in unterschiedlichen Ländern und Zeitepochen, erfaßt. Von der Kurve für Britisch-Indien (1921–30) bis zur Kurve für Neuseeland (1934–38) werden die Kurven immer eckiger, eine Folge der verbesserten hygienischen Verhältnisse und der medizinischen Betreuung. Theoretisch könnte die Kurve unter idealen Bedingungen fast im rechten Winkel verlaufen, umgekehrt, unter schlimmstmöglichen Bedingungen (fehlende ärztliche Versorgung; katastrophale Hygiene; Bedrohung durch Raubtiere), könnte sie sich der Kurve von nichtalternden Populationen annähern. Gefahren von außen dürften für die vorgeschichtliche Zeit cha-

Abb. 5.5:

Überlebenskurven über größere historische Zeitspannen

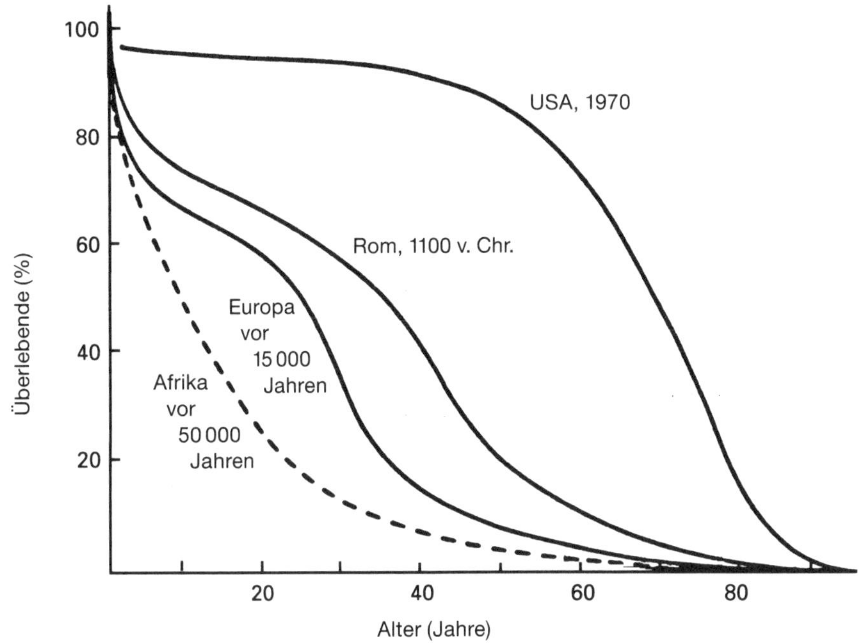

Quelle: Cutler, R., in *Molecular Basis of Aging*, hrsg. v. A. K. Roy und B. Chatterjee, Orlando 1984.

rakteristisch gewesen sein, so daß der Urmensch tatsächlich zu den nahezu nichtalternden Populationen gezählt werden kann: Die Lebenserwartung betrug bei der Geburt 18 Jahre, kaum jemand wurde älter als 30, so daß der Anblick eines alten Menschen eine Seltenheit gewesen sein muß (siehe dazu Abb. 5.5.).

Die menschlichen Überlebenskurven aus jüngerer Zeit (Abb. 6.4) zeigen ein weiteres interessantes Merkmal. Da alle Kurven mehr oder minder in Richtung eines rechteckigen Verlaufs tendieren bzw. bei weitem nicht so steil abfallen wie die Kurve für Kiebitze (Abb. 5.2) und Trinkgläser (Abb. 5.3), wissen wir, daß in all diesen Populationen Alterung stattfindet. Menschen und Tiere sterben in diesen Populationen an Ursachen, die in den einzelnen Altersstufen unterschiedlich sein können. Einer der bemerkenswertesten Fortschritte der Industrieländer in unserem Jahrhundert ist der verbesserte Verlauf der Überlebenskurven: Mehr als die Hälfte der heute geborenen Kinder wird das 75. Lebensjahr erreichen – fast zwei Drittel der maximal möglichen 115 Jahre.

Der Verlauf der Überlebenskurve

Sterbetafeln und Überlebenskurven sind die wichtigsten Werkzeuge, mit denen sich bevölkerungsstatistische Zusammenhänge und Entwicklungen, d. h. die Lebenserwartung und Lebensdauer der Bevölkerung sowie die Sterberisiken, erschließen lassen. Bereits vor über 50 Jahren erkannte der Gerontologen-Pionier Raymond Pearl, daß sich die Überlebenskurven für Industrieländer mit der Abnahme der Frühsterblichkeit zunehmend einem rechteckigen Verlauf annähern. Diese Tendenz setzt sich fort: In den USA und anderen entwickelten Ländern steigt die Lebenserwartung bei der Geburt weiter an, allerdings hat sich das Tempo des Anstiegs im letzten Jahrzehnt verringert. In Abb. 5.4 ist diese Tendenz zu einem rechteckigen Verlauf noch nicht so ausgeprägt, weil erst von ca. 1930–60 an die Frühsterblichkeit in den Industrieländern rapide auf die heutigen Werte zurückging; hinzu kam nach 1960 ein Rückgang der Altenmortalität durch die zunehmend erfolgreiche Bekämpfung von Kreislaufkrankheiten.

Die unterste Kurve in Abb. 5.4 gibt die hohe Kindersterblichkeit in Britisch-Indien in den 20er Jahren wieder. Von 100 000 Kindern starben 40 000 vor ihrem fünften Geburtstag – eine fast so hohe Mortalitätsrate wie bei den neugeborenen Kiebitzen oder den strapazierten Trinkgläsern in der Cafeteria. Nach dem fünften Geburtstag ging die Kindersterblichkeit in Indien deutlich zurück. Einige wenige glückliche Auserwählte erreichten ein biblisches Alter um die 95. Anders die Kurve für die USA 1939–41. Die Kindersterblichkeit lag weitaus niedriger; nur 3000 von 100 000 Kindern starben vor ihrem fünften Geburtstag. Und auch hier feierten einige wenige, wie in Indien, ihren 95. Geburtstag.

1900 waren in den USA die führenden Todesursachen in der Reihenfolge ihrer Häufigkeit: Tuberkulose, Lungenentzündung, Diarrhoe (Darmentzündung durch Mikroorganismen) und weitere Infektionskrankheiten. Kreislaufleiden standen an vierter, Krebs an achter Stelle. Heute stehen Kreislauferkrankungen an erster und Krebs an zweiter Stelle. Todesfälle durch Tuberkulose, Diphtherie, Typhus, Syphilis, spinale Kinderlähmung, Masern, Keuchhusten und Pocken – vor 75 Jahren noch die volksgesundheitlichen Geißeln – kommen in den USA und anderen entwickelten Ländern praktisch kaum noch vor. (Durch Antibiotika-Resistenz des Tuberkelbazillus und anderer krankheitserregender Mikroorganismen sind für die Zukunft jedoch neue Wellen von Sterbefällen denkbar.) Dank der massiven Zurückdrängung der Infektionskrankheiten als Frühsterblichkeitsursache haben sich die Überlebenskurven der entwickelten Länder auffallend stark einem rechteckigen Verlauf genähert: Heute leben die meisten unserer Kinder lange genug, um alt zu werden.

Bei der Geburt und unmittelbar danach, so zeigen die Überlebenskurven, besteht zunächst ein erhöhtes Sterberisiko, was häufig auf eine schlechte Schwangerenfürsorge sowie auf Geburtsschäden zurückzuführen ist. Am geringsten ist das Sterberisiko kurz vor der Pubertät, etwa um das elfte Lebensjahr. Anschließend nimmt die Sterberate unerbittlich zu. Im Mittelalter lag die Lebenserwartung bei der Geburt in Europa bei 33 Jahren. Ähnlich niedrig liegt sie heute noch mancherorts in der Dritten Welt; in weniger entwickelten Ländern sterben die meisten Menschen relativ jung, in den entwickelten Ländern in höherem Alter. In den Industrieländern können die meisten Kinder heute also damit rechnen, recht alt zu werden, eine historisch einmalige, erst im 20. Jahrhundert eingetretene Situation!

Wie verliefe unsere Überlebenskurve, wenn die biomedizinische Forschung auf allen Feldern sämtliche Ziele erreichte? Wenn alle Krankheiten besiegt, alle pathologischen Risiken und alle Unfallgefahren gebannt wären? Dann würde die tatsächliche Überlebenskurve mit der theoretischen »optimalen« Überlebenskurve zusammenfallen (Abb. 5.4); niemand würde mehr jung sterben; alle Menschen würden sehr spät, im Alter zwischen 110 und 115 Jahren, friedlich verscheiden.

Ja, wir leben länger

Die »Mittlere Lebenserwartung« gibt, wie bereits ausgeführt, die Anzahl von Jahren an, mit denen jemand in einem bestimmten Lebensalter im Schnitt noch rechnen kann. Ist kein Lebensalter spezifiziert, bezieht sich die Lebenserwartung auf Neugeborene.

Abb. 5.6 zeigt die Lebenserwartungen bei der Geburt für verschiedene geographische Räume und historische Zeiten. Bei den vielen Angaben handelt es sich um Näherungen, beruhend auf Untersuchung der sterblichen Überreste relativ weniger Menschen. Im Griechenland der Bronze- und Früheisenzeit hatten Neugeborene durch die sehr hohe Säuglings- und Kindersterblichkeit im Schnitt nur eine Lebenserwartung von 18 Jahren. Dies ist eine Art Tiefstwert, die wohl auch vorher nicht wesentlich unterschritten wurde. Wäre er unterschritten worden, hätten nicht mehr genügend Menschen die Geschlechtsreife erreichen und Nachwuchs aufziehen können – Voraussetzung für das Überleben der Art.

Eine Lebenserwartung von 18 Jahren hieß nicht, daß niemand älter wurde als 18. Es hieß nur, daß Neugeborene eine 50prozentige Chance hatten, 18 Jahre alt zu werden. Wer dem Kindstod entkam, hatte eine etwas erhöhte Lebenserwartung; dennoch blieb sie klein, verglichen mit heute. In einer Studie an den Überresten von 173 Altsteinzeit- und Mittelsteinzeitmenschen stellte man bei den drei ältesten nur ein Alter um die 50 Jahre fest. Untersuchungen an Menschenrelikten aus altsteinzeitlichen Grabungen in China bewiesen, daß die meisten Toten an Gewalteinwirkung

Abb. 5.6: **Lebenserwartung bei der Geburt, von der Vorzeit bis heute**

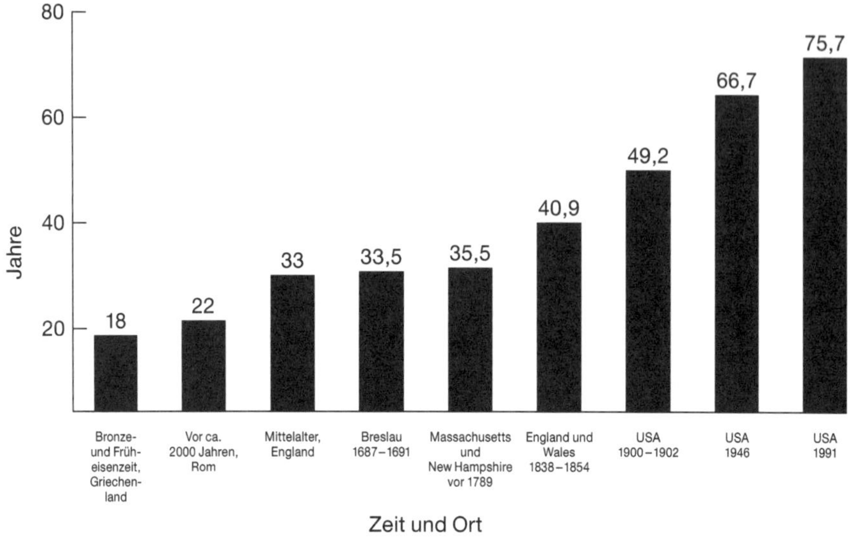

Quelle: Dublin/Lotka/Spiegelman, *Length of Life*, New York 1936, und U.S. National Center for Health Statistics, Washington.

gestorben waren, lange bevor sie »in die Jahre« kommen konnten. 60jährige dürften in der Urzeit so rar gewesen sein wie heute 100jährige. Die Altenverehrung in vielen Kulturen rührte zum Teil schlicht daher, daß Menschen nur ausgesprochen selten alt wurden. Greise, eine Ausnahmeerscheinung, mußten mit besonderer Weisheit oder besonderen Kräften ausgestattet sein. Heute, da Milliarden Menschen auf Erden leben, beeindruckt es nicht mehr so sehr, wenn jemand entgegen der Wahrscheinlichkeitsrechnung 90 Jahre oder älter wird.

Erstaunlich, daß die Spezies Mensch Hunderttausende von Jahren – mehr als 99 Prozent ihrer Existenz auf unserem Planeten – mit einer Lebenserwartung von nur 18 Jahren überleben konnte. Erst in römischer Zeit begann die Lebenserwartung langsam zu steigen, und erst im jetzigen Jahrhundert erreichte sie 75 Jahre. Rein biologisch betrachtet hängt der Fortbestand unserer Art nicht von der Existenz alter Menschen ab, doch für eine zivilisatorische Höherentwicklung ist eine längere Lebenserwartung sicherlich Voraussetzung. Gewiß, die meisten Tyrannen und Übeltäter der Weltgeschichte sind älter als 18 gewesen, doch insgesamt haben die reiferen Jahrgänge der Menschheit wohl mehr Gutes als Böses gebracht. Dennoch birgt die Frage, ob es unserer Spezies guttut, daß so viele Menschen mittlerweile älter als 18 werden, Zündstoff für erhitzte Debatten.

Für die Gesamtbevölkerung spielt freilich die Fruchtbarkeit eine größere Rolle als Veränderungen der Lebenserwartung durch medizinischen

Fortschritt. Ein hypothetisches Beispiel: Würde in Deutschland in den nächsten 65 Jahren kein Kind mehr geboren und kein Einwanderer über die Grenze gelassen, so wäre im Jahre 2060 die gesamte Bevölkerung 65 Jahre oder älter, ganz gleich, welche Wundertaten die Medizin inzwischen vollbracht (oder auch nicht) hätte. Der Anteil der Alten an der Bevölkerung nimmt zu, wenn entweder die Geburtenrate oder die Altenmortalität abnimmt. Nehmen beide ab, wie derzeit der Fall, dann kommt es, zynisch formuliert, zu einer besonders rapiden Zunahme des »Altenberges«.

Ein steigender Anteil der alten Menschen an der Gesamtbevölkerung ist nicht unbedingt ein Indiz für medizinischen Fortschritt, eine Zunahme der Lebenserwartung hingegen kann ein Indiz dafür sein – muß aber nicht, denn die Lebenserwartung kann auch einfach durch eine bessere Anwendung bestehender Erkenntnisse (zum Beispiel durch eine bessere pränatale Fürsorge) steigen. In den USA nahm die Lebenserwartung von der Jahrhundertwende (siehe Abb. 5.6) bis heute um 25 Jahre zu, nahezu so viel wie der gesamte Zugewinn von der Eisenzeit bis zum Jahr 1900! Rund 20 Jahre dieses Zugewinns wurden in der Zeit von 1900 bis 1954 erzielt.

In den letzten Jahren hat sich der Anstieg der Lebenserwartung wieder verlangsamt. 1991 betrug die Lebenserwartung für neugeborene Knaben in den Vereinigten Staaten 71,9 Jahre, für Mädchen 78,7 Jahre – neue Rekorde.

■ **Tab. 5.3: Lebenserwartung für Neugeborene und für 65jährige, USA, 1850–2050**

Jahr	Männer		Frauen	
	Neugeborene	65jährige	Neugeborene	65jährige
1850	38,3	–	40,5	–
1890	42,5	–	44,5	–
1900	49,6	11,4	49,1	12,0
1910	50,2	11,4	53,7	12,1
1920	54,6	11,8	56,3	12,3
1930	58,0	11,4	61,4	12,9
1940	60,9	11,9	65,3	13,4
1950	65,3	12,8	70,9	15,1
1960	66,6	12,9	73,2	15,9
1970	67,1	13,1	74,8	17,1
1980	69,9	14,0	77,5	18,4
1990	71,8	15,2	78,6	18,8
2000	73,4	15,7	81,1	20,8
2010	73,9	16,1	81,6	21,3
2020	74,4	16,5	82,2	21,7
2030	74,9	16,8	82,7	22,2
2040	75,4	17,2	83,3	22,6
2050	75,8	17,6	83,8	23,1

Quellen: Zahlen f. 1850 u. 1890 (nur Massachusetts), Dublin/Lotka/Spiegelman, *Length of Life*, New York 1949; Zahlen f. 1900–2050, Social Security Administration, Office of the Actuary, September 1982.

Abb. 5.7: ■

Lebenserwartung auf vier Altersstufen, USA, 1900 – 1987

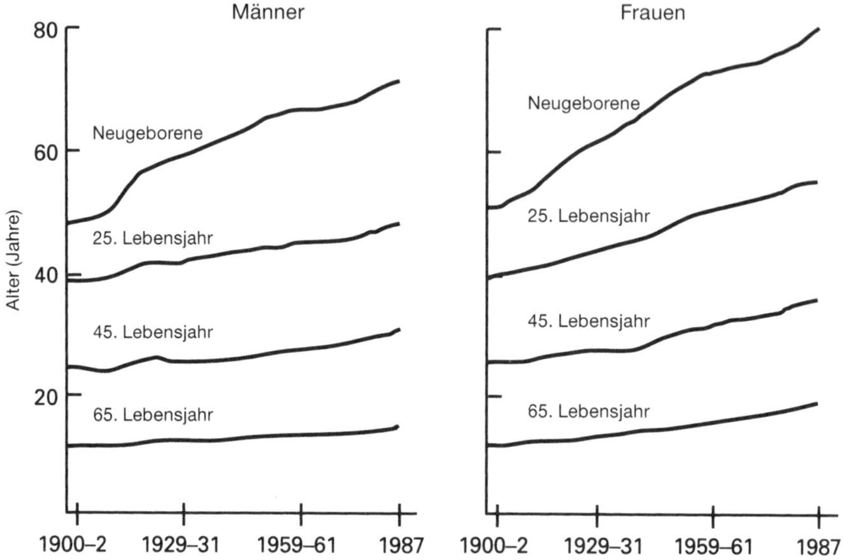

Quellen: U.S. National Center for Health Statistics und *Statistical Bulletin* der Metropolitan Life.

Tab. 5.3 zeigt den Anstieg der US-amerikanischen Lebenserwartung bei der Geburt und mit 65 Jahren für beide Geschlechter seit 1850, hochgerechnet bis zum Jahr 2050. Abb. 5.7 stellt grafisch die Zunahme der US-Lebenserwartung für mehrere Altersstufen von 1900 bis 1987 dar. Es wird deutlich, daß von den biomedizinischen Fortschritten dieses Jahrhunderts am meisten die Jugend profitiert hat. Hier ist hauptsächlich die Zurückdrängung der Infektionskrankheiten zu Buche geschlagen. Gegen chronische Erkrankungen war der medizinische Kampf weniger erfolgreich; daher verbuchten andere Altersstufen nur kleinere und langsamere Zuwächse. Ein 70jähriger Mann hatte im Jahr 1900 eine fernere Lebenserwartung von neun Jahren, heute von zwölf Jahren (plus drei). Ein 60jähriger kann heute mit 18 weiteren Jahren rechnen, verglichen mit 14 1/2 im Jahr 1900 (plus dreieinhalb); ein 40jähriger mit 34 1/2 statt 28 (plus sechseinhalb). Ein neugeborener Knabe dagegen, der zur Jahrhundertwende lediglich mit 48 Jahren rechnen durfte, kann sich jetzt statistisch auf 71 Lebensjahre freuen – ein Plus von 23!

Für sämtliche Altersgruppen ist die Lebenserwartung also gestiegen, was aber nicht bedeutet, daß es sich dabei automatisch um einen Fortschritt handelt: Für viele Menschen stellen die gewonnenen Lebensjahre nur eine verlängerte Krankheits- und Leidenszeit dar. In letzter Zeit dreht sich die Debatte folglich auch mehr um die qualitative Seite der Entwicklung und darum, wie sich die Lebensqualität der letzten Jahre messen läßt.

Ein langes und gesundes Leben

6

Ich habe sie satt, diese Wissenschaft ...
Millionen haben wir ihr in den letzten Jahren in den Rachen geworfen; damit sollte jetzt Schluß sein.
US-Senator Simon Cameron, 1901

In letzter Zeit ist der qualitative Aspekt des Alters immer mehr in den Vordergrund gerückt. Der Wunsch, die Lebensqualität des Alters meßbar zu machen, hat Begriffe wie »aktive«, »gesunde« oder »funktionelle« Lebenserwartung auf den Plan gerufen. Statt am Tod als Endpunkt orientiert man sich nun am Ende der aktiven Lebenserwartung, also an dem Punkt, von dem ab man sein Alltagsleben nicht mehr unabhängig – ohne Fremdhilfe oder Pflege durch Dritte – bewältigen kann. Wann man mit dem Eintreten dieses Zustandes rechnen muß, ist für viele ebenso wichtig, wie die Berechnung des voraussichtlichen Todeszeitpunkts. Auch für die Planungen in der Gesundheitspolitik ist die Berechnung der aktiven Lebenserwartung von eminenter Wichtigkeit. Berechnet wird sie ganz ähnlich wie die Lebenserwartung selbst – man könnte sie »Gesundheitserwartung« nennen.

Wie hoch ist Ihre aktive Lebenserwartung?

Weil die aktive Lebenserwartung an weitaus weniger Menschen studiert worden ist als die quantitative, sind die Erkenntnisse nicht so zuverlässig und beschränken sich auf ältere Menschen. 1974 wurden gut 1600 Amerikaner aus Massachusetts, die 65 oder älter waren (keine Heimbewohner und Klinikpatienten), untersucht. Wie nicht anders zu vermuten, hatten die Älteren weniger Jahre der Selbständigkeit zu erwarten als die Jüngeren der Untersuchten. Tabelle 6.1 faßt die Ergebnisse zusammen: 65–69jährige hatten eine aktive Lebenserwartung von 10 Jahren, 80–84jährige nur noch von 4,7 Jahren. Für die über 85jährigen lag sie nur noch bei 2,9 Jahren.

Errechnet wird die aktive Lebenserwartung in den einzelnen Altersstufen jeweils nach dem prozentualen Anteil derer, die für Alltagstätigkeiten Hilfe brauchen (Klinik- und Heimbewohner nicht mitgerechnet). Diese Hilfsbedürftigkeit wird zwar unterschiedlich definiert, trotzdem sind aussagekräftige Studien möglich. Es überrascht nicht, daß die Zahl der Hilfsbedürftigen mit dem Alter steigt (Abb. 6.1). Die meisten Amerikaner über 65 sind gesund und führen ein normales, produktives Leben, doch mit dem Alter nehmen generell auch die gesundheitlichen Probleme und die Hilfsbedürftigkeit zu. In einer Studie wurde festgestellt, daß 45 Prozent der über

Tab. 6.1: Aktive Lebenserwartung älterer Menschen (ohne Heimbewohner und Klinikpatienten), Massachusetts, 1974

Alter (Jahre)	Zahl der Personen	Aktive Lebenserwartung (Jahre)	Lebenserwartung (Jahre)
Insgesamt			
65 – 69	446	10,0	16,5
70 – 74	329	8,1	14,1
75 – 79	248	6,8	11,6
80 – 84	132	4,7	8,9
85 und älter	70	2,9	7,3
Männer			
65 – 69	187	9,3	13,1
70 – 74	127	8,2	11,9
75 – 79	108	6,5	9,6
80 – 84	47	4,8	7,4
85 und älter	26	3,3	6,5
Frauen			
65 – 69	259	10,0	19,5
70 – 74	202	8,0	15,9
75 – 79	140	7,1	13,2
80 – 84	85	4,8	9,8
85 und älter	43	2,8	7,7

Quelle: Nach Angaben im *New England Journal of Medicine*, 1983.

85jährigen bei mindestens einer alltäglichen Verrichtung (Einkaufen, Kochen) Hilfe brauchten. 22 Prozent der über 85jährigen leben in Alters- und Pflegeheimen, die Hälfte ist behindert (definiert als Unfähigkeit, öffentliche Verkehrsmittel zu benutzen). Für 100jährige gibt es keine spezifischen Daten, aber es ist zu vermuten, daß sie nicht signifikant von denen der über 85jährigen abweichen.

Im Gegensatz zum Tod, dem Endpunkt zur Bestimmung der Lebenserwartung, ist die Hilflosigkeit, der Endpunkt für die aktive Lebenserwartung, manchmal rückgängig zu machen. Manche Kranke, die hilfs- oder pflegebedürftig sind, werden wieder gesund und gewinnen ihre Selbständigkeit zurück. Dieser Zyklus kann sogar mehrmals ablaufen, wenngleich mit steigendem Alter auch der Anteil derer, die hilfs- oder pflegebedürftig bleiben, wenn sie es einmal geworden sind, steigt.

Verlängerung der gesunden Lebenszeit

Der eine stirbt, alt geworden, relativ plötzlich, ohne vorangehende Leidenszeit oder größere Beschwerden; der andere stirbt erst nach langer Krankheit. Es wäre nicht uninteressant, die Wahrscheinlichkeit der einen und anderen Variante für den einzelnen Menschen hochrechnen zu kön-

Abb. 6.1: Anteil der Hilfsbedürftigen im höheren Alter (ohne Heimbewohner, Klinikpatienten und Militärveteranen), USA, 1986

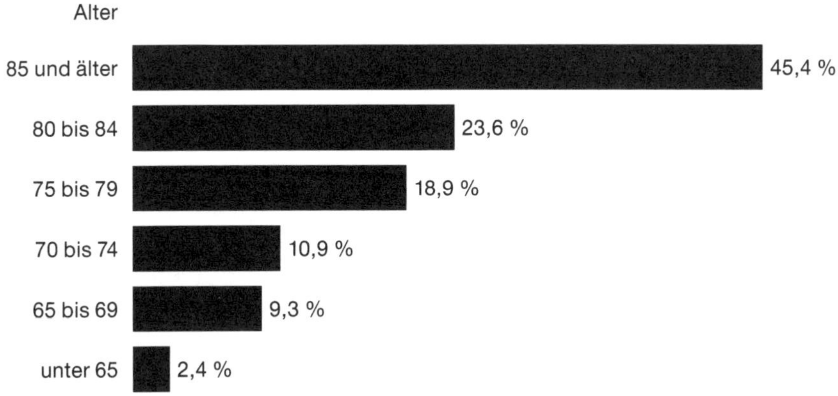

Quelle: U.S. Bureau of the Census.

nen. Wer die Wahl hätte, würde wohl den raschen Tod in hohem Alter vorziehen. Leider haben wir diese Wahl nicht. Dennoch: Die aktuellen Erkenntnisse in diesem Bereich zu kennen, ist wichtig für älter werdende Menschen, die Selbstvorsorge treffen wollen, ebenso wie für Politiker und Planer im Gesundheitswesen.

Die Tatsache, daß die menschlichen Überlebenskurven zunehmend im rechten Winkel verlaufen (Abb. 5.4, 5.5), verrät einen statistischen Anstieg der Gesundheit alter Menschen. Verschiedene neue gesellschaftliche Tendenzen, die seit einigen Jahren zu beobachten sind, könnten langfristig auf breiter Front lebensverlängernd und krankheitsverhütend wirken. So zum Beispiel die zunehmende öffentliche Ächtung des Rauchens, ein höheres Gesundheits- und Fitneßbewußtsein, verbesserte Ernährungs- und Lebensgewohnheiten (zum Beispiel weniger Fettverzehr), der Einsatz blutdruck- und cholesterinsenkender Medikamente. Diese Entwicklungen könnten enorme Auswirkungen auf die Ausgaben im Gesundheitswesen, auf die Rentenausgaben, auf Kranken- und Pflegeversicherung, ja sogar auf die Staatsverschuldung haben.

Sollte, bewirkt durch diese Trends und durch Erfolge der biomedizinischen Forschung, das Einsetzen der Alterskrankheiten immer weiter hinausgeschoben werden, so wird die Zeitspanne, in der man an den chronischen Alterserkrankungen leiden muß, schrumpfen. Innerhalb der maximalen Lebenshöchstdauer von 115 Jahren wird die Zahl der vitalen und gesunden Jahre zunehmen, die Zahl der kranken Jahre abnehmen. Die Alterskrankheiten werden auf weniger Jahre zeitlich komprimiert. Herzleiden werden dann erst bei 70jährigen einsetzen statt wie bisher bei 60jährigen, Schlaganfälle werden sich erst im achten Jahrzehnt häufen statt im siebten. Findet eine Kompression bereits statt? Wir wissen es nicht genau, und zwar hauptsächlich deshalb nicht, weil wir keine Gewißheit darüber haben, ob die menschliche Lebensspanne wirklich unverrückbar festliegt.

Die absolute Zahl der Menschen, die an einer bestimmten Krankheit leiden, wird zunehmen. Und zwar deshalb, weil die absolute Gesamtzahl der Alten in den entwickelten Ländern steigen wird. Alle Menschen, die in den nächsten Jahrzehnten altern werden, leben bereits. Wir kennen ihre Zahl ziemlich genau. Nach Angaben des Statistischen US-Bundesamtes wird die Zahl der über 85jährigen Amerikaner von 2,3 Millionen (heute) auf 16 Millionen im Jahre 2050 steigen. Wir wissen, daß 20 Prozent der über 85jährigen psychisch schwer gestört sind und dauernder Pflege bedürfen. Selbst bei einer Halbierung dieses Anteils bis zum Jahr 2050 dürfte die Zahl der psychischen Dauerpflegefälle von einer halben Million auf ca. das Dreifache steigen. Aus den gleichen Gründen wird auch bei anderen Altersleiden die absolute Zahl der Kranken ansteigen, es sei denn, der biomedizinischen Forschung gelängen weitere entscheidende Durchbrüche.

Die menschliche Lebensspanne: Festgelegt oder verschiebbar?

Ich persönlich glaube, daß die menschliche Höchstlebensdauer seit ca. 100000 Jahren festliegt; es bleibt aber letztlich unbeweisbar, ob sie sich nicht vielleicht doch leicht verschoben hat bzw. noch verschiebt. Die Beweisführung scheitert daran, daß sich das Alter der über 115jährigen nicht immer exakt bestimmen läßt. Wenn 1850 die ältesten Menschen 100 wurden, um 1900 115 Jahre und 1950 120 Jahre, wäre dies ein Indiz für ein Ansteigen der menschlichen Höchstlebensdauer, besonders wenn in den einzelnen Perioden große Zahlen von Menschen dieses Alter erreichten. Das Problem ist: Wir wissen häufig nicht, ob die heutigen über 115jährigen wirklich so alt sind, wie sie vorgeben. Und ihre Anzahl ist zu klein, als daß sich daraus verläßliche statistische Schlüsse ziehen ließen.

Die meisten Gerontologen akzeptieren die Annahme einer menschlichen Höchstlebensdauer, die über 115 Jahre liegt, nicht. Der Grund für diese Skepsis ist, daß es beim Menschen keine verläßlichen chronologischen Altersmarker gibt wie die schon erwähnten Jahresringe bei Bäumen oder die Schuppen bei Fischen. Nirgendwo kann man an einem Menschenkörper das genaue Alter ablesen, deshalb müssen wir uns auf schriftliche Urkunden oder auf mündliche Angaben stützen. Einwandfrei beglaubigte Geburtsunterlagen für Menschen, die über 115 Jahre sein wollen, sind in manchen Staaten sehr selten. Ihre Altersangaben halten einer wissenschaftlichen Überprüfung im allgemeinen nicht stand. In Kapitel 11 werden wir der faszinierenden Frage nachgehen, ob es tatsächlich Menschen in biblischem Alter gibt. Bei der amerikanischen Volkszählung im Jahre 1980 gaben ca. 25 000 Menschen an, Zentenare oder sogar noch älter zu sein. In der Mehrzahl der Fälle läßt sich dies nicht beweisen, weil in den meisten US-Bundesstaaten die amtliche Geburtsregistrierung erst im 20. Jahrhundert eingeführt wurde; die meisten Gerontologen halten die Zahl für stark übertrieben. (Die Quellensituation ist in Deutschland etwas zuverlässiger als in den USA – seit dem Mittelalter werden in den Gemeinden Kirchenbücher sowie Geburts-, Tauf-, Sterberegister usw. geführt. 1876 wurden diese durch die staatlichen Standesregister abgelöst, diese 1957 durch die staatlichen Personenstandsbücher.) Darüber hinaus bilden die wenigen »echten« und »beglaubigten« 100jährigen, die es gibt, eine zu schmale statistische Basis für Aussagen über die menschliche Höchstlebensdauer.

Die tatsächliche Obergrenze der menschlichen Lebensspanne läßt sich empirisch ebensowenig bestimmen wie eine Verschiebung derselben. Hätte sie sich in diesem Jahrhundert zum Beispiel in den USA um eine erhebliche Spanne – fünf oder gar zehn Jahre – verschoben, wäre dies schlicht unbemerkt geblieben. Man kann also mit ebenso guten Argumenten für eine festliegende Obergrenze plädieren wie für eine, die sich nach oben oder nach unten verschoben hat. Und wenn auch in Europa, zum Beispiel in manchen skandinavischen Ländern oder in Deutschland, die Register viel weiter zurückreichen, und deshalb insgesamt weitaus genauere Angaben über das Lebensalter der Menschen zum Zeitpunkt ihres Todes vorliegen, läßt sich dennoch kein Trend bezüglich der menschlichen Lebensspanne daraus ablesen. Ein Grund, warum sich Veränderungen der Lebensspanne so schwer entdecken lassen, ist: Weil nur so wenige Menschen älter als 100 werden, richtet sich das Augenmerk auf Individuen, nicht auf Populationen. Wenn der jeweils Älteste stirbt, richten sich die Blicke auf den »neuen« Ältesten. Stirbt der erste Älteste mit 112 und der zweite Älteste mit 110, läßt sich daraus schon ein Lebensspannen-Trend erkennen? Die Gerontologen hoffen auf eine weltweit bessere statistische Erfassung und Begleitung der Menschen »am oberen Ende der Alterspyramide«, um irgendwann klarere Aussagen zu diesem Komplex machen zu können.

Von langlebigen Dirigenten und kurzlebigen Musikern

Den Zusammenhängen zwischen Beruf und Lebenserwartung haben Statistiker mit informativen, bisweilen skurrilen Studien nachgespürt. Viele dieser Studien geben von vornherein ein verzerrtes Bild, da die untersuchte Gruppe bereits alt ist und die schwächeren Mitglieder der Gruppe schon gestorben sind. Wenn man zum Beispiel untersuchen will, ob Päpste länger leben als die übrige Bevölkerung, kann man sich ja nur an Personen halten, die den Stuhl Petri bereits erklommen haben. Und da dies eine lange Laufbahn in der Kirche voraussetzt, ist der Kandidaten-Pool bereits auf alt »selektiert«. Leben Päpste länger als die übrige Bevölkerung? Ja, aber nur aufgrund vorher erfolgter Selektion, die das Bild verzerrt. Die Gruppe, aus der die Päpste gewählt wurden, setzte sich bereits aus den vitalsten Überlebenden einer jüngeren und größeren qualifizierten Gruppe zusammen.

Zwei Studien der Versicherungsgesellschaft Metropolitan Life scheinen von diesem methodischen Fehler frei zu sein. Die eine versuchte zu ergründen, ob Dirigenten von Sinfonieorchestern sich einer größeren Langlebigkeit erfreuen als die allgemeine Bevölkerung. Ausschlaggebend für diese Studie war der weitverbreitete Glaube, Dirigenten erreichten grundsätzlich ein besonders gesegnetes Alter, wie Toscanini, Stokowski, Fiedler, Kostalanetz. Muß man dieser Studie mit der gleichen Skepsis begegnen wie der hypothetischen Papst-Untersuchung?

Einbezogen wurden nur männliche Dirigenten (die wenigen weiblichen ermöglichten keine statistisch signifikanten Resultate). Anders als bei den Päpsten war die Alters-Bandbreite der untersuchten Personen sehr groß: Sie reichte von 24 bis 91 Jahren. Erfaßt wurden 437 aktive und ehemalige Dirigenten. Die Studie wurde 1956 begonnen und endete 1975, als 118 der untersuchten Dirigenten gestorben waren und mehr als 20 Prozent schon 80 Jahre oder älter waren. Fünf waren über 90, zwei starben im Verlauf der Studie im Alter von 95. Die Sterblichkeitsrate der Dirigentengruppe lag 38 Prozent unter dem Bevölkerungsschnitt, für Dirigenten in der Altersgruppe von 50–59 Jahren sogar 56 Prozent darunter, obwohl diese Altersklasse gemeinhin als sehr streßbelastet und beruflich besonders beansprucht gilt.

Die zweite Studie (1974) untersuchte Topmanager, die statistisch eine ebenso hohe Langlebigkeit aufwiesen wie Dirigenten. Sie lebten länger als Vertreter ihrer Berufsgruppe auf unteren Hierarchiestufen. Tragen zur Langlebigkeit vielleicht das Gefühl beruflicher Erfüllung und gute Streßbewältigungsstrategien bei? Oder liegt es ganz einfach daran, daß der höhere wirtschaftliche Status eine bessere medizinische Versorgung, gesündere Ernährung und zuträglichere Lebensgewohnheiten mit sich bringt?

Im Gegensatz zu den Dirigenten schnitten in einer älteren Studie aus den USA männliche Musiker und Musiklehrer eher schlecht ab: Ihre Sterblichkeitsrate lag 62 Prozent über dem Schnitt berufstätiger Männer. In einer Studie aus Großbritannien wiesen Musiker, Bühnenmanager, Schauspieler und Entertainer eine 25 Prozent höhere Mortalität als sonstige Berufstätige auf. Auch eine Studie prominenter Amerikaner*innen* (ebenfalls von Metropolitan Life) ergab für Künstlerinnen bzw. Entertainerinnen eine 43 Prozent höhere Sterblichkeitsrate als für Gleichaltrige aus der allgemeinen Bevölkerung. Die höhere Mortalität bei Entertainern könnte mit der Tatsache zusammenhängen, daß sie in der Regel Raubbau an ihrer Gesundheit betreiben.

1980 untersuchten Statistiker von Metropolitan Life die Langlebigkeit amerikanischer Präsidenten, ausgehend von der Vermutung, daß »Präsident« ein relativ streßreicher Beruf ist. Es verwundert kaum, daß Lebensversicherungsgesellschaften ein Interesse haben zu erfahren, ob Streßberufe das Leben verkürzen können oder nicht. Das Ergebnis war recht eindeutig: Präsidenten leben nicht so lange wie die übrige Bevölkerung, ja nicht einmal so lange wie Vizepräsidenten. Ihre Sterblichkeitsrate liegt 30 Prozent über dem allgemeinen Durchschnitt; die Sterblichkeitsrate der Vizepräsidenten ist zwar niedriger als die der Präsidenten, liegt aber immerhin immer noch 10 Prozent über dem Schnitt. Von den 35 Präsidenten, die zum Zeitpunkt der Studie verstorben waren, hatten 13 ihre Lebenserwartung überschritten, 22 waren dagegen früher gestorben als erwartet. Ein ganz anderes Bild also als bei Dirigenten und Topmanagern. Allerdings wurden vier ermordete Präsidenten mitgerechnet. Läßt man John F. Kennedy und sein Schicksal aus der Statistik heraus, liegt die Lebenserwartung für Präsidenten schon in der Nähe des allgemeinen Schnitts für Männer. So bleibt die Frage nach dem Zusammenhang zwischen Streß und Langlebigkeit weiter offen.

Zukunftsmusik

Im Jahre 1900 starben in den USA 75 Prozent der Menschen vor ihrem 65. Geburtstag. Heute hat sich das Verhältnis fast umgekehrt: 70 Prozent der Menschen sterben nach ihrem 65. Geburtstag. Die Lebenserwartung zum Zeitpunkt der Geburt kletterte um mehr als 50 Prozent, von 50 Jahren (1900) auf 75 (1991). Der Zugewinn im frühen 20. Jahrhundert lag vor allem an der Reduzierung der Säuglings-, Kinder- und Wöchnerinnensterblichkeit. Heute ist die Sterblichkeit für unter 50jährige so niedrig (12,4 Prozent aller Todesfälle), daß, würden alle Sterbefälle unter 50 wegfallen, die Lebenserwartung bei der Geburt nur noch um 3,5 Jahre stiege! Eindrucksvolle Zuwächse der Lebenserwartung werden sich nur noch durch die Einschränkung der Todesursachen für ältere Menschen erzielen lassen.

Ein interessantes Gesamtbild der Todesursachen für sämtliche Altersstufen der US-amerikanischen Bevölkerung zeichnet Abb. 6.2. Es handelt sich um Daten aus dem Jahr 1979, die aber wahrscheinlich auch für die Gegenwart noch unverändert Gültigkeit haben. Im Gegensatz zum weitverbreiteten Glauben steigt die Krebshäufigkeit mit dem Alter nicht linear an. Sie erreicht einen Gipfel im sechsten Lebensjahrzehnt und geht dann zurück.

Die Todesursachen für über 65jährige (nach den Angaben im Totenschein) sind in der Reihenfolge ihrer Häufigkeit aufgeführt. Mit weitem Abstand führen Herzerkrankungen, Krebs und Hirngefäßkrankheiten

Abb. 6.2: ■

Allgemeine Todesursachenstatistik der USA, 1979

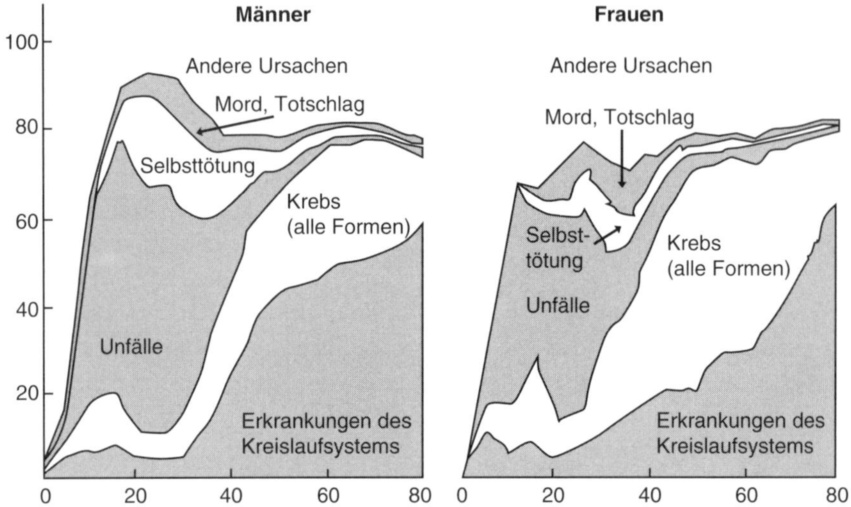

Quelle: *Statistical Bulletin* der Metropolitan Life, Okt. – Dez. 1980, S. 16.

(Schlaganfall) die Statistik an. Drei Viertel aller Menschen über 65 sterben an diesen drei Krankheitsgruppen. Durch die Erfolge der biomedizinischen Wissenschaft und die allgemeine Verbesserung des Hygienestandards seit der Jahrhundertwende sind so viele Todesursachen eliminiert worden, daß für Menschen über 65 paradoxerweise im wesentlichen nur noch drei übrigbleiben: Krebs, Herzleiden oder Hirnschlag!

Um wieviel würde (nach Tabelle 6.3) nun die Lebenserwartung bei Ausschaltung dieser Haupttodesursachen steigen? Darauf arbeitet schließlich die medizinische Forschung zum großen Teil hin. Was, wenn sie Erfolg hat?

Wäre der Krebs ab morgen medizinisch beherrsch- oder verhinderbar, stiege die Lebenserwartung eines Neugeborenen um 3,1, diejenige eines 65jährigen um 1,9 Jahre. Wer altersmäßig dazwischen liegt, würde einen Zugewinn irgendwo zwischen diesen beiden Werten erzielen. Befragt, um wieviel die Lebenserwartung bei Ausschaltung des Krebses steigen würde, antworten die meisten Menschen: zehn bis 30 Jahre! Eine gewaltige Überschätzung, die nur auf die beherrschende Stellung, die der Krebs im individuellen Bewußtsein wie auch gesellschaftlich-institutionell hat, zurückzuführen ist. Man assoziiert mit dieser Krankheit hohe Behandlungskosten, schwere seelische und körperliche Schmerzen und einen langsamen, aber unerbittlichen Verlauf. Außerdem wird der Krebs als ausgesprochen »unfaire« Krankheit verachtet, weil er häufig auch junge und mittelalte Menschen.in der Blüte ihres Lebens befällt. Es wurde eine gewaltige For-

■ **Tab. 6.2:**

Todesursachen für über 65jährige, USA, 1988 (pro 100 000 Einwohner)

Reihenfolge	Todesursache	Alter (Jahre)			
		über 65	65 bis 74	75 bis 84	über 85
	STERBEFÄLLE INSGESAMT	5.105	2.730	6.321	15.594
1	Herzerkrankungen	2.066	984	2.543	7.098
2	Krebs	1.068	843	1.313	1.639
3	Schlaganfall	431	155	554	1.707
4	Chronische obstruktive Lungenkrankheiten	226	152	313	394
5	Lungenentzündung und Influenza	225	60	257	1.125
6	Diabetes	97	62	125	222
7	Unfälle	89	50	107	267
8	Atherosklerose	69	15	70	396
9	Nierenerkrankungen	61	26	78	217
10	Blutinfektionen	56	24	71	199

Quellen: National Center for Health Statistics, »Advanced Report of Final Mortality Statistics, 1988«, Monthly Vital Statistics Report, 28. 11. 1990, Supplement; »Aging America«, 1991, U.S. Department of Health and Human Services Publication No. (FCoA) 91-28001.

schungs- und Behandlungsmaschinerie zur Krebsbekämpfung aufgebaut, die Tausende Wissenschaftler, Ärzte und Pfleger beschäftigt und Milliardensummen verschlingt. Das alles mußte vielen Menschen den Eindruck vermitteln: Würde der Krebsforschung der ersehnte große Durchbruch gelingen, könnte unser Leben um Jahrzehnte verlängert werden. Ich plädiere nicht dafür, die Krebsforschung einzuschränken, aber der Öffentlichkeit sollte ein realistischeres Bild von einer möglichen Lebensverlängerung durch einen Sieg über den Krebs vermittelt werden.

Ein Sieg über die führende Todesursache in den USA – die Kreislaufkrankheiten – würde dagegen statistisch die Lebenserwartung für Neugeborene um 13,9 Jahre und die Lebenserwartung für 65jährige sogar um 14,3 Jahre emporschnellen lassen. Das wäre, fürwahr, ein spektakulärer Fortschritt. Doch selbst wenn es gelänge, sämtliche heute auf den Totenscheinen vermerkten Todesursachen auszumerzen, reichte der Zugewinn an Lebenserwartung nicht an den Zugewinn von 25 Jahren heran, der seit der Jahrhundertwende erzielt worden ist! Die Zeiten, in denen die Lebenserwartung in den entwickelten Ländern emporschnellte, sind vorbei.

Fazit: Würden alle auf Totenscheinen beglaubigten Krankheiten ausgemerzt, würden die meisten Menschen an die 100 Jahre alt. Diese Zentenare wären aber immer noch nicht unsterblich. Und woran würden sie sterben? Sie würden einfach immer schwächer, bis der Tod einträte. Man könnte dann entweder neue Begriffe erfinden, die man auf den Totenschein schriebe, oder man könnte zu dem alten Terminus »natürliche Ursachen«

Tab. 6.3: Theoretischer Zugewinn an Lebenserwartung bei Ausmerzung verschiedener Todesursachen (in Jahren), USA, 1978

Todesursache	Gesamt		Männer (weiße Bev.)		Frauen (weiße Bev.)		Männer (nichtweiße Bev.)[a]		Frauen (nichtweiße Bev.)[a]	
	Neugeborene	mit 65	Neugeborene	mit 65	Neugeborene	mit 65	Neugeborene	mit 65	Neugeborene	mit 65
Schwere Erkrankungen des Kreislaufsystems	13,9	14,3	10,6	10,1	16,4	17,4	10,6	11,2	20,3	22,1
Herzkrankheiten	7,0	6,6	6,5	5,5	6,9	7,0	6,1	5,8	8,8	9,0
Gehirngefäßkrankheiten	1,1	1,2	0,7	0,8	1,4	1,4	1,2	1,2	2,2	2,2
Atherosklerose	0,2	0,2	0,1	0,1	0,2	0,2	0,1	0,2	0,2	0,3
Bösartige Tumoren[b]	3,1	1,9	2,8	1,9	3,1	1,7	3,4	2,6	3,3	2,0
Influenza und Lungenentzündung	0,4	0,3	0,3	0,3	0,4	0,3	0,5	0,4	0,5	0,3
Diabetes mellitus	0,2	0,2	0,2	0,1	0,2	0,2	0,2	0,2	0,6	0,4
Unfälle mit Kraftfahrzeugen	0,6	–	0,9	0,1	0,4	–	0,7	0,1	0,3	–
Alle anderen Unfälle	0,6	0,1	0,7	0,1	0,3	0,1	1,0	0,2	0,5	0,2
Bronchitis, Emphysem, Asthma	0,1	0,1	0,2	0,2	0,1	0,1	0,1	0,1	0,1	–
Leberzirrhose	0,3	0,1	0,3	0,1	0,2	0,1	0,5	0,1	0,3	–
Nephritis und Nephrose	0,1	–	0,1	–	0,1	–	0,1	0,1	0,2	0,1
Infektions- und parasitäre Erkrankungen	0,2	0,1	0,1	0,1	0,1	0,1	0,3	0,1	0,4	0,2
Tuberkulose, alle Formen	–[c]	–	–	–	–	–	0,1	–	–	–

a Zahlen für 1969–1971 b Auch Tumoren der Lymph- und blutbildenden Gewebe c Weniger als 0,05 Jahre

Quellen: Prithwis Das Gupta, »Cause-of-Death Analysis of the 1978 U.S. Mortality Data by Age, Sex, and Race«, U.S. Bureau of the Census, 1981 (unveröffentlichtes Manuskript); U.S. Public Health Service, National Center for Health Statistics, »U.S. Life Tables by Causes of Death: 1969–71«, von T. N. E. Greville, *U.S. Decennial Life Tables for 1969–71*, 1, Nr. 5 (1975).

zurückkehren und den Tod den unausweichlichen, normalen physiologischen Funktionseinbußen zuschreiben, die mit dem Altern einhergehen.

Dies sind freilich theoretisch-statistische Überlegungen, die mit Vorsicht zu genießen sind. Würde zum Beispiel der Krebs medizinisch beherrschbar, so würde ein Teil der Überlebenden binnen kurzer Zeit an anderen Ursachen sterben. Diejenigen, die an Krebs gestorben wären, würden jetzt lange genug leben, um an Kreislaufleiden zu erkranken. Weil Krebs wie auch Kreislaufkrankheiten typischerweise erst im höheren Alter auftreten, ergäbe sich bei Ausschaltung einer dieser beiden Todesursachen in der Realität kein so hoher Zeitgewinn, wie die Statistik vermuten läßt. Läge der Häufigkeitsgipfel für Krebs zwischen 30 und 40 und für Kreislaufleiden zwischen 60 und 70, sähe das Ergebnis anders aus; dann hätte der Sieg über den Krebs eine wesentlich größere lebensverlängernde Wirkung. Da zwei Drittel der Menschen heute älter werden als 65, sind die oben genannten, statistisch errechneten Zeitgewinne also nur hypothetisch und dürften in der Realität niedriger liegen.

Wenn die meisten Krebs- und Kreislaufleiden auf eine erhöhte Anfälligkeit der alternden Zellen für diese Leiden zurückgehen – und ich glaube, daß dies der Fall ist –, dann dürfte der Zeitgewinn bei Ausschaltung einer Ursache erst recht nicht so hoch sein wie von Tabelle 6.3 suggeriert. Ein enorm hoher Zugewinn würde sich erst ergeben, wenn wir die Krankheitsanfälligkeit der alten Zellen auf das Niveau junger Zellen zurückschrauben könnten.

Warum leben Frauen länger als Männer?

Immer wieder taucht dieselbe Frage auf, wenn man sich in Alters- und Pflegeheimen umschaut (abgesehen von Militärhospitälern): »Wo sind die Männer?«

Warum leben Frauen länger als Männer? Eine kurze und ehrliche Antwort: Wir wissen es nicht genau. Trotz der tiefgreifenden ökonomischen, politischen und sozialen Auswirkungen dieses Phänomens haben sich bisher nur wenige Forscher für die biologischen Ursachen dieses Unterschieds interessiert. Heute, da sich die Gerontobiologie zur seriösen wissenschaftlichen Disziplin mit immer stärkerer finanzieller Förderung entwickelt hat, schwindet zwar diese Apathie, doch immer noch wissen wir herzlich wenig über die Ursachen der »Geschlechter-Diskrepanz« in der Lebenserwartung.

Frauen überleben, und zwar auf fast allen Altersstufen, sehr viel häufiger als Männer all jene Schicksalsschläge, die zum Tod führen können. Aus Tabelle 6.4 geht hervor, daß Männer an Herzinfarkt, Schlaganfall, Krebs, Atemwegserkrankungen, Unfällen, Leberzirrhose, Selbstmord, Mord und

Tab. 6.4: Geschlechterschere: Die höhere Sterblichkeit der Männer, USA, 1991

Reihenfolge[1]	Todesursache	Verhältnis Männer zu Frauen bei den Sterbefällen
	Alle Ursachen	1,73
1	Herzerkrankungen	1,89
2	Krebs inkl. Lymph- und blutbildende Gewebe	1,47
3	Gehirngefäßkrankheiten (Schlaganfälle)	1,19
4	Chronische obstruktive Lungenkrankheiten und verwandte Erkrankungen	1,74
5	Unfälle und äußere Schadeinwirkungen	2,63
	Unfälle mit Kraftfahrzeugen	2,39
	Sonstige Unfälle und Schadeinwirkungen	2,94
6	Lungenentzündung und Influenza	1,65
7	Diabetes mellitus	1,14
8	Selbsttötung	4,37
9	HIV-Infektion	7,44
10	Mord, Totschlag, Tod durch Staatsgewalt	3,84
11	Chronische Lebererkrankungen und Zirrhose	2,25
12	Nierenerkrankungen	1,54
13	Blutvergiftung (Sepsis)	1,31
14	Atherosklerose	1,36
15	Pathologien, die aus der geburtsnahen Zeit resultieren[2]	1,27

1 Reihenfolge nach der Zahl der Sterbefälle.
2 Da diese Todesursache hauptsächlich Säuglinge betrifft, wurde das Männer-Frauen-Verhältnis hier aus der Säuglingssterblichkeit errechnet, nicht aus der altersberichtigten Mortalität pro 100000 Einwohner wie bei den anderen Todesursachen.

Quelle: Monthly Vital Statistics Report, 31. 8. 1993, Supplement, National Center for Health Statistics.

AIDS 1,12- bis 7mal häufiger sterben als Frauen. Die einzigen Ausnahmen stellen, natürlich, Frauenleiden (Krebs an den weiblichen Geschlechtsorganen, Schwangerschafts- und Entbindungskomplikationen) und ein paar weitere, relativ unbedeutende Krankheiten dar. Viele Gerontologen sehen den Grund dafür in einer prinzipiell höheren Anfälligkeit des Mannes, insbesondere für Kreislauferkrankungen. Da diese fast ebenso viele Menschen ins Grab bringen wie alle anderen Ursachen zusammen, und weitaus mehr Männer als Frauen, würde ein Sieg über Kreislauferkrankungen die Schere zwischen Männern und Frauen weitgehend schließen.

Ein Zugewinn an Lebensjahren bedeutet bis heute keine Garantie, daß die gewonnenen Jahre auch angenehme, gesunde Jahre werden. Bei den langlebigen Frauen häufen sich im Alter Krankheiten wie rheumatoide Arthritis, Depression und Osteoporose. Leider bedeutet die höhere Langlebigkeit oft nur: mehr Zeit, um an diesen Krankheiten zu leiden.

Der einzige Bereich, in dem Männer den Frauen biologisch etwas voraus haben (nach den absoluten Zahlen, die man freilich unterschiedlich interpretieren kann), ist die Empfängnis: Auf 100 Frauen werden bis zu 170 Männer gezeugt. Doch rund zwei Drittel aller Empfängnisse enden mit einem Spontanabort oder einer Fehl- bzw. Totgeburt – und von den auf diesem Weg verlorenen Embryos sind zwei Drittel männlich! So werden unter dem Strich auf 100 Frauen nur noch rund 106 Männer geboren. Vom Augenblick der Zeugung an überholt die weibliche Lebenserwartung die männliche zunehmend. Die meisten Verluste vor der Geburt liegen, so wird vermutet, an genetischen Unvollkommenheiten im Samen, in den Eizellen oder bei den sich entwickelnden Embryos. Wer an einen Sinn im Tun der Natur glaubt, kann diese Fruchtverluste als natürlichen Mechanismus betrachten, der dafür sorgt, daß die meisten Geborenen eine hinreichend große Überlebenschance haben und daß schwere genetische Anomalien nicht weitervererbt werden (ein Phänomen, zynisch »Genverschmutzung« genannt). Natürlich kommen trotzdem immer wieder Kinder mit schweren Erbschäden auf die Welt. Manche sterben in den ersten Stunden, Tagen oder Jahren, andere leben lange genug, um sich fortzupflanzen. Warum mehr männliche als weibliche Leibesfrüchte durch Abort verlorengehen, weiß man nicht. Manche Wissenschaftler vermuten, daß der Mann nicht nur nach der Geburt, sondern auch schon in utero ganz einfach das schwächere Geschlecht ist.

Ob vom Tag der Zeugung oder vom Tag der Geburt gerechnet – die Frau hat von Anfang an eine höhere Lebenserwartung. In der Adoleszenz holt der Mann sie, zum ersten und letzten Mal, kurzzeitig ein. Danach enteilt ihm die Frau mit großen Schritten, und der Unterschied wird, je mehr wir uns der Höchstlebensspanne nähern, immer gravierender.

Vom 30. bis zum 55. Lebensjahr ist das Männer-Frauen-Zahlenverhältnis ungefähr ausgeglichen, dann verschiebt es sich immer mehr zugunsten der Frauen. 1990 lag in den USA der Anteil der Frauen in der Gruppe der 30jährigen bei knapp 50 Prozent, doch bei den Zentenaren oder noch älteren Menschen lag der weibliche Anteil bei 80 Prozent (siehe Tabelle 6.5).

Tab. 6.5:

Männer- und Frauenanteil in den höheren Altersgruppen, USA, 1990

Altersgruppe	Davon Frauen (in %)	Zahl der Männer pro 100 Frauen
65 – 69	55,3	81
70 – 74	57,5	74
75 – 79	61,0	64
80 – 84	65,4	53
85 – 89	70,4	42
90 – 94	75,2	33
95 – 99	78,7	27
100 und älter	78,7	27

Quelle: Cynthia M. Taeuber, »65 + in America«, U.S. Bureau of the Census, *Current Population Reports*, Special Studies, P23-178RV, revidiert Mai 1993.

Die weibliche Lebenserwartung begann jedoch erst im frühen 20. Jahrhundert die männliche zu übersteigen; bis dahin starben so viele Frauen im Kindbett, daß die Lebenserwartung der Frauen insgesamt fast derjenigen der Männer entsprach. In manchen Kulturen in Asien und im Nahen Osten liegt die Lebenserwartung der Männer noch auf gleicher Höhe oder sogar über der weiblichen. Die möglichen Ursachen können in einer gesellschaftlich sanktionierten Tötung weiblicher Nachkommen ebenso wie an einer hohen Sterblichkeitsrate der Wöchnerinnen liegen. 1915, als in den USA die Wöchnerinnen-Sterbefälle erstmals registriert wurden, starben auf 100000 Lebendgeburten 600 Mütter; 1980 waren es weniger als zehn. Neben der Reduzierung der Wöchnerinnensterblichkeit trug zur höheren Langlebigkeit der Frauen eine Vielzahl positiver sozioökonomischer Faktoren bei (Gesundheitsfürsorge, berufliche Chancen, Sport), in deren Genuß die Frauen bis vor kurzem noch nicht in gleichem Maße gekommen waren wie die Männer.

Die einzigen US-Zahlen, die wir zu diesem Thema aus dem vorigen Jahrhundert haben, stammen aus Massachusetts: Der Unterschied zwischen der männlichen und weiblichen Lebenserwartung bei der Geburt betrug dort zwischen 1850 und 1900 knapp zwei Jahre. Bis 1910 vergrößerte er sich (nach Analysen aus den Oststaaten) auf fast 3,5 Jahre für die weibliche Bevölkerung. 1920 war er auf 2,2 Jahre geschrumpft, wuchs 1930 wieder auf 3,5 Jahre, schnellte 1940 auf fast 5,5 Jahre und 1950 auf 5,8 Jahre empor. 1954 und 1975 erreichte der weibliche Vorsprung 6,2 Jahre und erklomm 1979 den bisherigen Gipfel von 7,8 Jahren. Seither hat sich der Abstand in den USA wieder leicht verringert. Zur Zeit liegt er in Kanada bei 7,1, in Großbritannien bei 5,8 und in der Bundesrepublik Deutschland bei ca. 6,5 Jahren. In Japan, seit 1987 das Land mit der höchsten Lebenserwartung, lag er 1990 bei 6,0 Jahren, wobei die weibliche Lebenserwartung 81,8 Jahre und die männliche 75,8 Jahre betrug. Es verwundert also nicht mehr, warum in den entwickelten Ländern Männer in den Altenheimen so selten anzutreffen sind (siehe Tabelle 6.5).

Gibt es ein schwächeres Geschlecht?

Der höhere Verlustanteil männlicher Embryos auf dem Weg von der Empfängnis bis zur Geburt wird oft als Indiz gesehen, daß der Mann auch pränatal das schwächere Geschlecht sei. Diese Theorie wird auch dadurch untermauert, daß bis zur Adoleszenz ebenfalls mehr Jungen als Mädchen sterben (Hauptgrund: höhere Anfälligkeit für Infektionskrankheiten). Bis zur Adoleszenz schrumpft der Zahlenvorsprung der Männer auf Null. In und nach der Adoleszenz sterben dann (zumindest in Amerika) viele Männer – mehr Männer als Frauen – eines gewaltsamen Todes durch Unfälle,

Tötung und Selbsttötung (was mit physischer Schwäche wenig zu tun hat); in manchen amerikanischen Städten ist Mord bzw. Totschlag die Haupttodesursache für Männer. Dadurch bekommen junge Frauen zunächst einen »außerbiologischen« Lebensvorsprung (siehe Abb. 6.2). Später zeichnet sich dann auch der »biologische« Vorsprung der Frauen immer deutlicher ab. Ohne Zweifel, der Mann ist das schwächere Geschlecht.

Heute ist der Tod im Kindbett in den entwickelten Ländern selten geworden, und der Langlebigkeits-Vorsprung der Frauen ist augenfällig. Männer sind für die meisten Krankheiten – besonders die folgenschweren – anfälliger als Frauen. Existiert irgendein grundlegender Unterschied im normalen Altern, der den Frauen einen Vorteil verschafft, oder sind Männer krankheitsanfälliger aus Gründen, die mit Altersveränderungen vielleicht gar nichts zu tun haben? Möglich, daß es für die »Lebenserwartungslücke« zwischen den Geschlechtern keine fundamentale biologische Ursache gibt, sondern nur eine höhere Anfälligkeit des einen Geschlechts für bestimmte tödliche Leiden. Möglich, daß die Lücke sich verringert oder schließt, sobald diesen Leiden vorgebeugt werden kann.

Heute werden in den entwickelten Ländern die oberen Altersgruppen, je höher man steigt, zunehmend von Frauen dominiert. In den USA kommen in der Altersklasse der 65–69jährigen auf 100 Frauen 84 Männer, in der Altersklasse über 85 nur noch 39 Männer (Tabelle 6.5). Diese Diskrepanzen treten in allen entwickelten Ländern auf.

Es mag paradox klingen – aber der Unterschied in der Lebenserwartung nimmt mit fortschreitendem Alter ab. Neugeborene Mädchen haben eine um 7,7 Jahre höhere Lebenserwartung als neugeborene Jungen. Im reifen Alter von 65 ist der Unterschied auf 4,4 Jahre gesunken, im 75. Lebensjahr auf 2,9 und im 85. Lebensjahr auf 1,4 Jahre. In diesen Zahlen schlägt sich nieder, daß die anfälligeren Männer aus der alternden Population frühzeitig ausscheiden. Die verbleibenden, gesünderen Männer haben im Alter dann eine Lebenserwartung, die nicht mehr weit von derjenigen der Frauen entfernt ist. Die höhere Männermortalität im mittleren bis höheren Alter, bedingt durch Herzinfarkt und Schlaganfall, gibt gleichaltrigen Frauen einen Überlebensvorteil. Dieser Vorteil schmilzt im hohen Alter, weil dann nur noch diejenigen Männer übriggeblieben sind, die ebenso widerstandskräftig sind wie die Frauen. Die erreichbare Höchstlebensspanne scheint für beide Geschlechter gleich zu sein – um die 115 Jahre (bei denjenigen, die über 100 Jahre leben, existieren, was die Lebensspanne betrifft, keine signifikanten geschlechtsspezifischen Unterschiede mehr). Doch was die Lebenserwartung betrifft, sind die Frauen begünstigt.

Von den vielen wirtschaftlichen und sozialen Auswirkungen der Frauenlanglebigkeit ist menschlich keine folgenschwerer als das daraus resultierende Verhältnis zwischen verheirateten und verwitweten Senioren. 1990 waren 77 Prozent der amerikanischen Männer über 65 verheiratet, verglichen mit nur 42 Prozent der Frauen. Fast die Hälfte aller älteren Frauen war verwitwet (8,3 Millionen), und ihre Zahl überstieg die der Witwer (1,7 Millionen) fast um das Fünffache. Klar, wer im Alter meist allein ist und wer, weil allein, häufiger von anderen abhängig wird, wenn die Gesundheit nachläßt. Die Tatsache, daß Frauen meist ältere Männer heiraten, verschärft das Problem zusätzlich. So summiert sich die Witwenzeit für die meisten Amerikanerinnen auf rund zehn Jahre.

Obwohl man nicht genau weiß, warum Geschlechterunterschiede in der menschlichen Lebenserwartung existieren, lassen sich doch einige fundierte Vermutungen anstellen. Auch bei den meisten Tierarten scheint es eine höhere Lebenserwartung für die weiblichen Tiere zu geben, wenngleich nicht bei allen. Bei Spinnen und Ratten haben die Weibchen, bei Syrischen und Chinesischen Hamstern und bei Meerschweinchen haben die Männchen die höhere Lebenserwartung. Mehrere Arten von Labormäusen und -ratten zeigen keine geschlechtsspezifischen Unterschiede, andere Arten zeigen sie. Manche Gerontologen vertreten die These, daß die weibliche Langlebigkeit damit zusammenhängen könnte, daß Frauen zwei X-Chromosomen, Männer hingegen ein X- und ein Y-Chromosom besitzen, doch es gibt Beispiele, die diese These widerlegen: Vögel weisen beispielsweise die gleiche Chromosomenverteilung auf, doch bei Tauben, japanischen Wachteln und Finken leben die Männchen länger; der Hengst, mit einem X-Chromosom, lebt länger als die Stute; und auch die männliche Taufliege überlebt ihre Partnerinnen.

Interessant sind in diesem Zusammenhang die Ergebnisse einer Untersuchung, die man an einer Gruppe Amish-Männer anstellte. Den Männern fehlte ein Teil des Y-Chromosoms, und sie lebten fünf Jahre länger als die Frauen in der Gruppe. Trotz solch faszinierender Befunde müssen wir das Ergebnis weiterer Studien abwarten, ehe wir der Chromosomen-These Glauben schenken dürfen. Ausschlaggebend wäre nicht der Chromosomenunterschied an sich, sondern das, was die Gene in diesen Chromosomen bewirken, um die geschlechtsspezifischen Unterschiede in der Lebenserwartung zu erzeugen.

Manche Gerontobiologen vermuten, daß der höhere Grundumsatz des männlichen Körpers die männliche Lebenserwartung drückt; andere spekulieren, daß das bei Frauen höhere Gehirngewicht im Verhältnis zum Körpergewicht lebensverlängernd wirkt oder daß Menge und Art seiner spezifischen Sexualhormone den Mann anfälliger für Kreislaufleiden machen. Kreative Ideen – denen es aber bisher wegen einer fehlenden nachvollziehbaren Beweisführung an Glaubwürdigkeit mangelt.

Im Rahmen einer Tierstudie stellte sich heraus, daß kastrierte männliche Ratten länger leben als unkastrierte. Eine vergleichbare Studie wurde um die Jahrhundertwende an kastrierten Männern durchgeführt. Damals wurden Männer, die man in psychiatrische Anstalten überwies, häufig kastriert. Diese Eunuchen überlebten die nichtkastrierten Insassen. Keiner von beiden Gruppen lebte allerdings so lange wie Männer außerhalb der Anstalten. So oder so: Auch bei einer eindeutigen Beweislage würden sich die meisten Männer wohl nicht entmannen lassen, um ihr Leben zu verlängern. Es bliebe ihnen nur der Stoßseufzer aus »My Fair Lady«: »Why can't a man be more like a woman?«

Beschleunigtes Altern beim Menschen

Diverse – äußerst seltene – Krankheitsbilder täuschen äußerlich einen beschleunigten Alterungsprozeß vor. Gerontologen interessiert, inwiefern diese Erkrankungen dem natürlichen Altern ähneln.

Krankheiten dieses Typs werden unter dem Begriff Progerie (vorzeitiges Altern) zusammengefaßt und treten hauptsächlich in zwei Spielarten auf. Die eine, *Progeria infantum*, setzt bereits im Kindesalter ein. Die Patienten zeigen viele Symptome des biologischen Alterns. Zunächst wirkt das Kind meist ganz normal, dann kommt es rasch zu bizarren Veränderungen. Das Wachstum stoppt, das Gesicht nimmt ein vogelartiges Aussehen an, mit hervortretenden Augen und Hakennase. Alle Patienten scheinen einander sehr ähnlich zu sehen. Meist werden sie herzkrank und bekommen Atherosklerose, Blutcholesterin und Blutdruck können steigen, die Haut wird dünn und runzlig, das Haar lichtet sich und fällt aus, die Patienten sterben meist an Herzinfarkt oder Schlaganfall. Die geistige Entwicklung bleibt während des durchschnittlich 12–13 Jahre andauernden Krankheitsverlaufs aber offenbar unbeeinträchtigt. In den USA sind derzeit etwa zwölf Fälle bekannt. Betroffen sind männliche wie weibliche Patienten und Menschen aller Rassen und Nationalitäten in gleichem Maße. Eine nachgewiesene Ursache gibt es nicht; es wird vermutet, daß jeder Fall eine neue sporadische dominante Mutation darstellt. Die Kranken sind nicht fortpflanzungsfähig. Wären sie es, würde vermutlich die Hälfte ihrer Nachkommen die Krankheit erben. Behandlungsversuche mit menschlichem Wachstumshormon, hergestellt mittels der neuen DNS-Rekombinationstechniken, haben sich vielversprechend angelassen.

Diese Krankheit läßt zwar viele alters-ähnliche Veränderungen ablaufen, jedoch treten nicht alle Zeichen des natürlichen Alterns auf. Vielleicht ähneln sich Progerie und Altern auch nur zufällig. Sollte Progerie wirklich Altern im Zeitraffer sein und sollte der Nachweis gelingen, daß eine genetische Aberration dafür verantwortlich ist, dann spräche das stark für ein genetisch (mit)programmiertes Altern. Es ist jedoch bisher bei Progeria-Patienten keine genetische Mutation festgestellt worden.

Die zweite Spielart des vorzeitigen Alterns heißt *Progeria adultorum* oder Werner-Syndrom und tritt, wie der Name sagt, bei Erwachsenen auf.

Sie kommt etwa doppelt so häufig vor wie *Progeria infantum*. Ihre klinischen Symptome sind grauer Star, Haarausfall und -weißfärbung und Degeneration der Haut. Das Werner-Syndrom wird nachgewiesenermaßen durch eine genetische Anomalie verursacht und von beiden Eltern weitervererbt (rezessiver Erbgang). Darüber hinaus gibt es noch zwei weitere Krankheiten, bei denen einzelne alters-ähnliche Erscheinungen auftreten: das Cockayne-Syndrom (komplexe heredofamiliäre Dysplasie) und das Down-Syndrom (Mongolismus).

Die Relevanz dieser Krankheiten für das normale Altern wird von Gerontologen immer wieder diskutiert. Man sieht in diesen Krankheiten eine Form beschleunigten Alterns, weil sie degenerative Veränderungen wie beim alternden Menschen erzeugen. Andererseits gibt es jede Menge Krankheiten, die zwar degenerative Veränderungen hervorrufen, aber dem Augenschein nach mit beschleunigtem Altern nichts zu tun haben. *Progeria infantum* und *P. adultorum* können als Indizien für die Theorie gelten, daß degenerative Altersveränderungen nicht durch Verschleiß zustande kommen. Dies spräche gegen die populäre »Verschleißtheorie« des Alterns (siehe Kapitel 14).

Ein faszinierender Nebenaspekt dieser seltenen Krankheiten: Zellen von Progerie-Patienten altern in Zellkulturen schneller als die Zellen gleichaltriger Kontrollpersonen. Dieser Forschungsbereich wird im folgenden dritten Teil vorgestellt.

Warum sind wir mit 65 Jahren alt?

Einem weitverbreiteten Mythos zufolge wird man mit dem 65. Geburtstag schlagartig alt. Als magische Zahl und magische Grenze beherrscht die 65 unsere Vorstellungen vom Übergang von »aktiv« zu »inaktiv« und »Altenteil«. Welche reale Berechtigung hat diese Vorstellung, und hält sie der wissenschaftlichen Überprüfung stand? Antwort gibt eine – ohne Zweifel teilweise apokryphe – Geschichte, die wir dem »Eisernen Kanzler« Bismarck verdanken. Als aufstrebender Politiker stellte er fest, daß seine Rivalen, sämtlich Staatsbeamte, über 65 Jahre alt waren. Daraufhin soll er auf Gesetze zur Zwangspensionierung aller öffentlichen Bediensteten mit dem 65. Lebensjahr gedrängt haben, was ihm den Weg zum Aufstieg frei machte. Auch andere Länder übernahmen die 65 als Altersgrenze, ein Erbe, an dem wir noch bis vor kurzem zu leiden hatten. In den Vereinigten Staaten ist die Zwangsberentung mit 65 in den meisten Institutionen gottlob abgeschafft. Leider gibt es noch immer den weitverbreiteten Glauben, daß der Mensch wegen eines mysteriösen biologischen Ereignisses am 65. Geburtstag pünktlich ab 12 Uhr Mitternacht zum alten Eisen gehöre. Hoffentlich hilft dieses Buch, diese absurde Vorstellung zu zerstreuen.

Teil III

Wie altern wir?

7 Altern unter Glas

Der Prozeß, der von der Amöbe zum Menschen führte,
erschien den Philosophen als evidenter Fortschritt.
Ob die Amöbe sich dieser Meinung anschließen würde,
ist unbekannt.
Bertrand Russell

Fast alle Eigenschaften, die bei Mensch und Tier gemessen werden können, ändern sich mit der Zeit, was jedoch nicht zwangsläufig mit Einbußen einhergehen muß. Manche Eigenschaften nehmen zu, andere nehmen ab, manche ändern sich überhaupt nicht. Was dem Menschen zu schaffen macht, sind meist die Veränderungen mit sinkender Tendenz, das, was nachläßt, schwindet, schrumpft, erkaltet – solche Veränderungen können Angst erzeugen und können Vorzeichen eines gesundheitlichen Abbaus sein.

Mit körperlichen Einbußen und Verlusten hat es eine seltsame Bewandtnis. Viel hängt davon ab, wie man sie interpretiert: Im Alter *verliert* die Haut ihre Glätte und *bekommt* Falten. Für ihre Hauptfunktion – Schutzhülle des Körpers nach außen zu sein – ist es ziemlich gleichgültig, ob die Haut faltig oder glatt ist. Faltige Haut ist keine kranke Haut. In den Werbespots taucht jedoch ausschließlich die jugendglatte und streichelweiche Haut auf. Für den Pessimisten verliert die Haut etwas (Glätte), für den Optimisten gewinnt sie etwas (Falten). Der Pessimist sieht die Veränderung negativ und nennt sie Verlust; der Optimist sieht sie positiv und nennt sie Gewinn. Ein und dieselbe Veränderung – unterschiedliche Standpunkte. Graue Schläfen sind für den einen ein Alterszeichen, für den anderen ein Zeichen von Reife. Wie faltige Haut stellt graues Haar eine normale Altersveränderung dar, die auf die Gesundheit keinen Einfluß hat. Ob sie ein Gewinn oder ein Verlust ist, hängt von der Sichtweise ab. Altersweisheit ist mit Sicherheit ein Gewinn.

Andererseits treten funktionelle Veränderungen ein, die einen tatsächlichen physiologischen Abbau mit sich bringen und die auch der Optimist nicht mehr nur positiv bewertet. Niemand läuft mit 80 noch so schnell wie mit 20 – ein meßbarer physiologischer Verlust, aber bei einem gesunden 80jährigen würde man es nie »Krankheit« nennen. Es gibt Hunderte von Einbußen dieser Art, die keine Krankheitssymptome, sondern Zeichen des normalen Alterns sind. Ein unheilbarer Optimist würde behaupten, das Unvermögen, mit 80 nicht mehr so schnell zu laufen wie mit 20, sei überhaupt kein Verlust, sondern ein Gewinn an Weisheit: Unser Körper überzeugt uns weise, daß es sinnvoll ist, Überanstrengung zu meiden.

Die Veränderungen, die im alternden Körper stattfinden, sollen an späterer Stelle besprochen werden. Zunächst zu einer innovativen Entwicklung, die für die Zellbiologie von zentraler Bedeutung war.

Altern in der Flasche

Gegen Ende des 19. Jahrhunderts wurde eine Forschungsmethode entwikkelt, die die biologische Forschung revolutionierte und neue Einsichten in den Alterungsprozeß ermöglichte. Es handelte sich um die Möglichkeit, Zellkulturen anzulegen und zu untersuchen. Dazu wird einem Menschen oder einem Tier ein Stückchen Lebendgewebe entnommen und, in Einzelzellen separiert, in eine Laborschale gegeben. In einer geeigneten Nährlösung bei Körpertemperatur gehalten, wachsen, teilen und vermehren sich die Zellen.

Anfang unseres Jahrhunderts wurde ein Experiment mit Zellkulturen durchgeführt, das man mit Fug und Recht als eine Art Schlüsselversuch bezeichnen kann. Sein Initiator: Alexis Carrel, ein Franzose, der seit 1906 am Rockefeller-Institut (der heutigen Rockefeller University) arbeitete. Carrel entnahm einem Hühnerherzen eine Gewebeprobe von der Größe eines Stecknadelkopfes und befestigte sie am Boden einer Kulturschale mit einem biologischen Kleber, einem Blutgerinnsel, wie es nach einer Verletzung auftritt. Das Gerinnsel stellte er her, indem er auf die Gewebeprobe einen Tropfen Hühnerblutplasma (Blut ohne rote und weiße Blutkörperchen) sowie einen Tropfen wäßrigen Auszug von Hühnerembryogewebe träufelte (ein Verfahren wie bei Zweikomponentenklebern).

Der Embryoextrakt und das Plasma enthalten darüber hinaus auch gleich die Nährstoffe, die die lebenden Zellen in der Kultur zum Wachsen brauchen. Wird die Kultur bei der Körpertemperatur der Spenderspezies gehalten, so ist nach ein paar Tagen zu beobachten, daß die Gewebeprobe (Explantat genannt) wächst (Abb. 7.1). Zellteilungen, die am Rand der Zellhäufung eintreten, lassen das Explantat anschwellen. Ein Saum von neuen Zellen legt sich als konzentrischer Ring von etwa drei Millimeter Stärke um das ursprüngliche Explantat. Bald erreichen die Zellen den Rand des Gerinnsels; dort hören sie auf, sich zu teilen, weil sie ihre Nährstoffe aufgebraucht haben. Wenn man will, daß sie sich weiterhin teilen, muß man die vergrößerte Gewebeprobe in Hälften oder Viertel schneiden, in neue Kulturschalen geben und wiederum jeweils mit einem Gerinnsel ankleben. Diese Prozedur kann man sehr oft wiederholen – wie es zunächst schien, ad infinitum. Carrel und seine Kollegen behaupteten, dies mit einem Hühnerherz-Explantat 34 Jahre lang getan zu haben.

Albert Ebeling, Carrels Mitarbeiter, oblag in diesen 34 Jahren meist die technische Durchführung des Experiments. 1946, zwei Jahre nach Carrels Tod, vernichtete er die Zellkulturen. Eine Kultur, die sich jede Woche einmal verdoppelt, dann geteilt wird und sich wieder verdoppelt, ergäbe rechnerisch sehr bald eine astronomische Zahl von Kulturen. In 20 Wochen stünde man vor einer Million Kulturen, die sich wiederum jede Woche verdoppelten, deshalb läßt man von den neu entstandenen Zellen jede Woche

Abb. 7.1: ■

Die Migrationszeit von Fibroblasten, die aus einem kleinen lebenden Explantat herauswachsen, ist zum Alter des Spenders umgekehrt proportional. Dies bestätigte sich an Fibroblasten von Hühnern, Ratten und Menschen aus diversen Geweben, u. a. Herz, Lunge und Haut.

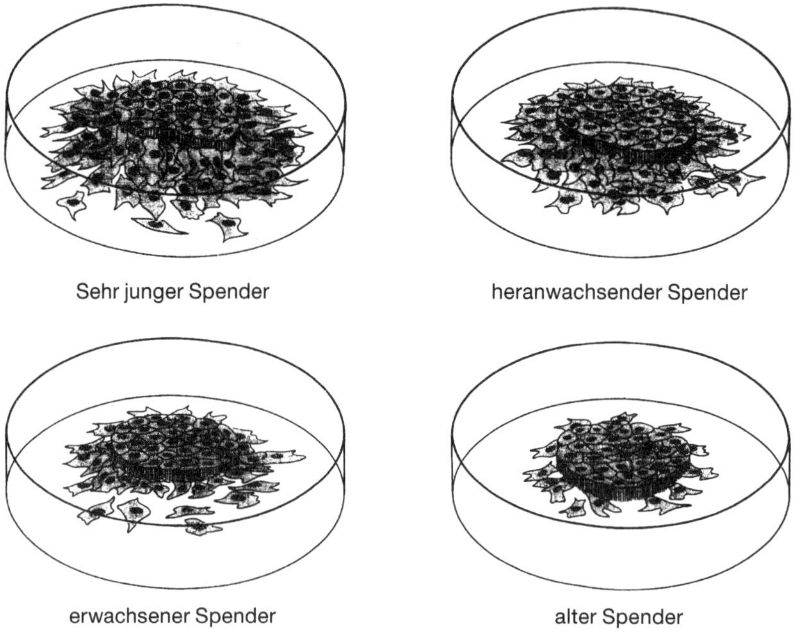

Quelle: Hayflick, L., »The Cell Biology of Human Aging«, illustriert von Alan D. Iselin, *Scientific American*, Januar 1990.

nur wenige Kulturen weiterleben. Hätte Ebeling 34 Jahre lang sämtliche neuen Zellen aufbewahrt, wären sie auf die Masse der Sonne angeschwollen! 1921 sah die New Yorker Zeitung »World« bereits genug Zellen für einen monströsen »Gockelhahn ... groß genug, um den Atlantik mit einem Schritt zu überqueren ... so gigantisch, daß er auf unserem Erdbällchen wie ein Wetterhahn wirken würde«. Das »New York World Telegram« erkundigte sich zu Beginn jedes Jahres nach der Gesundheit der Zellen; 1940 veröffentlichte das Blatt versehentlich schon einen Nachruf.

Die unsterbliche Hühnerherzkultur avancierte zu einem Dauerbrenner in den Sonntagsbeilagen der Zeitungen und beflügelte die Phantasie von Science-fiction-Autoren. Bald brachen in Gruselgeschichten Zellkulturen aus dem Labor aus, schleimten durch Korridore und Hallen bis auf die Straße und begannen, ahnungslose Passanten zu verzehren. Carrels Laboratorium wurde berühmt – und Carrel genoß die Publicity.

Carrels Experiment hatte jedoch nicht nur Sensationswert, sondern wirkte sich auch auf unser Verständnis vom Alterungsprozeß aus. Wenn normale Zellen in Carrels Experiment ohne sichtbare Alterungszeichen ein unbegrenztes Teilungs- und Vermehrungsvermögen zeigten, dann waren sie im Prinzip unsterblich! Folglich mußte die Alterung von außen her bewirkt werden, vielleicht durch Vorgänge innerhalb der Interzellularsubstanzen oder durch Hormone, ausgeschüttet von spezialisierten Zellen; oder möglicherweise sogar durch kosmische Strahlen oder sonstige Umweltfaktoren. Dieses Denkmodell beherrschte jahrzehntelang die Forschung des menschlichen und tierischen Alterns. Auf die Gerontologie wirkte sich Carrels Experiment einschneidender aus als auf alle anderen Gebiete der Biologie.

Carrels Arbeit führte zur Etablierung eines Dogmas, das 50 Jahre beherrschend war: Werden Zellen in einer Kultur unter besten Bedingungen gehalten, funktionieren und teilen sie sich ewig weiter. Schlußfolgerung: Normale Zellen sind unsterblich! Daraus wiederum folgte: Wenn dennoch Zellen starben – was im Labor oft passierte –, dann mußte ihr Tod auf einen technischen Fehler zurückzuführen sein: mangelhafte Zubereitung der Nährlösung, unzureichend gesäuberte Kulturschalen und andere Unzulänglichkeiten. Man glaubte damals, Carrel und Ebeling seien ausschließlich aufgrund ihrer wissenschaftlichen Akribie und technischen Perfektion erfolgreich gewesen.

Carrels unsterbliche Hühnerherzen erhielten in den 40er und 50er Jahren Gesellschaft, als man feststellte, daß normale Zellen von Nagetieren und Menschen in der Kulturhaltung unsterblich zu sein schienen. Das erste bekannte Beispiel waren die sogenannten He-La-Zellen, benannt nach Henrietta Lacks, einer Frau, der 1952 an der Johns Hopkins University Zellen vom Muttermund entnommen wurden. Seit 1952 werden sie fortlaufend kultiviert, Labors in aller Welt besitzen Proben. Sie haben unser zellbiologisches Wissen enorm erweitert. He-La-Zellen sind für den Zellbiologen, was die Labormaus für den Zoologen und die Taufliege für den Genetiker ist.

Dann jedoch brachte eine neue Beobachtung das alte Dogma ins Wanken. An dieser Beobachtung, gemacht in meinem Labor, läßt sich veranschaulichen, wie sehr der Zufall bei wissenschaftlichen Entdeckungen eine Rolle spielen kann und – vielleicht ebenso wichtig – was die Öffentlichkeit mit neuen Entdeckungen oft anstellt.

Ein altes Dogma stirbt

Was der Auffindung der Wahrheit
am meisten entgegensteht,
ist ... die vorgefaßte Meinung.
Arthur Schopenhauer

Vor rund 30 Jahren entdeckten mein Kollege Paul Moorhead und ich am Wilstar-Institut in Philadelphia, daß Carrel unrecht hatte.

1959, zu Beginn unserer Forschungen, lagen Berichte über mehrere Dutzend unsterbliche Zellkulturen vor, die in den Labors der Welt aus normalen Zellen und aus Krebszellen, diversen Tierspezies und auch menschlichen Organen entnommen, spontan entstanden waren. Paul und ich waren durchaus davon überzeugt, daß die beschriebenen tierischen und menschlichen Zellpopulationen unsterblich waren, vermuteten aber, daß sich ihre Biologie signifikant von sterblichen, normalen Kulturzellen unterscheiden mußte.

Wie so oft im Forschungsbetrieb, war unsere Entdeckung reiner Zufall. Wir arbeiteten an etwas ganz anderem:

Auf der Suche nach krebsverursachenden Viren hatten wir Zellkulturen aus menschlichem Embryogewebe – bezogen aus legalen Abtreibungen in Schweden – angelegt und behandelten sie mit einem Extrakt aus kultivierten menschlichen Krebszellen. Wir wollten feststellen, ob die gesunden Zellen durch diese Exposition zu Krebszellen entarteten. (Embryozellen hielten wir für geeigneter als Erwachsenenzellen; in den Zellen eines Erwachsenen konnten zusätzliche Viren enthalten sein, die das Bild verfälscht hätten.)

Unsere Embryo-Gewebeproben trafen in unregelmäßigen Abständen aus Schweden ein, so daß wir, wann immer eine neue Lieferung gekommen war, unsere Arbeit fortsetzten. In den 50er Jahren, als wir mit unseren Experimenten begannen, wurde Gewebe bereits gänzlich anders kultiviert als zu Carrels Zeiten. Eine neue, einfachere Methode hatte sich durchgesetzt, die noch heute in Labors überall auf der Welt Anwendung findet. Die Gewebestückchen werden jetzt mit einem Verdauungsenzym namens Trypsin behandelt, das aus der Bauchspeicheldrüse stammt (die beliebteste Sorte ist das Trypsin vom Schwein). Dieses Enzym löst die Substanzen auf, durch die die Zellen aneinanderhaften, schadet aber den Zellen selbst nicht.

Durch diese Behandlung löst sich der Zellverband in Millionen Einzelzellen auf, die fortan im Kulturmedium umherschwimmen. Das Medium ist ein Hexengebräu aus Nährstoffen, unter anderem Aminosäuren, Vitaminen und wichtigen Mineralien wie Natrium, Kalium und Kalzium. Die meisten Nährstoffe, die Kulturzellen normalerweise benötigen, kennen wir, aber nicht alle. Um die Speisekarte um die vermutlich noch fehlenden

Nährstoffe zu komplettieren, muß dem Medium deshalb Blutserum zugesetzt werden – nicht unbedingt menschliches Serum, auch das Serum vieler Tiere eignet sich bestens. Menschenzellen zum Beispiel lieben Kuhserum, das heute am häufigsten verwendete Serum.

Nach Auflösung des Zellverbandes kommen die Zellen in ein Kulturgefäß, in dem sich das Nährmedium befindet, und werden anschließend bei Körpertemperatur bebrütet. Binnen weniger Stunden setzen sich die Zellen am Boden des Behälters ab und haften dort. Nach ungefähr einem Tag beginnen sie sich zu teilen. Sie teilen sich, bis der gesamte Boden des Gefäßes – egal wie groß dieser ist – mit Zellen besetzt ist. Wenn alle Zellen in der Kultur dichten Schulterschluß mit den Nachbarn erreicht haben, werden die Teilungen in der Regel eingestellt. Wünscht man weitere Zellen, nimmt man die Zellen aus dem Gefäß und bietet ihnen neuen Lebensraum, in dem sie sich weiter teilen können. Diesen Vorgang nennt man Subkultivieren, Sekundärkultivieren oder Passagieren. Aus der Ausgangskultur lassen sich drei, acht oder zehn Tochterkulturen gewinnen, aber die Rechnerei vereinfacht sich, wenn man den Inhalt eines Gefäßes auf zwei neue aufteilt – ein Subkultivieren im Verhältnis zwei zu eins. Schematisch dargestellt ist dieser Vorgang in Abb. 7.2.

Zur Subkultivierung wird die verbliebene Nährlösung abgegossen (die Zellen haften weiter am Gefäßboden) und Trypsin hineingegeben, um die Zellen vom Boden zu lösen und von den Nachbarzellen zu separieren. Dann werden die Zellen aus dem Enzympräparat herausgenommen, in zwei gleiche Portionen geteilt und in Tochterkulturgefäße gegeben. Nach bodendeckender Ausbreitung stellen sie wiederum die Teilung ein. Nun bedarf es einer neuen Subkultivierung. Dieser Vorgang kann alle drei, vier Tage wiederholt werden. Die Kulturen und die Zellen vermehren sich exponentiell (aus einer werden zwei, aus zwei vier, aus vier acht, aus acht 16 usw.) Wie Carrel und Ebeling hoben wir aus Platzgründen jede Woche nur wenige Kulturen auf.

Das moderne Zellkulturverfahren, wie hier dargestellt, ist einfach durchzuführen und wird in Tausenden Labors in aller Welt täglich angewandt. Sogar aus eigenen Körperzellen kann der Forscher Kulturen anlegen, gewonnen zum Beispiel durch eine kleine Hautbiopsie. (Es gibt mehrere Methoden, eine solche Hautprobe nahezu schmerzlos zu nehmen.) Viele Male habe ich meine eigenen Zellen auf diese Weise gezüchtet: Faszinierend und unheimlich zugleich ist es anzuschauen, wie sie unter dem Mikroskop umherwimmeln, Nahrung aufnehmen, sich teilen. Diese Technologie wendet man auch bei der künstlichen In-vitro-Befruchtung (in vitro = im Glase) an. Die Kultur besteht in diesem Fall aus einer menschlichen Eizelle, der Samen beigegeben wird. Benutzt werden die gleichen Nährmedien, Glasbehälter und Inkubatoren wie oben beschrieben. Nachdem sich das befruchtete Ei mehrmals geteilt hat, wird es in den Uterus der Mutter eingepflanzt.

Abb. 7.2:

Die Zellkultivierungstechnik des Autors: Mit dem Verdauungsenzym Trypsin wird die Gewebeprobe in Einzelzellen aufgelöst. Die Zellen kommen in eine flache Kulturflasche, in der sie sich vermehren, bis sie den gesamten Boden des Kulturgefäßes bedecken. Dann hören sie auf, sich zu vermehren. Die Zellpopulation wird nun in gleiche Hälften geteilt und subkultiviert. Mit menschlichen Fetalzellen läßt sich der Vorgang ca. 50mal wiederholen; bei älteren Spendern reduziert sich diese Zahl. Die auf diese Weise gewonnenen Zellen können in Flüssigstickstoff gefriergelagert werden. Jahre später aufgetaut und kultiviert, »wissen« die Zellen, auf welcher Subkultivationsstufe sie »stehengeblieben« waren, und setzen die Teilungen anschließend bis zur Höchstgrenze fort.

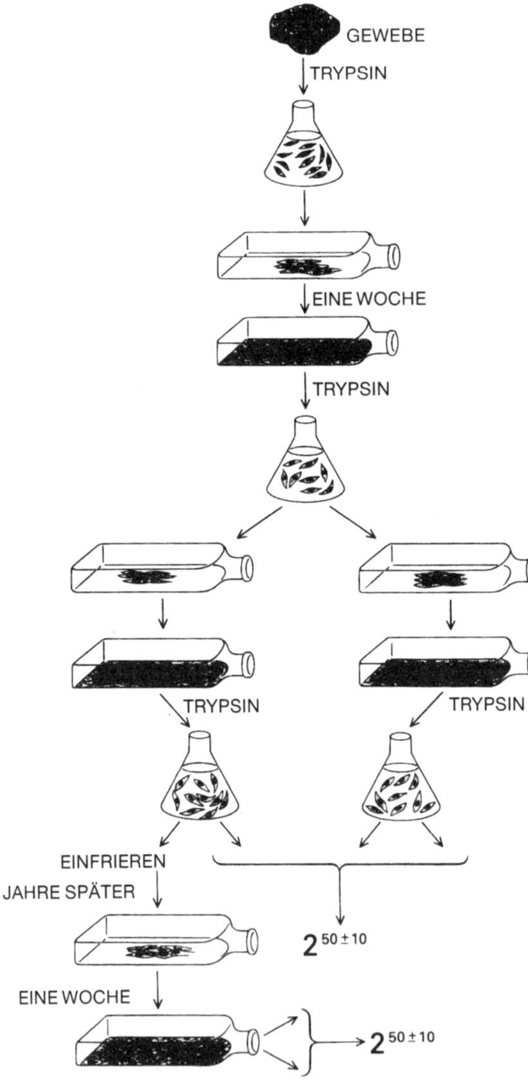

Quelle: Hayflick, L., »The Cell Biology of Human Aging«, illustriert von Alan D. Iselin, *Scientific American*, Januar 1990.

Zurück zu unseren Embryo-Zellkulturen: Paul Moorhead, Experte für menschliche Chromosomen, ermittelte, daß die Kulturen, die wir zogen, aus normalen Zellen bestanden, also keine Chromosomen-Anomalien aufwiesen, wie sie für entartete oder Krebszellen typisch sind. Wir führten viele zusätzliche Versuche aus, um ganz sicher zu sein, daß unsere Zellen in jeder Hinsicht normal waren. Wenn man zum Beispiel Krebszellen einem geeigneten Labortier einimpft, wachsen sie weiter; normale Zellen wachsen nicht. Wir impften unsere Zellen Versuchstieren ein, und die Zellen wuchsen nicht. Als wir ihnen im Kontrollversuch unsterbliche Zellen, zum Beispiel He-La-Zellen, einspritzten, bildeten sich Tumoren. Viele weitere Tests bestätigten die Normalität unserer Zellen. Doch sie hatten in der Kultur nur ein endliches Teilungsvermögen. Mit anderen Worten: Sie waren sterblich.

Als ich die menschlichen Embryozellen aus Schweden kultivierte, überraschte es mich nicht sonderlich festzustellen, daß sie sich nur begrenzt oft subkultivieren ließen. Das Dogma, das mir anerzogen war, besagte: Zwar sind Zellen im Prinzip unsterblich, aber in der Praxis sterben sie trotzdem oft, wenn man nicht äußerst gewissenhaft für perfekte Wachstumsbedingungen sorgt. Da ich keine besonderen Vorkehrungen getroffen hatte, wunderte es mich nicht, daß die Zellen irgendwann aufhörten, sich zu teilen, anschließend in den Kulturgefäßen zwar noch ein paar Monate am Leben blieben, dann aber langsam starben. Neugierig machte mich allerdings eine verblüffende Beobachtung: Es starben nur Kulturen, die schon sehr häufig subkultiviert worden waren und somit Seniorenalter erreicht hatten. Kulturen, die nur wenige Wochen alt waren, blühten und gediehen, während solche, die schon viele Monate alt waren, starben. Dies paßte nicht zu der Vorstellung der prinzipiellen Unsterblichkeit: Wäre unsere Technik fehlerhaft gewesen, hätten *alle* Kulturen gleichermaßen betroffen sein müssen, nicht nur die ältesten. Da für alle Kulturen das gleiche Nährmedium und die gleichen Behälter zur Anwendung gekommen waren, erschien es unglaubwürdig, daß ein geheimnisvoller Fehler ausgerechnet immer nur die ältesten Zellkulturen zugrunde gehen ließ.

Noch verblüffter war ich, als mir auffiel, daß alle Kulturen, die starben, rund 50mal subkultiviert worden waren, und zwar in einem Zeitraum von acht Monaten. An diesem Punkt hörten die Zellen auf, sich zu teilen, und starben irgendwann. Kulturen, die weniger als 50mal subkultiviert worden waren, ging es blendend. Ein Sachverhalt, der am Dogma rüttelte – warum starben diese Zellen? Zunächst zögerten wir, unsere Ergebnisse zu publizieren. Ältere und beschlagenere Kollegen meinten, wir müßten uns geirrt haben, uns sei wahrscheinlich irgendein technischer Fehler unterlaufen. Paul und ich standen am Beginn unserer Forscherkarrieren, und das Gelächter unserer Kollegen wäre uns sicher gewesen, wenn uns jemand einen albernen Fehler hätte nachweisen können – unsere Zukunft als glaubwürdige Wissenschaftler stand auf dem Spiel. Mit der Validität unserer Beobachtung stand und fiel also ein ganzes Denkmodell. Schied eine technische Panne aus, dann gab es eine echte, innere Zellalterung und nicht nur eine von außen initiierte, wie bisher vermutet worden war. Da so viel auf dem Spiel stand, mußten wir hieb- und stichfest nachweisen, daß unsere Beobachtung richtig war oder den vermeintlichen Fehler finden.

Um unsere Untersuchungen auf Fehler hin zu überprüfen, machten wir folgendes Experiment: Wissend, daß es leicht ist, männliche und weibliche Zellen an ihren Geschlechtschromosomen zu unterscheiden, mischten wir menschliche weibliche Zellen der zehnten Subkultivationsstufe (junge Zellen) mit menschlichen männlichen Zellen der 40. Subkultivationsstufe (alte Zellen) im Verhältnis 1:1. Nebenher subkultivierten wir auch die ungemischten Zellkulturen beider Geschlechter weiter. (Siehe Abb. 7.3.) Wir hatten, wie gesagt, beobachtet, daß normale menschliche Zellen beider Geschlechter bis zum Tod nur rund 50mal subkultiviert werden konnten. Nach ca. 30 weiteren Subkultivationen nahmen wir alle drei Kulturen unter die Lupe. In der gemischten Kultur fanden wir nur noch weibliche Zellen. Die männlichen Zellen in der Mixtur waren schon mehrere Wochen zuvor gestorben, als sie ihr Maximum von 50 Subkultivationen erreicht hatten; die weiblichen Zellen, auf der 40. Subkultivationsstufe (10 + 30), teilten sich immer noch. Die rein männliche Zellkultur war schon diverse Wochen, bevor wir die Mixtur untersuchten, gestorben. Die rein weibliche Zellkultur blühte und gedieh wie die weiblichen Zellen in der Mixtur. Es war sehr unwahrscheinlich, daß ein Fehler ausgerechnet nur die Männer ausgerottet haben sollte! Zur Kontrolle wiederholten wir das Experiment unter umgekehrten Vorzeichen, d. h. mit jungen männlichen und alten weiblichen Zellen in der Mixtur. Das Resultat fiel wie erwartet aus. Es fanden sich nur jüngere, sich noch teilende männliche Zellen in der gemischten Kultur, nachdem die berechnete Zeit der weiblichen Zellen abgelaufen war.

Ein zwingender Beweis für die Richtigkeit unserer Vermutung – gewiß; doch um ganz sicher zu gehen, baten wir mehrere unserer ungläubigen Kollegen, je eine unserer Kulturen in ihrem Labor zu subkultivieren. Wenn sie uns Fehler unterstellten, sollten sie uns das Gegenteil beweisen. Würden die Zellen in ihren Händen unsterblich sein, wie das jahrzehntealte Dogma es wollte? Mehrere Kollegen nahmen den Fehdehandschuh auf. Wir schickten ihnen Kulturen auf der 20. Subkultivationsstufe und baten sie, pro Woche zwei Subkultivationen vorzunehmen. Nach unseren Erfahrungen mußten ihre jetzt noch florierenden Kulturen in vier Monaten tot sein. Sie spöttelten zunächst, doch vier Monate später meldeten sie kleinlaut, daß ihre Kulturen tatsächlich tot seien. Nun beschlossen wir, unsere Resultate zu veröffentlichen.

In unserer Veröffentlichung stellten wir die These auf, daß entgegen der gegenwärtigen Lehrmeinung normale Zellen in Zellkulturen wie auch in

Abb. 7.3:

Zum Beweis des Teilungslimits normaler Kulturzellen wurden gemischt männlich-weibliche Kulturen angelegt, die aus »alten« männlichen und »jungen« weiblichen Zellen bestanden. Daneben wurden jeweils rein männliche und rein weibliche Kontrollgruppen gezogen. Nach 30 Populationsverdoppelungen lebten und vermehrten sich nur noch die weiblichen Kontrollzellen; die männlichen hatten ihr Teilungspotential schon Wochen vorher erschöpft und waren gestorben. Technische Fehler oder Kontamination durch Viren scheiden als Erklärung fast sicher aus, denn dann wären nicht nur männliche Zellen abgestorben. Die naheliegende Erklärung: Der Verlust der Teilungsfähigkeit wird durch eine intrazelluläre Uhr gesteuert.

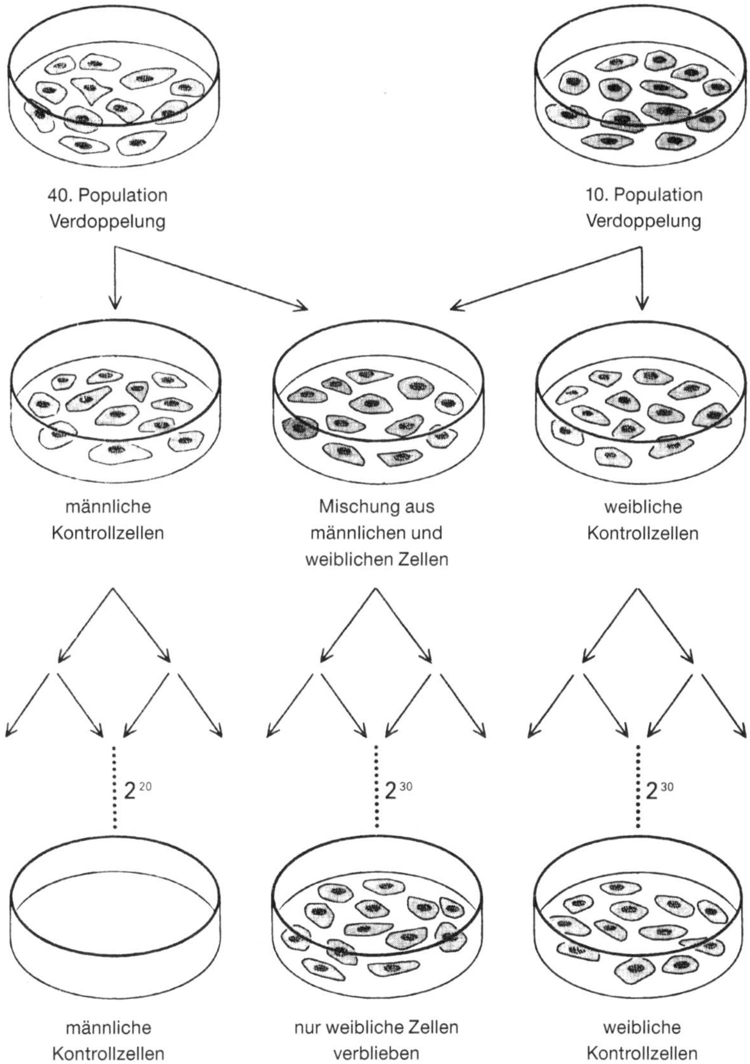

Quelle: Hayflick, L., »The Cell Biology of Human Aging«, illustriert von Alan D. Iselin, *Scientific American*, Januar 1990.

vivo nur eine begrenzte Teilungs- und Funktionskapazität besitzen. Wir zeigten, daß Zellpopulationen nur dann Unsterblichkeit erlangen, wenn sie in irgendeiner Weise »aus der Art schlagen«, d. h. abnorm sind oder werden, und daß solche abnormen Zellen fast immer zu Krebszellen entarten. Unser Fazit: Normale kultivierte Zellen sind sterblich, kultivierte Krebszellen unsterblich. Diese Erkenntnis bestätigte sich in vielen weiteren Laborversuchen und gilt bis heute. Darüber hinaus entwickelten wir die These, daß die begrenzte Vermehrungskapazität ein Altern auf zellulärer Ebene widerspiegele, und schlugen vor, dies das »Phase-III-Phänomen« zu nennen. Wir wählten diese Bezeichnung, weil wir die Lebensspanne der normalen, sterblichen Zellkultur in drei Phasen teilten. Phase I begann mit dem Einbringen der Zellen ins erste Kulturgefäß; zur Phase II gehörte die erste Subkultivation und die Monate der fruchtbaren Vermehrung; und Phase III war die Periode der langsam erlahmenden Teilungsfähigkeit bis zum Tod der Zelle. Wir hielten Phase III für ein Altern auf zellulärer Ebene, weil wir uns keinen anderen Reim darauf machen konnten, warum normale Zellen langsam ihre Funktions- und Teilungsfähigkeit verlieren und sterben. Dies geschah in vivo bei Tier und Mensch, warum also nicht auch im Kulturgefäß? Außerdem sahen die Kulturzellen, die Phase III erreichten, auch äußerlich sehr »alt« aus.

Jede Zellkultur, die wir von menschlichem Embryonengewebe anlegten, zeigte dieses Phänomen; alle wurden alt und gingen nach 40 bis 60 nacheinanderfolgenden Verdopplungen der Erstkultur zugrunde. Der Schnitt lag bei 50. Die Zahl 50 mag signifikant oder Zufall sein; etwa 40 Verdopplungen eines befruchteten Eis sind für das Entstehen eines erwachsenen Menschen notwendig, inklusive aller Zellen, die unser Körper im Lauf unseres Lebens abstößt. (Würden wir überhaupt keine Zellen abstoßen, schwöllen wir auf die Ausmaße des erwähnten Riesenhahns oder Mammutbaumes an.) Bestimmt eine Uhr in unseren Zellen, wie lange wir leben? Dazu später mehr.

Im Jahre 1961 entschlossen wir uns, wie gesagt, zur Veröffentlichung und reichten dem »Journal of Experimental Medicine«, einem der angesehensten Fachblätter der damaligen Zeit, unsere Arbeit ein. Mehrere Monate später kam sie zurück mit einem Ablehnungsbrief, in dem es unter anderem hieß: »Die bedeutendste Erkenntnis, die in den letzten 50 Jahren mit Zellkulturen gewonnen wurde, ist, daß inhärent vermehrungsfähige Zellen sich ewig weitervermehren, sofern man ihnen die richtigen Bedingungen bietet.« Unsere These, wir hätten eine echte Zellalterung entdeckt, »Seneszenz auf zellulärer Ebene«, hielt die Redaktion für »bemerkenswert voreilig«. Die Redaktion, offensichtlich im Dogma befangen, vermochte nicht über ihren Schatten zu springen. Unterschrieben war der Ablehnungsbrief von Peyton Rous, einem weltberühmten Virologen, der als erster bewiesen hatte, daß Viren Krebs erzeugen können. Er erhielt für seine Entdeckungen später den Nobelpreis.

Die Abfuhr enttäuschte uns tief, doch überzeugt vom Wert unserer Arbeit und unserer Ideen, sandten wir unseren Beitrag an ein weiteres renommiertes Blatt, »Experimental Cell Research«, das ihn auch prompt annahm. Seither ist unser Aufsatz, wie das Institute for Scientific Information mitteilt, zum »Klassiker« geworden – unter den zwei Millionen seit 1960 veröffentlichten wissenschaftlichen Arbeiten zählt er zu den 100, die am häufigsten zitiert werden.

Eine Publikation garantiert der wissenschaftlichen Arbeit aber noch keine bereitwillige Aufnahme. Umstürzlerischen Prinzipien und Ideen, die Althergebrachtes in Frage stellen, steht das wissenschaftliche Establishment immer skeptisch gegenüber, besonders wenn die neue Idee nicht logisch aus dem bisherigen Gedankengebäude zu erwachsen scheint. In gewissem Maß ist diese Skepsis gut, denn sie zwingt die Verfechter radikaler Ideen, ihre Positionen glaubhaft zu begründen und sich dem härtesten kritischen Kreuzfeuer zu stellen. Dies mußten auch wir in den nächsten zehn Jahren auf uns nehmen. Rund ein Jahrzehnt dauerte es, bis die wissenschaftliche Welt unsere Arbeit akzeptierte und sich mit dem Gedanken anfreundete, daß es ein Altern auf zellulärer Ebene gibt.

Diese Skepsis gegenüber unseren Schlußfolgerungen hatte auch einen interessanten psychologischen Aspekt. Niemand bezweifelte, daß Mensch und Tier sterblich sind und daß die Zellen, aus denen ihr Organismus besteht, sterben, wenn der Organismus stirbt. Als die Zellmortalität in der Retorte demonstriert wurde, wollte man nicht glauben, daß hier das gleiche Phänomen eintritt. Bis heute gibt es Skeptiker, die glauben, daß wir nur noch nicht das ideale Kulturmedium gefunden haben, in dem normale menschliche und tierische Zellen ewig leben können. Ponce de León und sein sagenhafter Jungbrunnen lassen grüßen!

Transplantation von normalen Zellen

Ein neues, vor mehreren Jahren durchgeführtes Experiment hat weiteren Aufschluß darüber gegeben, ob vielleicht ein »Jungbrunnen«-Medium existiert, in dem normale Zellen sich ewig weiterteilen. Geklärt werden sollte, ob normale Zellen unter bestmöglichen Bedingungen ewig leben. Die bestmöglichen Bedingungen finden sich natürlich im Tier selbst. Die Ausgangsfrage des Experiments lautete, ob normale Zellen dem Alterungsprozeß ein Schnippchen schlagen und ewig leben, wenn sie jungen Tieren serienimplantiert werden? Man kann zum Beispiel einem Labortier einen kleinen Hautfetzen entnehmen und einem jüngeren Wirtstier einpflanzen. Wenn der junge Wirt altert, kann man das Hautstück entfernen und wieder einem jüngeren Wirt übertragen, und so weiter, so oft man will. Natürlich muß man die transplantierten Zellen irgendwie kennzeichnen, damit sie sich von den Wirtszellen unterscheiden lassen. Dies kann auf mehrere Weise geschehen, unter anderem dadurch, daß man einem weiblichen Tier männliche Zellen einpflanzt. Außerdem müssen beide Tiere verwandt sein, damit die Implantate nicht abgestoßen werden.

Dieses Experiment hat man mit verschiedenen Gewebearten unternommen, und das Resultat war eindeutig. Normale Zellen, einem Wirtstier implantiert und dort unter idealen Bedingungen lebend, sind, wie das Wirtstier selbst, sterblich. Sie altern und sterben dort genauso, wie sie es in vitro tun würden. Allerdings können die verpflanzten Zellen über die Höchstlebensspanne des Spendertieres hinaus funktionsfähig bleiben. Entnimmt man zum Beispiel einer alten Labormaus Gewebeproben und verpflanzt sie auf eine Jungmaus, können sie die alte Maus überleben – dennoch altern und sterben sie irgendwann. Die transplantierten Zellen sind sterblich, das ist der springende Punkt; daß sie länger leben können als das Spendertier, mag daran liegen, daß die einzelnen Zellarten unterschiedlich schnell altern. Vielleicht ist das Spendertier deshalb rascher gealtert und gestorben, weil andere Zellarten in seinem Körper schwächer und anfälliger waren als die verpflanzten Zellen. Eine Erklärung, warum verpflanzte normale Zellen manchmal länger leben als Zellen in der Kultur, ist, daß sich, anders als in der Kultur, von den verpflanzten Zellen jeweils immer nur ein kleiner Bruchteil teilt. Außerdem brauchen sie zur Zellteilung mehr Zeit als Kulturzellen. Implantate produzieren nur einen Bruchteil der Masse, die sich exponentiell teilende Kulturzellen in derselben Zeit erreichen würden.

Die wichtigste Erkenntnis der Untersuchungen ist zweifellos die, daß transplantierte Zellen unter Idealbedingungen zwar länger funktionsfähig bleiben als Kulturzellen, aber nicht unsterblich sind. Wie die bereits zitierten Uhren im Uhrenladen läuft die Zeit der Zellen in Geweben unterschiedlich schnell ab, d. h. zu unterschiedlichen Zeiten büßen sie ihre Funktionsfähigkeit ein, bis sie schließlich sterben. Daß manche in einem Wirtstier länger leben als in der Spenderspezies, beweist vielleicht einfach nur, daß Zellen über ihre Minimalleistung von Teilungs- und Funktionsfähigkeit, die sie für den Organismus erbringen müssen, noch eine Kraftreserve, eine Art Sicherheitsmarge haben. Wie die Belastbarkeit einer Kette von der Belastbarkeit des schwächsten Glieds abhängt, so ist vielleicht die Lebensdauer eines Tieres von dem Gewebe oder dem Organ abhängig, das am schnellsten altert bzw. die kürzeste »Verfallszeit« hat.

Das endliche Teilungsvermögen in der Kultur ist für alle normalen Zellen charakteristisch. Ausnahmen kennen wir nicht. Normale Zellen, ob in der Retorte gehalten oder Versuchstieren implantiert, sind sterblich; Krebszellen sind in beiden Fällen unsterblich.

Alternde erwachsene Zellen

Da die Zellen normaler Embryos allem Anschein nach eine eingebaute Uhr haben, die nach 50 Teilungen stehenbleibt, wollten wir unbedingt prüfen, wie viele Populationsverdoppelungen stattfinden würden, wenn wir die Kulturzellen nicht Embryos, sondern älteren Spendern entnahmen. Besonders im Hinblick auf die Frage, ob wir wirklich eine Alterung auf zellulärer Ebene entdeckt hatten, war das wichtig. Unsere ersten Experimente mit Gewebe erwachsener Menschen zeigten dann auch tatsächlich, daß sich diese Zellen nicht so häufig verdoppelten wie Embryozellen.

Nachdem wir diese Erkenntnisse publiziert hatten, wurden weitere Wissenschaftler auf diesem neuen Forschungsfeld tätig, das wir Gerontozytologie (Lehre von der Zellalterung) nannten. Andere Forscher bestätigten, daß normale Zellen von jungen Spendern eine höhere Teilungs- und Funktionsfähigkeit aufweisen als Zellen derselben Gewebeart von älteren Spendern. Je älter der menschliche Spender, desto weniger teilten sich die (normalen) Zellen in der Kultur. Demonstriert wurde dieses Phänomen unter anderem an Haut- und Lungengewebe, weißen Blutkörperchen und Zellen aus Aorta, Leber und Augenlinse. Die Beweise, daß das Phase-III-Phänomen bei Kulturzellen tatsächlich eine echte Zellalterung war, häuften sich. Es eröffneten sich völlig neue Forschungsperspektiven – wir konnten nun im Labor Experimente mit normalen Zellen durchführen, die am lebenden Menschen nie möglich gewesen wären. Und schließlich bestätigte sich: Es handelte sich tatsächlich um echte Zellalterung.

Beschleunigtes Altern im Labor

Rufen wir uns noch einmal die im sechsten Kapitel besprochenen Krankheiten in Erinnerung, deren Symptome einem beschleunigten Altern in noch jungen Jahren ähneln – vor allem bei *Progeria infantum* (bei Kindern) und *Progeria adultorum* (bei Erwachsenen). Schon bald nach unseren Veröffentlichungen berichteten Samuel Goldstein (heute University of Arkansas for Medical Sciences) und George M. Martin (University of Washington, Seattle), daß Progeria-Patienten per Hautbiopsie entnommene Zellen weit weniger Populationsverdoppelungen erreichten als Zellen gesunder Menschen desselben Alters.

Für uns war dies ein weiterer Beleg, daß die begrenzte Teilungsfähigkeit normaler Zellen in der Kultur tatsächlich eine Alterung auf zellulärer Ebene widerspiegelt. Trotzdem streiten viele Gerontobiologen nach wie vor ab, daß es sich bei Progerie um ein beschleunigtes Altern handelt. Sie halten die wenigen Ähnlichkeiten zwischen Progerie und Altern für einen

Zufall und argumentieren, daß zum wirklichen Altern viele Erscheinungen gehören, die bei Progerie nicht auftreten.

Carrels Fehler

Wenn normale Zellen in vivo wie in vitro eine begrenzte Teilungskapazität haben, wie erklärt sich dann Carrels unsterbliche Herzzellkultur? Eine naheliegende Vermutung wäre zunächst, daß die Kultur nicht aus normalen Zellen bestanden hat. Bei krebsiger Entartung wäre Unsterblichkeit zu erwarten. Also: Hatte Carrel normale oder anomale Zellen?

Mehrere Gründe legen die Vermutung nahe, daß Carrels Zellen normal und mithin sterblich waren. Zunächst einmal wurde die Entdeckung, daß normale Zellkulturen künstlich »immortalisiert« werden konnten, erst in den 60er Jahren gemacht, lange nach Carrels Versuchen, und zwar dadurch, daß normale Zellen gezielt mit krebserzeugenden Agenzien in Berührung gebracht wurden – Strahlung, chemischen Karzinogenen, Krebsviren. Es ist eher unwahrscheinlich, daß solche Agenzien zufällig auf Carrels Kultur eingewirkt haben oder daß die Kultur spontan unsterblich wurde. Zum zweiten haben Hunderte von Forschern später das Experiment von Carrel wiederholt. Nur in vier Fällen ist es gelungen, Zellen aus Hühnerherzen zu mehr als zweijähriger Vermehrung zu stimulieren, und auch nur durch Behandlung der Zellen mit einem chemischen Karzinogen.

Carrels Erfolg beruhte allem Anschein nach auf einem technischen Fehler, und zwar mit dem Embryoextrakt. Ich habe dies schon frühzeitig vermutet, und es wurde mir später von unerwarteter Seite bestätigt. Nach einer Vorlesung, die ich Mitte der 60er Jahre zu diesem Thema an der medizinischen Universität von Puerto Rico hielt, stellte sich mir eine Frau aus dem Publikum als ehemalige Laborantin Carrels vor; sie bestätigte mir, daß meine Vermutung richtig sei. Ich war recht überrascht und bat sie um nähere Informationen. Sie erzählte mir anschließend, daß ihr in den ersten Jahren, in denen sie mit Carrels Kultur zu tun hatte und die Kulturtechniken erlernte, etwas Merkwürdiges aufgefallen sei. In der Nährlösung wuchsen wie aus dem Nichts oft separate Zellinseln, die von der zentralen Kultur durch leere Zwischenräume getrennt waren. Die Laborantin wies den Laborleiter auf dieses Phänomen hin. Zunächst nahm man es nicht so wichtig. Später wurde die Laborantin unter Androhung der Entlassung zum Stillschweigen verpflichtet. Die Frau wollte Anfang der 30er Jahre, mitten in der großen Wirtschaftskrise, nicht ihren Job aufs Spiel setzen und schwieg. Mir gegenüber gab sie zu, daß dies das erstemal sei, daß sie darüber spreche.

Ihre Beobachtung läßt sich folgendermaßen erklären: Der wäßrige Auszug von Hühnerembryogewebe für das Nährmedium wurde in Carrels

Labor auf folgende Weise hergestellt: Flüssigkeit, aus einem Hühnerembryo extrahiert, wurde in ein Reagenzglas gegeben und in einer primitiven Zentrifuge geschleudert. Durch die Zentrifugation lagert sich (theoretisch) alles schwere Material – Zellfragmente wie auch ganze Zellen, die durch die Maschen des Extraktionsvorgangs geschlüpft sind – am Boden des Glases ab. Oben bleibt klare, zellfreie Flüssigkeit übrig. Die altmodische, langsame Zentrifuge in Carrels Labor arbeitete aber nicht einwandfrei. In der für die Nährlösung benutzten Flüssigkeit blieben öfter Zellbestandteile und auch ganze lebende Zellen zurück. So gelangten offenbar immer wieder frische, lebende Hühnerzellen in die Kultur. Überprüft man in Carrels publizierten Studien die Versuchsdetails, wird diese Erklärung immer einleuchtender. Was die Laborantin gesehen hatte, waren Inseln neuen Zellwachstums, ausgehend von versehentlich eingebrachten frischen Zellen.

Kein Wunder, daß Carrels Zellkultur Unsterblichkeit erlangte: Fast jedesmal, wenn er die Kultur fütterte oder subkultivierte, ließ er ihr eine »Frischzellenkur« angedeihen. Ein Fall bewußter Täuschung? Restlos wird sich das wohl nie klären lassen. Es könnte Fahrlässigkeit gewesen sein, die erst erkannt wurde, als die unsterbliche Hühnerherzkultur in der Öffentlichkeit schon zu berühmt war, um noch einen Rückzieher ohne Verlust des Ansehens zu machen. Es gibt darüber hinaus keinen Hinweis, daß Carrel selbst von dem Fehler wußte. Vielleicht haben die Laboranten versucht, ihrem Chef eine enorme Blamage zu ersparen.

Die Version der Laborantin wurde einige Jahre später durch eine weitere Begebenheit bestätigt, als ich von einem kurzen Gastspiel des bekannten kanadischen Zellforschers Raymond Parker Anfang der 30er Jahre in Carrels Labor erfuhr. In Kanada hatte er bereits erfolgreich mit der »Gerinnsel«-Technik gearbeitet. Allerdings bereitete er den Hühnerembryo-Extrakt nicht täglich frisch, sondern nur einmal wöchentlich und fror ihn portionsweise zum täglichen Gebrauch ein, was eine große Zeitersparnis bedeutete. Er bat Carrel um Genehmigung, diese Technik auch bei der unsterblichen Hühnerherzkultur einsetzen zu dürfen. Carrel wandte ein, der Gefriervorgang werde die Nährstoffe in dem Extrakt zerstören, doch Parker überredete ihn zu einem Test. Zur Verblüffung des Kanadiers zeigte die Hühnerherzkultur nach einigen Wochen deutliche Streßsymptome. Carrel sah darin den Beweis, recht gehabt zu haben mit seiner Vermutung, daß der Gefriervorgang die Nährstoffe zerstöre. Parker stand vor einem Rätsel. Carrel führte dann vor, wie er die unsterbliche Kultur rettete, indem er ihr wieder täglich frisch zubereiteten Extrakt zuführte. Heute wissen wir: Parker hatte recht, Carrel hatte unrecht. Das Einfrieren zerstört nicht die Nährstoffe, sondern die frischen lebenden Zellen, die Carrel versehentlich immer wieder in die Kultur eingebracht hatte. Die Streßsymptome, die die Zellen nach der Fütterung mit Gefrierextrakt zeigten, waren nichts anderes als das Phase-III-Phänomen.

Carrel ist tot, und wir können ihn zu diesen Sachverhalten nicht mehr befragen. Vielleicht war er das ahnungslose Opfer eines vor ihm geheimgehaltenen Labor-Irrtums; vielleicht war er auch Komplize – es läßt sich nicht mehr restlos klären. Die naturwissenschaftliche Forschung verlangt jedoch immer eine unabhängige Bestätigung von Experimenten durch andere Wissenschaftler und Forscher – zahlreiche Male ist versucht worden, Carrels Experimente zu reproduzieren, und es ist immer mißlungen.

Leben in der Kälte

Da normale menschliche Zellen in der Kultur nur begrenzt teilungsfähig sind, läßt sich das oben beschriebene Subkultivierungsverfahren nur ca. acht Monate praktizieren, bis die betreffende Zellinie ihr Limit von 50 Populationsverdoppelungen erreicht und stirbt. Dann können neue Zelllinien angesetzt werden, was aber recht umständlich ist. Außerdem ist es vorteilhafter, möglichst lange mit ein und derselben Linie zu arbeiten, weil man so ihre Eigenschaften besser kennenlernt. Eine Neuentwicklung auf einem anderen Gebiet der Biologie gestattete es schließlich, dieses Problem zu lösen.

Mehrere Jahre vor Beginn unserer Arbeit (1959) war ein neues Verfahren zur Tiefkühlung von Tierzellen entwickelt worden (das herkömmliche Tiefkühlverfahren für Nahrungsmittel tötet die Zellen). Das neue Verfahren wurde damals hauptsächlich in der Rinderzucht zur künstlichen Besamung eingesetzt. Ampullen mit Bullensamen werden in einen Behälter mit Flüssigstickstoff gesetzt, der einer großen Thermosflasche ähnelt. Der Schlüssel zum Erfolg dieses Verfahrens ist eine Chemikalie, die zugegeben wird, um die Bildung zerstörerischer Eiskristalle in den Zellen zu verhindern und zu garantieren, daß die Zellen sehr langsam eingefroren werden. Bei – 196° Celsius, der Temperatur flüssigen Stickstoffs, hält sich der Samen monatelang. Aufgetaut werden muß er allerdings sehr schnell. Wir übernahmen diese Technologie für unsere menschlichen Zellkulturen und versenkten mehrere hundert Glasampullen mit Zellinien von einem Stamm normaler embryonaler Lungenzellen, genannt WI-38, in Flüssigstickstoff. Und tatsächlich, es funktionierte. Die lebenden menschlichen Zellen konnten eingefroren sehr lange aufbewahrt und nach Bedarf aufgetaut werden. Eine perfekte Methode, um mit ein und derselben Zellinie lange Zeit zu arbeiten.

Zellgedächtnis

Mit dem neuen Verfahren stellte sich eine interessante Frage: Wie würden sich eingefrorene Zellen verschiedener Subkultivationsstufen nach dem Auftauen verhalten? WI-38 stammte von einem Embryo und hatte daher das volle Potential von 50 Teilungen; würden sich die Zellen von Stufe zehn noch 40mal teilen? Oder würde ihre innere Uhr zurückgestellt?

Das Ergebnis unserer Untersuchung war eindeutig: Die Zellen hatten ein primitives, aber unbestechliches Gedächtnis! Wir tauten WI-38 auf vielen verschiedenen Populationsverdopplungsstufen auf. Jedesmal »wußten« die Zellen, wie oft sie sich schon geteilt hatten, und vollzogen anschließend die restlichen Teilungen bis zur Höchstzahl 50. Wie lange hält das Zellengedächtnis? Wir haben heute noch WI-38-Ampullen, die seit mehr als 30 Jahren (die längste Zeit, die lebende normale menschliche Zellen je tiefgefroren gehalten worden sind) in Flüssigstickstoff liegen, und ihr Erinnerungsvermögen ist heute noch so intakt wie 1962. In später durchgeführten Experimenten fanden wir heraus, daß normale ältere Zellen von erwachsenen menschlichen Spendern ein gleich gutes Gedächtnis haben wie Embryozellen. Nur mit dem Unterschied, daß sie sich nicht mehr 50mal, sondern entsprechend weniger oft teilen.

Es fasziniert mich noch immer, wenn ich mein Mikroskop auf eine Kultur WI-38-Zellen richte, auferstanden nach einem Dritteljahrhundert Tiefkühlstarre. Zwei Stunden nach dem Auftauen breiten sich die Zellen auf dem Boden des Kulturgefäßes aus und sehen so gesund aus, wie ich sie aus dem Jahr 1962 noch in Erinnerung habe. Nach knapp einem Tag beginnen sie sich zu teilen. Ein verführerischer Gedanke drängt sich in diesem Zusammenhang auf: Ließe sich mit dieser Technik auch die Alterung des Menschen verzögern, ließen sich komplette lebende Menschen gefrierkonservieren? Wäre das ein Segen oder ein Fluch? Doch dazu später mehr.

WI-38 – Arbeitspferd und Mädchen für alles

WI-38 machte sich jedoch nicht nur in der Alternsforschung nützlich – es stellte sich heraus, daß wir in diesen Zellen auch fast alle damals bekannten Humanviren züchten konnten, ebenso wie mehrere bis dahin unbekannte Humanviren. Diagnoselabors in der ganzen Welt arbeiten heute zur Isolierung und Identifizierung von Humanviren mit WI-38. Ferner hat sich WI-38 (nebst ähnlichen Zellinien) als sehr fruchtbar zur Herstellung von Impfstoffen gegen Viruskrankheiten erwiesen – unter anderem gegen Polio (spinale Kinderlähmung), Mumps, Masern, Röteln, Virusinfektionen der Atemwege und Tollwut.

Zellen: Alterung und Lebensspanne

Wenn sich WI-38-Zellen, wie alle normalen Embryo-Zellen, auch »nur« ca. 50mal teilen können, so ist doch ihre Fruchtbarkeit beeindruckend. Theoretisch kann eine einzige Zelle über 20 Millionen Tonnen Nachkommen erzeugen! Diese Masse von Zellen ist für den Lebensbedarf eines Organismus schwindelerregend überdimensioniert. Offenbar hat uns die Natur mit Zellen ausgestattet, die zwar sterblich sind, aber eine Teilungs- und Funktionskapazität aufweisen, die wir in unserer Lebensspanne von maximal 115 Jahren niemals ausschöpfen können. Vielleicht gehört diese Fruchtbarkeit zu den Überkapazitäten, die sich unsere Zellen durch eine natürliche Auslese zugelegt haben – ein wichtiges Prinzip, das später noch zur Sprache kommen wird.

Trotz des Zählmechanismus, der in den Zellen vorhanden zu sein scheint, glaube ich nicht, daß wir altern oder sterben, weil die Verdoppelungskraft unserer Zellen irgendwann erlischt. Selbst Kulturen aus Zellen sehr alter menschlicher Spender haben immer noch die Kraft für einige Verdoppelungen. Von größerer Tragweite ist eine (in den letzten 25 Jahren entdeckte) Reihe von Altersveränderungen, die in der Zelle eintreten, *bevor* die Teilungsfähigkeit erlischt und die Zelle stirbt.

Wenn normale menschliche Kulturzellen sich verdoppeln, altern und sich dem Ende ihrer Teilungsfähigkeit nähern, gehen in ihnen Veränderungen vor sich, die fast jeden Aspekt ihrer Biologie, ihrer Chemie und ihres Verhaltens erfassen. Hunderte von Veränderungen treten ein, unter anderem im Enzymhaushalt; im Protein-, Fett- und Kohlehydratstoffwechsel; in der DNS; in der Zellgröße etc. Bahnbrechende Fortschritte in der Erforschung der degenerativen Veränderungen in normalen menschlichen Zellen erzielten unter anderem Vincent J. Cristofalo und Paul Philips und ihre Mitarbeiter am Medical College of Pennsylvania in Philadelphia. Gerontobiologen kennen inzwischen einen langen Katalog funktioneller Veränderungen, die in normalen menschlichen Zellen in vitro vor sich gehen. Viele dieser Veränderungen sind mit denen identisch, die der alternde Mensch in toto zeigt; es ist, als verhielten sich Zellen in den späten Teilungsstadien ganz wie der Mensch selbst, der in die Jahre kommt.

Ein weiterer auffallender Befund war, daß sich die Zellen der langlebigsten Spezies häufiger teilen als die Zellen kurzlebigerer Spezies. So teilen sich die Zellen neugeborener Mäuse (Lebensspanne drei Jahre) ca. 15mal; Zellen neugeborener Hühner (Lebensspanne zwölf Jahre) ca. 25mal; menschliche Zellen (Höchstlebensdauer 115 Jahre) ca. 50mal; die Zellen der Galapagos-Schildkröte (Höchstlebensdauer 175 Jahre) ca. 110mal. Zwischen der Lebensspanne der Spezies und der Zahl der Populationsverdoppelungen, die ihre Zellen in der Kultur erreichen, gibt es offenbar einen direkten Zusammenhang. Hier ist die Datengrundlage aber noch zu ungesichert und bedarf der Präzisierung.

Jetzt, da das Phänomen der Zellalterung und das Vorhandensein eines Alterslimits in vitro demonstriert worden ist, können wir Experimente entwickeln, die grundsätzliche Fragen zu diesen beiden Phänomenen beantworten könnten. Weder die Alterung noch die Determinierung der Lebensspanne auf zellulärer Ebene können ohne weiteres am Menschen selbst studiert werden.

Wie gesagt: Ich bin nicht davon überzeugt, daß Menschen altern und sterben, weil ihre Zellen aufhören, sich zu teilen. Ausschlaggebend dürften vielmehr die Veränderungen sein, die in den Zellen auftreten, ehe ihre Teilungs- und Funktionskapazität erlischt; sie machen den Körper Zug um Zug anfälliger für Alterskrankheiten. An dieser Krankheitsanfälligkeit, bewirkt durch Altersveränderungen in den einzelnen Zellen, stirbt der Menschen- oder Tierkörper, lange bevor seine Zellen ihr Teilungslimit erreicht haben. Ich bin der festen Überzeugung, daß das jeder normalen Zelle im Erbgut einprogrammierte Verdoppelungs- oder Funktionslimit sich im Laufe der Evolution herausgebildet hat, um jeder Spezies ihre charakteristische Höchstlebensdauer zu geben. In Kapitel 12 werde ich darauf näher eingehen, wie die Lebensdauer der einzelnen Arten sich wahrscheinlich »herausselektiert« hat.

Die in der Kultur teilungsfreudigste Zellart sind die sogenannten Fibroblasten (zu diesem Zelltypus gehören WI-38 und sämtliche anderen sterblichen Humangewebekulturen, die wir studiert haben). Fibroblasten finden sich fast überall im Körper. Sie geben Geweben Festigkeit und produzieren wichtige Haftstoffe, die Zellen zu Gewebeverbänden vernetzen. Es gibt Tausende unterschiedliche Zelltypen in unserem Organismus: Die Spanne reicht von den mitotischen Fibroblasten, die sich häufig teilen, bis zu Nerven- und Muskelzellen, die sich überhaupt nicht teilen (sog. postmitotische oder »ruhende« Zellen). Andere Zellen liegen, was die Teilungskapazität betrifft, dazwischen. Postmitotische Zellen leben in vitro in ihrem Glas- oder Plastikgefäß noch einige Wochen oder Monate weiter; dann sterben sie. Alter und Lebensdauer werden von Vorgängen bestimmt, die in allen Zellen, nicht nur in den mitotischen, eintreten. Ja, es ist sogar wahrscheinlich, daß die meisten Altersveränderungen auch in den völlig postmitotischen Neuronen und Muskelzellen ablaufen. Alle normalen Zellen – ob sie sich teilen oder nicht – sind sterblich, sowohl im Kulturgefäß als auch im Organismus selbst. Weder die einzelne Zelle noch der Organismus ist unsterblich.

Ich bin der Überzeugung, daß für die Alterung mitotischer wie postmitotischer Zellen ein und derselbe Grundprozeß verantwortlich ist und daß dieser Grundprozeß auch die Lebensdauer der verschiedenen Zellen bestimmt. Dieselben genetischen Signale, die für die Zellteilung ausschlaggebend sind, steuern auch andere Funktionen in den spezialisierten Zellen, die sich selten oder nie teilen. Deshalb werden wir wesentliche Erkenntnisse über den Funktionsabbau bei alternden teilungsinaktiven Zellen gewinnen, wenn wir erforschen, was hinter dem Erlöschen der Teilungsfähigkeit mitotischer Zellen steckt. Zellteilung und Zellfunktion werden normalerweise als getrennte Phänomene behandelt, aber sie sind meiner Meinung nach Kehrseiten derselben Medaille, Ausdruck ein und desselben genetischen Prozesses.

Überwältigend viele Indizien sprechen inzwischen dafür, daß sich in der einzelnen Zelle eine wirkliche Alterung abspielt und daß die Lebenserwartung der Spezies von der zellulären Lebensdauer (mit-)bestimmt wird. Gerontozytologen haben in jüngerer Zeit Indizien dafür gefunden, daß in kultivierten normalen Zellen tatsächlich ein Zählmechanismus, eine Uhr, existiert. Die Uhr, die die Lebensdauer einer normalen Zelle in der Kultur bestimmt, ist wahrscheinlich auch für die Lebensdauer der Spezies ausschlaggebend. Hinter den Ereignissen, die zu Funktionseinbußen und schließlich zum Tod der Kulturzelle führen, steht wahrscheinlich der auf zellulärer Ebene ablaufende Alterungsprozeß selbst. Wenn wir dieser Schalt- und Stoppuhr auf die Schliche kommen, offenbaren sich uns Grundgeheimnisse des Alterns – davon sind viele Gerontobiologen überzeugt. Wo sitzt die Uhr in der Zelle? Wie arbeitet sie? Kann sie verstellt werden? Hierzu gibt es bereits diverse Erkenntnisse.

Zwei meiner ehemaligen Studenten, Woodring Wright (heute University of Texas, Dallas) und Audry Muggleton-Harris (England), haben in meinem Labor interessante Experimente durchgeführt, die darauf hinwiesen, daß die Uhr im Zellkern zu suchen ist. Der Zellkern birgt das Erbgut (die genetische Information) der Zelle, verschlüsselt in DNS-Strängen. Mit Hilfe einer neuen Technik gelang es uns, aus normalen Kulturzellen die Kerne zu entfernen. Übrig blieben entkernte Zellkörper, sogenannte Zytoplasten. Mit Hilfe einer weiteren neuen Technik pflanzten wir alten Zytoplasten die Kerne junger Zellen und jungen Zytoplasten die Kerne alter Zellen ein und beobachteten, wie oft sich die Hybridzellen nun teilten. Sie teilten sich nicht ihrem Alter entsprechend, sondern dem Alter des neuen, eingepflanzten Kerns entsprechend, was den Schluß nahelegt, daß die Uhr im Zellkern sitzt. Vor kurzem erreichte uns die Nachricht, daß man die Uhr noch genauer lokalisiert hat, nämlich in Genen, die im ersten oder im vierten Chromosom der 23 menschlichen Chromosomenpaare sitzen.

Ein weiterer meiner Schüler, James Smith, hat zusammen mit seiner Frau Olivia M. Pereira-Smith (Baylor College of Medicine, Houston, Texas) einen Zellteilungshemmer entdeckt, der offenbar in alternden Kulturzellen aktiviert wird. Eugenia Wang und ihre Mitarbeiter (Lady Davis Institute for Medical Research, Montreal, Kanada) haben zwei weitere

Zellteilungshemmer entdeckt, die ebenfalls von normalen menschlichen Zellen hergestellt werden, wenn sie in vitro altern. Vorher hatte Thomas H. Norwood (University of Washington, Seattle) bereits einen wichtigen Hinweis gegeben, daß chemische Teilungshemmer vorhanden sein könnten. Und schließlich hat in jüngster Zeit Samuel Goldstein (University of Arkansas for Medical Sciences, Little Rock) herausgefunden, daß spezifische Gene in den Zellen im Lauf der Zeit »angeschaltet« werden, die Zellfunktion hemmen und damit den Alterungsprozeß einleiten und somit indirekt das Spektrum der Höchstlebenszeiten in den Zellen der einzelnen Tiere bestimmen.

Eine interessante Hypothese über die Funktionsweise der Zell-Uhr wurde 1973 von Calvin B. Harley und seinen Kollegen an der McMaster University in Hamilton, Ontario (Kanada) aufgestellt und seither mit handfesten Indizien untermauert. Die Chromosomenfäden, die unser Erbgut, die Gene, tragen, kann man sich als Ketten vorstellen, auf denen Perlen in vier Farben in immer neuen Kombinationen aneinandergereiht sind; jede spezifische Aufeinanderfolge von Farben in einem bestimmten Kettenabschnitt bildet ein Gen. Am Ende läuft das Chromosom in ein Schwanzstück aus, genannt Telomer. Telomere bestehen aus DNS wie die Chromosomen, tragen jedoch, soweit wir wissen, keine Erbinformationen. Sie bestehen aus einer einzelnen DNS-Sequenz – zum Beispiel zwei weißen Perlen, gefolgt von einer schwarzen und drei grünen Perlen –, die sich tausendemal wiederholt (hochrepetitive DNS). Harley und seine Kollegen entdeckten, daß der Telomer bei jeder Zellteilung gleichmäßig ein Stückchen kürzer wird. Die Telomer-Länge könnte somit als eine Art Uhr fungieren. Unsterbliche, abnorme Zellen scheinen einen Weg gefunden zu haben, die Kappung ihrer Telomerschwänze zu verhindern und somit ihre Uhr außer Kraft zu setzen: Sie produzieren ein Enzym namens Telomerase, das die Telomere wieder verlängert. Normalen Zellen fehlt dieses Enzym. Die Theorie von der Telomerverkürzung und ihrer Funktion als Uhr, die bei normalen Zellen das Alter und die Lebensdauer determiniert, ist vorerst noch spekulativ. Gespannt hofft die Gerontobiologie auf neue Erkenntnisse, die diese faszinierende Frage zu beantworten helfen.

Die Latenzzeit

Ein weiteres Alterungsphänomen, das in den späten 20er Jahren an Kulturzellen entdeckt wurde, ist bisher noch nicht konsequent ausgewertet und zufriedenstellend erklärt worden. Damals wurde Gewebe in Gerinnseln kultiviert (wie das Herzgewebe bei Carrel). Bei dieser Kulturtechnik wachsen die Zellen von der Peripherie des Gewebestückchens ringförmig nach außen; ein expandierender Kranz neuer Zellen legt sich um das originale

Gewebe. Nun stellte sich folgendes heraus: Je älter der Spender, desto länger brauchten die Zellen, bis der Wachstums- und Teilungsvorgang einsetzte (siehe Abb. 7.1). Diese Verzögerung, die sogenannte Latenzzeit, wurde bei diversen Spenderspezies, unter anderem bei Ratten, Hühnern und Menschen nachgewiesen. Seither ist das Experiment viele Male mit dem gleichen Resultat wiederholt worden, aber eine befriedigende Erklärung steht noch aus. Hier scheint sich eine weitere Erkenntnis über den zellulären Alterungsprozeß versteckt zu halten, und wir haben sie bisher noch nicht entschlüsseln können.

Die Gerontozytologie hat sich zu einem sehr aktiven Forschungsbereich entwickelt, und Wissenschaftler rechnen in der nächsten Dekade mit wichtigen neuen Entdeckungen, zumal sich die Gerontozytologie nun der revolutionären neuen Techniken der Molekularbiologie bedient. Dennoch bleiben beunruhigende Fragen. Was, wenn wir die Uhr einmal so gut kennen, daß wir sie umstellen, in den Alterungsprozeß eingreifen, unser Lebenslimit verschieben können? Ist das wünschenswert? Sind wir auf die Folgen gefaßt? Hierzu in einem späteren Kapitel mehr.

Grundlagenforschung zur Zellalterung, das mag ja gut und schön sein, aber die meisten Menschen interessiert mehr, wie ihr Körper in toto, im ganzen, altert. Jeder von uns ist ein privates Laboratorium, in dem wir unsere persönlichen Alterungsprozesse beobachten können. Freilich sind diese Prozesse sehr unterschiedlich; aus Beobachtungen an einer Person lassen sich kaum verallgemeinerungsfähige Schlüsse ziehen. Um zu Generalisierungen über den Alterungsprozeß zu gelangen, müssen wir viele Menschen beobachten, erst dann ist die statistische Basis breit genug. Eine Schlüsselstudie dazu möchte ich im folgenden Kapitel vorstellen.

Die Baltimore-Längsschnittstudie (BLSA)

8

Das Alter ist die Lebenszeit, in dem
immer mehr Dinge zum letztenmal und immer
weniger Dinge zum erstenmal geschehen.
Anonym

Viele Studien zur normalen menschlichen Biologie können relativ schnell und preiswert mit beliebigen Gruppen kooperationswilliger Individuen durchgeführt werden. Wollen wir jedoch eine Veränderung als Folge des Alters messen, brauchen wir einen handverlesenen Probandenkreis und besondere methodische Vorkehrungen. Erstens dürfen die Teilnehmer nicht krank sein, weil Krankheiten die Messung normaler Altersveränderungen störend beeinflussen können. Viele gerontologische Studien in der Vergangenheit waren wertlos, weil durch Krankheiten erzeugte Veränderungen mit Altersveränderungen verwechselt wurden. Zweitens weisen gesunde Personen große Unterschiede bei fast allen Altersveränderungen, die sich messen lassen, auf. Wenn es eine feststehende Größe beim normalen Altern gibt, dann ist es der individuelle Unterschied.

Zum Beispiel »graues Haar«: Jeder wird Menschen kennen, die schon mit 20 beginnen, grau zu werden, und andere, die mit 60 noch keine graue Strähne haben. Eine Studie über das Ergrauen des Haares, durchgeführt an einer zufälligen Auswahl von Männern in den 20ern, 40ern und 60ern, könnte beispielsweise zu dem Resultat kommen, daß die Ergrauung in den 20ern beginnt, in den 40ern zurückgeht (weil wir zufällig 40er erwischt haben, die nicht zum Grauwerden neigen) und in den 60ern wieder auftaucht. Oder: Graues Haar gibt es überhaupt nicht (weil wir nur kahlköpfige oder unmelierte Männer untersucht haben). Eine solche Vorgehensweise nennt man eine Querschnittsuntersuchung. Sie ist, wie die Beispiele zeigen, zum Studium von Altersveränderungen nur sehr bedingt geeignet. Mit dem Altern lassen sich die beobachteten Erscheinungen nur durch induktive Schlußfolgerungen verknüpfen – ein fragwürdiges Unterfangen.

Besser eignet sich eine Längsschnittuntersuchung. Dazu würde man, um obiges Beispiel fortzuführen, eine möglichst große Zahl junger Männer auswählen, jeden einzelnen periodisch beobachten, bis er altert oder stirbt. So käme man der Wahrheit sehr nahe, daß nämlich bei alternden Männern die Wahrscheinlichkeit steigt, grau zu werden, die Ergrauung selbst aber zu höchst unterschiedlichen Zeitpunkten einsetzen kann. Auch das Tempo der Ergrauung ließe sich ermitteln (zum Beispiel die Zahl der hinzukommenden grauen Haare pro Jahr), was in einer Querschnittstudie nicht möglich ist.

Eine Anekdote, die in Gerontologenkreisen gerne erzählt wird, veranschaulicht die Interpretationsgefahren bei gerontologischen Querschnittstudien. Eine naive Gruppe von Alternsforschern führte in Miami eine Querschnittstudie durch – Ergebnis: Die meisten Bewohner von Miami werden als Lateinamerikaner geboren und sterben als Juden!

Die Längsschnittstudie stellt in der Alternsforschung also eindeutig die Methode der Wahl dar. Trotzdem weist sie mindestens drei schwere Nachteile auf. Erstens ist es sehr kostspielig, eine Menschengruppe über viele Jahre zu beobachten. Zweitens müssen die Teilnehmer sich für die Studie überdurchschnittlich engagieren, sie müssen sich ihr gesamtes verbleibendes Leben in festen Zeitabständen immer wieder untersuchen lassen. Deshalb sind gebildete, wohlhabende, gesunde und – in Amerika – weiße Probanden überdurchschnittlich stark vertreten. Diese Bevölkerungsauswahl ist natürlich unrepräsentativ, aber eine bessere Methode steht der Gerontologie derzeit nicht zur Verfügung. Ein drittes Problem bei Längsschnittstudien besteht darin, daß jede Altersgruppe (Kohorte) in der Vergangenheit anderen Umweltfaktoren ausgesetzt gewesen ist. Erfaßt die Studie zum Beispiel 20-, 30-, 40-, 50- und 60jährige, werden die jüngeren Kohorten bereits in den Genuß bestimmter Fortschritte in Medizin, Hygiene und Ernährung gekommen sein, die den älteren Landsleuten noch versagt geblieben sind.

Zusammengenommen können diese drei Faktoren das Bild ziemlich verzerren, doch, wie gesagt, eine bessere Methode kennen wir derzeit nicht, und sie ist der Querschnittstudie immer noch weit überlegen. Längsschnittstudien zur Biologie des menschlichen Alterns sind wegen der Kosten und der enormen Zeitspanne, die verstreichen muß, ehe aussagekräftige Daten anfallen, selten. Normalerweise werden die Gremien, die Forschungs- und Fördergelder vergeben, nach ein paar Jahren ungeduldig und wollen Ergebnisse sehen, ehe weitere Gelder bewilligt werden. Langzeitstudien, bei denen man jahrzehntelang auf Resultate warten muß, sind heutzutage nur schwer durchführ- und finanzierbar.

Die BLSA

Entgegen allen Widrigkeiten initiierten engagierte Alternsforscher 1958 gleichwohl die weltweit bisher wahrscheinlich anspruchsvollste gerontologische Längsschnittstudie. Sie beginnt jetzt reichlich Früchte zu tragen. Die »Baltimore Longitudinal Study of Aging«, international unter dem Kürzel BLSA bekannt, wird in Baltimore, Maryland, an den Nathan W. Shock Research Laboratories am Gerontology Research Center durchgeführt, das dem National Institute on Aging angegliedert ist. Rund 150 Gerontologen arbeiten dort, viele ausschließlich für die BLSA. Die Studie soll die körperlichen, geistigen und seelischen Auswirkungen des Alterns bei gesunden Menschen erforschen. Bisweilen wurde die BLSA auch »Mythensprenger« genannt, hat sie doch zu faszinierenden Ergebnissen geführt, unter anderem zu einigen großen Überraschungen, durch die wir unser Bild vom Altern revidieren mußten. Ehe wir die Ergebnisse vorstellen, noch einige Bemerkungen zur Studie selbst.

Initiiert wurde die Studie von Nathan Shock, einem Pionier der Alternsforschung, der allgemein als Vater der amerikanischen Gerontologie angesehen wird. Viele Jahre stritt er mit kurzsichtigen Verwaltungsbeamten der National Institutes of Health, die, vom Wert der BLSA nicht überzeugt, ihr Bestes taten, das Projekt im Keim zu ersticken, die es sogar nach dem Anlaufen noch zu Fall bringen wollten. Wir haben Shock viel zu verdanken; unverdrossen nahm er alle Hürden, verteidigte sein Projekt an allen Fronten und setzte sich schließlich durch. Heute ernten wir die Früchte seiner Weitsicht und Entschlossenheit. Ironischerweise sind einige der NIH-Mitarbeiter nach nunmehr 40 Jahren selbst Nutznießer der Studie, die sie so verbissen zu sabotieren versuchten.

Neben Shock zählen zu den Vätern der Studie William W. Peter und Arthur H. Norris, die sich verdienstvoll der Sisyphusarbeit widmeten, Teilnehmer zu gewinnen und bei der Stange zu halten. Peter rief eine Aktion zur Rekrutierung »gesunder Teilnehmer mit guten Sozialkontakten« (healthy community-living volunteers) ins Leben, starb aber leider ein Jahr nach Beginn der Studie. Seit 1958 haben an der Studie mehr als 1500 männliche Probanden im Alter von 17 bis 96 mitgewirkt. Erst mit großer Verspätung (1978) wurden auch 700 Frauen einbezogen, deren Datenbasis deshalb noch recht schmal ist. Jeder Teilnehmer fährt alle zwei Jahre zu den Nathan W. Shock Research Laboratories in Baltimore, wo er zweieinhalb Tage lang eingehend untersucht wird (mehr als 100 Einzeluntersuchungen). Den Probanden werden dafür nicht einmal die Fahrtkosten ersetzt. Manche der Tests sind unangenehm und ermüdend, manche erfordern große geistige und körperliche Anstrengungen, und die Fragen, die gestellt werden, reichen bis in die Intimsphäre. Dennoch gibt es eine lange Warteliste von weiteren Interessenten.

In der nun schon fast 40 Jahre laufenden Studie betrug bzw. beträgt die durchschnittliche Beobachtungszeit der 2200 Probanden nur ca. 13 Jahre, weil viele Teilnehmer bei Beginn der Studie bereits sehr alt waren und in der ersten Dekade nach Beobachtungsbeginn starben. Andererseits waren 50 Prozent der Probanden unter 50, und viele von ihnen sind bisher noch gar nicht richtig in die Jahre gekommen. Man sieht: Nur mit Engelsgeduld (und enormen Kosten) sind verläßliche Informationen über den Alterungsprozeß zu gewinnen.

Die Studie hat bisher auch manches bestätigt, was man zuvor nur vermutete: Altersveränderungen gehen weit langsamer vor sich als die Entwicklungsveränderungen vor der Geschlechtsreife; die meisten (nicht alle)

Veränderungen, die beim Altern eintreten, sind mit einem Funktionsabbau verbunden, doch die Werte weisen eine immense Streubreite auf. Bei vielen physiologischen und psychologischen Untersuchungen zeigen ältere Menschen eine höhere individuelle Variabilität als jüngere. Die alte Mär, alle alten Menschen seien im Prinzip gleich, ist damit widerlegt. Die BLSA-Wissenschaftler stießen auf außerordentlich »junge« 80jährige und außerordentlich »alte« 40jährige. Viele Ältere schnitten bei diversen Tests genauso gut wie Jüngere ab. Das Altern führt offensichtlich auch nicht zwangsläufig zum Abbau aller Geistesfunktionen. In manchen Fällen stieg die körperliche Leistung als Resultat von Veränderungen des Lebensstils, zum Beispiel nach Aufnahme eines Fitneß-Programms.

Wie ich mehrfach betonte: Krankheit und Altern sind nicht ein und dasselbe (wenngleich bei den BLSA-Teilnehmern mit dem Alter die Krankheiten zunehmen). Das Altern ist ein normaler Prozeß, der ausnahmslos jeden erfaßt. Die Hauptmerkmale des Alters sind: verringerte Adaptions- und Leistungsfähigkeit und gesteigerte Krankheitsanfälligkeit. Eine Krankheit, die Jugendlichen wenig ausmacht, kann für alte Menschen schwerwiegende Folgen haben, ja sogar tödlich sein.

Shock und andere glaubten, daß nur eine Längsschnittstudie die folgenden Schlüsselfragen zum Altern beantworten kann:

- Wie viele der bei Querschnittstudien beobachteten Altersunterschiede sind unausweichliche Folgen des Alterns bei allen Individuen?
- In welchen Stadien treten Altersveränderungen bei den unterschiedlichen Individuen ein?
- Gibt es eine zentrale Alterungsuhr, die sämtliche Altersveränderungen im Körper koordiniert? Oder sind die Veränderungen in einem Organ unabhängig von Veränderungen in einem anderen?
- Können einschneidende Lebensereignisse den Alterungsprozeß beeinflussen?
- Lassen sich aus Leistungsart und Leistungshöhe in jüngerem bis mittlerem Alter prognostische Aussagen über die Lebenserwartung und die Leistungsfähigkeit im Alter machen?
- Läßt sich »Altern« von »Krankheit« unterscheiden?
- Wie beeinflußt das Alter den Ausgang von Krankheiten?

Die BLSA-Forscher glauben nicht an eine Monokausalität bei Altersveränderungen. Wie die meisten Gerontologen, sind sie der Überzeugung, daß Altersveränderungen viele Ursachen haben, die sich in komplexer Weise gegenseitig beeinflussen können. Querschnittstudien zeigen, daß viele physiologische Funktionen im Alter signifikant nachlassen, doch die BLSA hat eine enorme individuelle Variationsbreite erkennen lassen: Einige 80jährige zeigen sich in mancher Hinsicht nicht weniger fit als der durchschnittliche 40jährige. Altersveränderungen sind hochspezifisch. Das gilt nicht nur für das Individuum in Abgrenzung zu einem anderen Individuum, sondern auch für jedes unserer Organe. Das Bild vom Uhrengeschäft gilt noch immer. Wie Uhren im Laden »ticken« unsere Organe in einem jeweils anderen Rhythmus als die entsprechenden Organe der Mitmenschen – die einzelnen Organe altern bei jedem Menschen anders.

Diese Befunde bestätigen eine hochwichtige Differenzierung, die ich einleitend vornahm, nämlich die zwischen biologischem und chronologischem Alter. Wir – genauer: unsere Organe und die Zellen, aus denen sie bestehen – altern unterschiedlich schnell. Unsere individuellen Altersveränderungen laufen nicht synchron mit denen eines Mitmenschen, der im selben Monat oder im selben Jahr geboren ist.

Dichtung und Wahrheit

Wir alle haben irgendeine Vorstellung davon, wie ein Mensch in einem bestimmten Alter aussehen und sich verhalten sollte. Seit der Kindheit, seit wir merkten, daß sich Menschen als Folge des Vergehens der Zeit verändern, haben sich diese Bilder in uns geformt. Es sind erlernte Bilder, Verallgemeinerungen, beruhend auf Beobachtungen, wie einzelne Menschen in einem bestimmten Alter sich verhalten und ausgesehen haben. Der Haken an der Sache ist jedoch, daß das Bild nicht immer zur Realität paßt.

Geburtstage sind eine denkbar schlechte Methode, Altersveränderungen zu messen. Wie oft sieht jemand für sein Alter zu »jung« oder zu »alt« aus. Nein, zwischen chronologischem Alter und Aussehen oder Fitneß gibt es keine starre Korrelation. Die BLSA-Forscher haben beispielsweise Lungenfunktion, Grundumsatz, Seh- und Hörschärfe und motorische Koordination von mehr als 1000 Männern überprüft. Anschließend bewerteten die Forscher – unabhängig voneinander –, ob der Proband jünger oder älter aussah, als er tatsächlich war. Die älter aussehenden Männer schnitten meistens schlechter ab als die jünger aussehenden, aber nicht in jedem Fall; häufig brachten nicht einmal Experten chronologisches und biologisches Alter unter einen Hut.

Es folgt nun eine Zusammenfassung der bislang vorliegenden Hauptergebnisse der BLSA. Einige Daten stammen aus Querschnittstudien in der BLSA-Gruppe, die meisten jedoch aus Längsschnittstudien. Wie bereits beschrieben, handelt es sich bei den Teilnehmern meist um gesunde, gebildete Männer und Frauen, die in gehobenen Positionen arbeiten oder gearbeitet haben.

Aussehen

- Vom 30. Lebensjahr an tritt bei beiden Geschlechtern eine allmähliche Größenschrumpfung von ca. 1,56 mm im Jahr ein.
- Mit fortschreitendem Alter werden die Extremitäten dünner, der Rumpf dicker. Bei Männern verringert sich ab 40 der Durchmesser der Wade, ab 60 der Durchmesser des Unterarms.

Zähne und Mundhöhle

- Die Kaugewohnheiten ändern sich mit dem Alter bei Männern wie Frauen relativ stark.
- Die Zahl der Kavitäten (Karies) nimmt mit dem Alter zu, desgleichen die Wahrscheinlichkeit und der Schweregrad von Parodontopathien (Zahnbetterkrankungen).
- Speichelfluß und -zusammensetzung bleiben im Alter konstant.

Körpergewicht, Stoffwechsel

- Das Körpergewicht nimmt bis ca. 55 zu, anschließend beginnt es zu sinken. Entgegen der weitverbreiteten Meinung haben nicht die Schlanksten die höchste Lebenserwartung, sondern diejenigen, deren Gewicht ca. 20 Prozent über dem von amerikanischen Versicherungen 1959 errechneten Idealgewicht liegt. In den Tabellen von 1979 ist das Idealgewicht, nachdem man die Befunde der BLSA analysiert hatte, nach oben korrigiert worden. Dieses bemerkenswerte Ergebnis wird später en détail diskutiert.
- Für jedes Jahr über 30 verbraucht der Körper täglich ca. 12 Kalorien weniger. Mit 40 braucht der Körper täglich 120 Kalorien weniger als mit 30.
- Von 55 bis 75 sinkt das Körpergewicht, bedingt hauptsächlich durch einen Verlust an magerem Gewebe, Muskelmasse, Wasser und Knochensubstanz. Bei Frauen ist der Knochenschwund größer.
- Das Körperfett bleibt im Alter relativ konstant, aber seine Verteilung ändert sich. Es lagert sich vermehrt an den Oberschenkeln an und weniger am Abdomen, so daß der leidige Hängebauch im fortgeschrittenen Alter eigentlich nicht so sehr vom vermehrten Fettansatz herkommt, als vom verringerten Muskeltonus.

Herzkreislaufsystem

- Querschnittstudien zeigen, daß der Blutcholesterinspiegel vom frühen Erwachsenenalter bis zum 60. oder 65. Lebensjahr steigt, dann aber fällt.
- Die berühmte Framingham-Längsschnittstudie(Cholesterin-Großuntersuchung in Massachusetts an 5000 gesunden Menschen seit den frühen 60er Jahren, Anm. d. Ü.) – obschon nicht spezifisch gerontologisch angelegt – hat Risikofaktoren für Koronarkrankheiten aufgedeckt. Die Faktoren sind additiv, d. h. jeder weitere Faktor, der hinzukommt, steigert das Risiko beträchtlich. Es sind: Zigarettenrauchen; hoher Blutdruck; erhöhter Cholesterinspiegel und erhöhte Lipoproteine niedriger Dichte; niedrige Vitalkapazität; Diabetes; Fettleibigkeit.
- Wenn es nicht krank ist, pumpt das Herz eines älteren Menschen fast genausogut wie das Herz eines gesunden jungen Erwachsenen. Es gibt keine Anhaltspunkte, daß sich die Herzfunktion im Alter zwangsläufig verschlechtert.
- Die maximale Herzfrequenz oder Pulszahl nimmt mit dem Alter ab. Doch dies ist kein Krankheitszeichen.
- Bei Männern und Frauen verdickt sich die Herzwand im Alter.
- Koronarleiden (Herzschwäche, Herzinfarkt usw.) nehmen mit dem Alter zu. (Zum Kreislauf des alternden Menschen weitere Informationen in Kapitel 9.)

Reaktionszeit

- Bei Menschen über 70 verschlechtert sich die Fähigkeit, kleine Veränderungen, zum Beispiel die Bewegung eines Uhrzeigers, wahrzunehmen und zu beschreiben.
- Nach dem 70. Lebensjahr nimmt die Reaktionszeit auf Geräusche zu.
- Im Alter verlangsamen sich die Reaktionen auf Reize und werden häufig ungenauer. Besonders stark zeigt sich dieses Phänomen bei komplexen Aufgaben. Vom 20. bis zum 60. Lebensjahr verlangsamt sich die Reaktionszeit um ca. 20 Prozent.
- Die Vigilität – definiert als das Vermögen, auf unerwartete und in größeren Zeitabständen erfolgende Reize zu reagieren – verringert sich bei Menschen über 70. Junge und mittelalte Menschen reagieren gleich gut.

Kognition

- Das Kurzzeitgedächtnis wird schlechter.
- Nach dem 70. Lebensjahr zeigen die meisten BLSA-Teilnehmer sinkende Leistungen bei Logik-Tests. Bei einigen Teilnehmern lassen die Leistungen jedoch nicht nach.
- Die Fähigkeit, mündlich (nicht schriftlich) aufgenommenen Stoff zu lernen, nimmt vom 70. Lebensjahr ab.
- Die über 60jährigen machen bei verbalen Lernaufgaben mehr Fehler als junge Erwachsene.
- Spitzenleistungen und beständig gute Leistungen bei mentalen Aufgaben finden sich in allen Altersgruppen, auch in den höchsten.
- Zwischen Blutdruck und Verstandesleistung ist kein Zusammenhang gefunden worden.
- Das visuelle Gedächtnis – Parameter: die Fähigkeit, geometrische Muster aus dem Gedächtnis reproduzieren zu können – läßt zwischen dem 50. und 60. Lebensjahr leicht, nach dem 70. Lebensjahr stark nach.
- Der Wortschatz verändert sich im Alter nicht.

Persönlichkeit

- Wenn der Mensch nicht ernsthaft krank wird, bleiben die wesentlichen Persönlichkeitszüge lebenslang erhalten; um das 50. Lebensjahr beginnt jedoch die Lust an schnellebigen Aktivitäten zu erlahmen. Der verbreitete Glaube, die Persönlichkeit verändere sich im Alter und der Mensch werde entweder launischer oder abgeklärter, ist ein Mythos.
- Daß Alte zu »eingebildeten Kranken« (hypochondrisch) werden, ließ sich nicht erhärten.

Sexualleben

- Trotz gleichbleibenden Sexualhormonspiegels nimmt die sexuelle Aktivität im Alter ab. Sexuell aktive Männer weisen einen etwas höheren Testosteronspiegel auf als inaktive.
- Im Alter wurde keine signifikante Veränderung der Hodengröße festgestellt. Bei der Spermienzählung pro Volumeneinheit oder pro Ejakulat bleiben die Werte gleich, doch der Anteil unreifer Spermien nimmt im Alter zu.
- Männer über 60 leiden häufig an einer Vergrößerung der Prostata. Die Prostatavergrößerung ist unabhängig vom Ausmaß der sexuellen Aktivität, der Zahl der Sexualpartner und der Länge und Stabilität der Ehe.

- Entgegen gängiger Ansicht träumt der alte Mensch nicht allzu häufig von seiner Vergangenheit. Die sexuellen Tagträume lassen an Häufigkeit und Intensität nach und verschwinden nach dem 65. Lebensjahr praktisch ganz. Die sexuelle Aktivität korreliert bei Männern mit der Häufigkeit der sexuellen Tagträume.
- Die relative Frequenz der sexuellen Aktivität ändert sich im Alter nicht. Die Männer, die in ihren 70ern sexuell noch am aktivsten waren, waren auch schon in ihren 20ern sexuell sehr aktiv.

Sinnesorgane

- Die natürliche Sehschärfe läßt mit dem Alter nach. Mit einer Brille läßt sich eine gute Sehschärfe über das 80. Lebensjahr hinaus erreichen.
- Das Hörvermögen im gesamten Frequenzbereich geht zurück. Männer über 70 erleiden die stärksten Einbußen im oberen Frequenzbereich. Subjektiv ist jedoch für diese Männer der Rückgang im Bereich der Sprachfrequenzen (500-2000 Hz) am stärksten, weil ihr Hochtongehör bereits vorgeschädigt ist.
- Die Fähigkeit, süß und sauer zu schmecken, verändert sich im Alter nicht wesentlich. Die Fähigkeit, salzig und bitter zu schmecken, läßt leicht nach.
- Die Fähigkeit, Gerüche richtig zu identifizieren, verschlechtert sich im Alter bei Männern und bei Frauen.

Physiologie

- Die Nierenfunktion – Parameter: die Fähigkeit der Nieren, stickstoffhaltige Stoffe aus dem Blut zu filtern – nimmt im Alter ab.
- Schon vom 40. Lebensjahr an sinkt die Fähigkeit der Lymphozyten (eine Gruppe der weißen Blutkörperchen), Krebszellen zu vernichten. Auch die Leistungsfähigkeit der Neutrophilen (eine weitere, für die Infektionsabwehr wichtige Gruppe der weißen Blutkörperchen) sinkt im Alter.
- Die Lungenfunktion verschlechtert sich im Alter. Bei gesunden Männern ist diese Verschlechterung ein signifikanter Risikofaktor für Koronarerkrankungen.

Körperkraft

- Ab 65 verringert sich die Kraft der Unterarm- und Rückenmuskulatur.
- Die körperliche Aktivität läßt im Alter nach.
- Die sportlichen Höchstleistungen nehmen ab.
- Durch Änderungen im Lebensstil – zum Beispiel durch tägliches Bewegungstraining, Sport – kann die körperliche Leistungsfähigkeit wieder ansteigen. Sport kann zwar die körperliche Kondition verbessern und etliche Krankheiten hinauszögern, verhüten oder verlangsamen, doch es gibt keine Anzeichen, daß damit die Grundursachen des Alterns beeinflußt werden.
- Die Greifkraft nimmt bis in die 30er Jahre zu, ab 40 nimmt sie immer schneller ab. Eine beträchtliche Zahl von Menschen jeden Alters zeigt aber über einen Zeitraum von zehn Jahren keine Verminderung der Greifkraft. Die Greifkraft nimmt mit dem allgemeinen Schwund an Muskelmasse ab.

Geschlechtsspezifische Unterschiede

- Vor den Wechseljahren zeigen Frauen keinen Rückgang der Knochendichte; nach den Wechseljahren weisen Frauen einen schnelleren Knochenschwund als Männer vergleichbaren Alters auf.
- Das prozentuale Verhältnis der verschiedenen weißen Blutkörperchenarten zueinander ist bei alternden Männern anders als bei alternden Frauen.
- Anders als bisher vermutet, ist die Herzwanddicke bei Frau und Mann auch im Alter gleich groß.
- Ältere Männer haben einen 20 Prozent höheren maximalen Sauerstoffumsatz als Frauen, was hauptsächlich an ihrer im Vergleich zu Frauen höheren Muskelmasse liegt.
- Der für Männer charakteristische Bauchansatz vollzieht sich überwiegend im frühen Erwachsenenalter und in den mittleren Jahren. Bei Frauen verteilt sich der Fettansatz gleichmäßiger am Körper, der Bauchansatz macht sich erst nach den Wechseljahren bemerkbar.
- Gewichtsverlust hat bei Männern eine günstigere Fettverteilung zur Folge (Schrumpfung des Bauchfettes); bei Frauen ändert eine Gewichtsabnahme nichts an der Fettverteilung.
- In den meisten Altersklassen und Frequenzbereichen zeigen Männer im Längsschnitt gemessen einen mehr als doppelt so schnellen Hörverlust als Frauen.
- Die Fähigkeit, Gerüche zu identifizieren, nimmt bei Männern schneller und früher ab als bei Frauen.

Die Angaben in diesem Kapitel beruhen auf Erkenntnissen der BLSA; darüber hinaus gibt es aber natürlich noch viele weitere Altersveränderungen. Verallgemeinert läßt sich sagen: Nach dem 30. Lebensjahr kommt es in diversen Organen zu einem Funktionsabbau von rund einem Prozent pro Jahr.

Allgemeine Schlußfolgerungen aus der BLSA

- Es spricht nichts dafür, daß ein zentraler Faktor die Alterungsgeschwindigkeit in all unseren Organen steuert.
- Wegen der großen individuellen Variationsbreite der Altersveränderungen sagt das chronologische Alter allein wenig über die Kondition eines Menschen aus. Manche 80jährige sind in bestimmten Punkten ebenso fit wie der durchschnittliche 40- oder 50jährige.
- Einige Faktoren – zum Beispiel Ruhepuls und Persönlichkeit – verändern sich im Alter nicht.
- Manche schleichenden Abbauprozesse sind nicht Folge des Alters, sondern einer Krankheit (Arthritis, Alzheimer).
- Andere physiologische Abbauprozesse sind unvermeidliche Altersfolgen, haben mit Krankheiten aber nichts zu tun (verlängerte Reaktionszeit, verschlechtertes Kurzzeitgedächtnis).
- Plötzliche Einbußen sind in der Regel krankheits- und nicht altersbedingt (etwa durch Herzinfarkt und Schlaganfall).
- Primäre Veränderungen können zu sekundären Veränderungen führen. Einige normale Veränderungen, die im Alter eintreten, können vom Versuch des Körpers herrühren, einen anderen normalen Verlust auszugleichen. Beispiel: Im Alter ist nach körperlicher Anstrengung ein größeres Herzminutenvolumen nötig. (Grund: Durch Elastizitätsverlust der Arterien ist der Gefäßwiderstand um ca. 50 Prozent erhöht. Deshalb muß das Herz Mehrarbeit leisten.)
- Veränderungen im Lebensstil (Umstellung auf cholesterinarme Ernährung, Nichtrauchen) können das Auftreten und Fortschreiten bestimmter Alterskrankheiten beeinflussen. Für einen direkten Einfluß auf den Alterungsprozeß selbst gibt es aber keine Anhaltspunkte.
  Im Längsschnitt gemessene Funktionsveränderungen helfen, Alters- von Krankheitsprozessen unterscheiden zu können.

Generelles Fazit der BLSA: Einen einheitlichen, für alle Menschen gleichen Alterungsprozeß gibt es nicht. Die individuelle Alterungsrate kann beträchtlich vom Schnitt abweichen. Ein allgemeines Alterungsmuster für alle unsere Organe gibt es ebenfalls nicht. Das Altern resultiert aus einem Zusammenwirken von Erb-, Umwelt- und Lebensstil-Faktoren. Altersveränderungen sind individuell sehr unterschiedlich. Die häufig mit dem Alter assoziierten Gebrechen rühren vielfach nicht vom Altern, sondern von Krankheiten her. Das chronologische Alter ist kein verläßlicher Maßstab für das biologische Alter – es ist lediglich eine verläßliche Uhr dafür, pünktlich Geburtstagsgeschenke zu bekommen.

Wie wir uns im Alter verändern

9

Es gibt drei Symptome des Alterns. Das erste ist das verschlechterte Kurzzeitgedächtnis … die anderen beiden habe ich im Augenblick vergessen.
Anonym

Neben der BLSA haben mehrere weitere Längsschnittstudien weitere wertvolle Erkenntnisse beigesteuert. Zu nennen ist die 1955 von Edwald W. Busse begonnene »Duke University Longitudinal Study« und eine Studie der Veterans Administration (Kriegsopferversorgungsamt) in Boston. Eine weitere gerontologische Längsschnitt-Großstudie läuft seit 1971 in Göteborg, der zweitgrößten schwedischen Stadt; die Bevölkerung des Großraums Göteborg ist repräsentativ für die Bevölkerung des Landes, das schon seit langem den höchsten Anteil (17 Prozent) von über 65jährigen hat. Die Göteborg-Studie widmet sich in erster Linie den über 70jährigen. Ich habe mich allerdings auf die BLSA gestützt, weil sie mehr Daten über biologische Veränderungen liefert und bereits länger läuft als jede andere Studie.

Neben diesen Großstudien sind inzwischen Hunderte von wissenschaftlichen Altersstudien an kleineren Teilnehmergruppen vorgenommen worden. Meist handelte es sich um Querschnittstudien, mit den in Kapitel 8 erwähnten Interpretationsgefahren. Dennoch haben sie zahlreiche Mosaiksteine zum Bild des normalen Alterns beigetragen. Die folgende Zusammenstellung ist eine stichwortartige Aufzählung aus der inzwischen fast unübersehbaren – und manchmal widersprüchlichen – wissenschaftlichen Literatur zum Thema. Mehrere tausend Altersveränderungen will man inzwischen festgestellt haben; in diesem Kapitel beschränke ich mich auf die für die Allgemeinheit wohl interessantesten. Ich habe das Kapitel nach den wichtigsten Organsystemen gegliedert, weil die Veränderungen, die in einigen dieser Systeme eintreten, die Grundlage für einige der populären Alternstheorien bilden, die in Kapitel 13 und 14 vorgestellt werden.

Herzkreislaufsystem

Außer Zweifel steht, daß im Alter die Kreislaufkrankheiten exponentiell zunehmen. Sie sind die führende Todesursache in nahezu allen Industrieländern. Kurioserweise sind die durch Kreislaufkrankheiten bedingten Todesfälle in den letzten 30 Jahren zurückgegangen. Über die Ursache wird viel spekuliert; eine schlüssige Erklärung steht noch aus. Manche Wissenschaftler sehen den Grund in einem zunehmenden öffentlichen Gesundheitsbewußtsein (verringerter Fett- und Cholesterinverzehr, mehr körperliche Bewegung). Auch bessere Früherkennung und bessere Diagnostik, wirksamere Bekämpfung des Bluthochdrucks und eine Änderung des Rauchverhaltens können eine Rolle gespielt haben. Dennoch stehen die Kreislaufleiden immer noch an erster Stelle der Todesursachenstatistik. Bei 60 Prozent der Männer, die das 60. Lebensjahr erreichen, ist mindestens eine Koronararterie deutlich verengt. Für Frauen gilt dies erst ab dem 80. Lebensjahr.

Veränderungen im Kreislaufsystem gelten seit jeher für den Alterungsprozeß als so ausschlaggebend, daß sie von manchen als dessen Ursache angesehen wurden. Leonardo da Vinci, der selbst Leichen sezierte, sah die Ursache des Alterns in einer »Verdickung der Gefäßhäute, die den Blutstrom drosselt und durch diesen Ernährungsmangel das Leben der Betagten ganz ohne Fieber zerstört, wodurch die Alten Schritt für Schritt eines langsamen Todes sterben«. Mit anderen Worten: Du bist so alt wie deine Arterien. Dennoch sind Erkrankungen des Herzkreislaufsystems, so häufig sie auch sein mögen, nicht die Ursache des Alterns. Beweis? Auch Menschen mit einem kerngesunden Kreislauf altern.

Will man sich ein unverfälschtes Bild von normalen Altersveränderungen machen, sollten die Probanden möglichst gesund sein – ein Kernprinzip der gerontologischen Forschung. Menschen mit gesundem Herzen, an denen sich der normale Alterungsprozeß studieren ließe, sind wegen der weiten Verbreitung der Kreislaufkrankheiten jedoch nicht immer leicht zu finden. Die Alternsforscher begegnen diesem Problem mit einer rigorosen Kandidatenauswahl: Probanden werden unter starker körperlicher Belastung untersucht. Auf diesem Weg werden doppelt so viele Fälle von Herzkreislaufleiden entdeckt wie bei Ruheuntersuchungen am gleichen Probandenkreis. Nur wer einen nachgewiesenermaßen gesunden Kreislauf hat, wird in den Kreis derer aufgenommen, mit deren Hilfe man aussagekräftige Studien durchführen kann.

Bis vor kurzem glaubte man, das Alter bringe zwangsläufig Funktionseinschränkungen im Herzkreislaufsystem mit sich, die sich auch im Ruhezustand entdecken ließen. Edward G. Lakatta und seine Kollegen (BLSA-Forscher) haben dagegen festgestellt, daß bei normalen Kandidaten – mit gesundem Kreislauf – das Alter keinen prognostizierbaren Effekt auf Herzindex und Herzminutenvolumen hat, obwohl die zwischen 25 und 80 Jahre alten Kandidaten mit zunehmendem Alter wie fast alle Menschen ihre körperlichen Aktivitäten reduzierten. Der systolische Blutdruck (der erste der beiden Werte bei der Blutdruckmessung) steigt im Alter, der diastolische Blutdruck (der zweite, niedrigere Wert) jedoch nicht unbedingt. Die Kandidaten absolvierten kein besonderes Körpertraining und waren normale, gesunde Stadtbewohner. Damit scheint nachgewiesen: Beim gesunden Herzen läßt die Herzleistung im Alter nicht zwangsläufig nach, wie man bisher glaubte.

Atherosklerose (vulgo »Arterienverkalkung«) – eine Verdickung und Verhärtung der Arterienwände – ist in den entwickelten Ländern bei Menschen über 65 die Todesursache Nummer eins. Sie setzt früh im Leben ein und kann im späteren Leben Angina pectoris, Herzinfarkt und Gehirnschlag hervorrufen. Autopsien an amerikanischen Gefallenen aus Korea und Vietnam ergaben bereits bei 20–30jährigen beträchtliche atherosklerotische Veränderungen; zu 80 Prozent treten die atherosklerotischen Krankheiten in den USA jedoch erst jenseits des 65. Lebensjahres auf.

Nach heutigem Kenntnisstand wird die Atherosklerose durch eine Kombination von drei Faktoren verursacht: erbliche Veranlagung, normale Altersveränderungen und Umwelteinflüsse wie zum Beispiel die Ernährung. Sie scheint allein dem Menschen eigentümlich. Bei alten Tieren tritt sie selten auf. Auch manche Menschenpopulationen bleiben von ihr offenbar völlig verschont. Dies läßt den Schluß zu, daß normale Altersveränderungen zwar keine Atherosklerose erzeugen, jedoch – wie bei allen Alterskrankheiten – die Anfälligkeit dafür steigern. Daß die festgestellten Atherosklerosefälle in den letzten Jahrzehnten dramatisch zugenommen haben, liegt teilweise an a) einer verbesserten Diagnostik, b) einer Ausmerzung von Jugendkrankheiten (so daß mehr Menschen lange genug leben, um Atherosklerose zu bekommen) und c) daran, daß die Atherosklerose auf den Totenscheinen die ominösen »natürlichen Ursachen« abgelöst hat. Ob die Krankheit wirklich absolut zugenommen hat, ist unbekannt.

Die wichtigste normale Altersveränderung, die in den Arterien eintritt, ist eine langsame Verdickung der inneren Gefäßwand, der Intima. Als innere Auskleidung der arteriellen Pipeline steht die Intima in engem Kontakt mit der transportierten Flüssigkeit, dem Blut. Verdickt sie sich, wird das Gefäß unelastischer und verengt sich. Beides sind normale Zustände und an sich nicht lebensbedrohend, können aber zur Atherosklerose prädisponieren, wenn andere Faktoren hinzukommen, zum Beispiel Fettstreifen und atheromatöse Plaque (Ablagerungen) an der inneren Wand der Arterie; dadurch kann sich das Gefäß irgendwann völlig zusetzen – ein Herz- oder Gehirnschlag ist möglicherweise die Folge.

Immunsystem

Das Immunsystem soll Mikroorganismen und andere Fremdstoffe im Körper entdecken, unschädlich machen und beseitigen. Es schickt eine Phalanx von besonders gerüsteten Proteinen ins Feld, Antikörper genannt. Ihre Spezifizität grenzt ans Wunderbare. Jeder Antikörper paßt wie ein Schlüssel nur in ein einziges Schloß, d. h. zu einem der Myriaden von Fremdkörpern, die den Weg in unsere Blutbahn und unsere Gewebe finden. Antikörper werden nicht gegen den kompletten eindringenden Organismus oder Fremdstoff hergestellt, sondern gegen bestimmte kleine Teile seiner Oberfläche. Man kann sich ihre Oberfläche als gefliesten Mosaikfußboden vorstellen. Jede Fliese oder Fliesengruppe provoziert einen entsprechenden Antikörper. Gegen eine einzige Mikrobe oder Fremdzelle stellt der Organismus viele verschiedene Arten von Antikörpern her. Schwindelerregend sind die unzähligen Möglichkeiten: Hunderte Millionen verschiedener Viren, Bakterien und andere große fremde Proteinmoleküle gibt es, und jedes kann das Immunsystem zur Fabrikation unterschiedlicher Antikörperkombinationen oder »Schlüssel« veranlassen, die spezifisch zu den Proteinen oder »Schlössern« der fremden Oberfläche passen.

Jahrzehntelang fragten sich die Biologen, wie es die Körperpolizei wohl schaffte, derartig sensibel und treffsicher Fremdproteine von den unzähligen Proteinen des eigenen Organismus zu unterscheiden (die sie nicht angreifen oder deaktivieren darf). Sie hat dafür einen eigenen, genialen Erkennungsdienst. Das menschliche Immunsystem beginnt sich wenige Monate nach der Zeugung zu entwickeln, wird aber erst bei der Geburt »aktiv«. Sämtliche im Körper vorhandenen Proteine hat es bis dahin kennengelernt und identifiziert sie fortan automatisch. Neue Proteine, auf die es nach der Aktivierung stößt, betrachtet es als fremd.

Beim alternden Menschen erfahren manche körpereigenen Proteine minimale Umbauten, die an sich harmlos sind. Doch das hochwachsame Immunsystem schlägt Alarm und produziert gegen die veränderten Proteine Antikörper, ein unwissentlicher Akt der Selbstaggression. So kehrt sich die sonst so nützliche, mimosenhafte Empfindlichkeit unserer Immunabwehr im Alter manchmal gegen uns selbst. Dies ist nach heutiger Anschauung der Grundmechanismus der sogenannten Autoimmunkrankheiten. Zu ihnen zählen zum Beispiel bestimmte Formen der schmerzhaften Gelenkleiden (Arthritiden) und *Lupus erythematodes* (Schmetterlingsflechte), eine chronische, meist bei älteren Menschen auftretende degenerative Krankheit.

Im Alter ändern sich fast alle Funktionen des Immunsystems, doch diese Änderungen variieren von Mensch zu Mensch. Die unter dem Brustbein gelegene Thymusdrüse spielt eine entscheidende Rolle bei der Immunabwehr; in ihr wird eine der beiden Haupt-Lymphozytenklassen, die sogenannten T-Lymphozyten, hergestellt. Mysteriöserweise beginnt sich die Thymusdrüse nach der Geschlechtsreife zurückzubilden (Altersinvolution), und in dieser Rückbildung sehen manche Wissenschaftler den Auslöser für die Alterung des Immunsystems. Bei 50jährigen sind von der ursprünglichen Thymusmasse nur noch 5 bis 10 Prozent erhalten. Die Hormonspiegel der von der Thymusdrüse produzierten Hormone beginnen nach dem 25. Lebensjahr zu sinken und sind nach dem 60. nicht mehr feststellbar.

Das Immunsystem ist außerordentlich komplex und besteht aus Hunderten lebensnotwendiger Bestandteile; einige davon ändern sich im Alter.

So bringt der alternde Mensch nicht mehr eine so prompte und unfehlbare Immunantwort zustande wie der jüngere; einerseits sinkt die Fähigkeit, Antikörper gegen Fremdstoffe zu bilden, andererseits wächst die Wahrscheinlichkeit, daß Antikörper gegen körpereigene Proteine gebildet werden. Manche Gerontologen sehen den Grund für die vermehrte Krebshäufigkeit im Alter darin, daß das Immunsystem Krebszellen nicht mehr so effizient entdecken und vernichten kann wie in der Jugend.

Das endokrine System

Das endokrine System, bestehend aus den hormonproduzierenden Zellen und Geweben, galt lange Zeit als eine Steuerzentrale der normalen Altersveränderungen. Die profunde Wirkung, die Hormone auf praktisch alle Zellen im Körper haben, erklärt, warum Hormontherapien so häufig als Jungbrunnen angepriesen werden. Tatsächlich können Hormonmanipulationen bei mehreren physiologischen Prozessen Altersveränderungen rückgängig machen. So kann beispielsweise die Stimulation des Hypothalamus bei alten Rattenweibchen den natürlicherweise eingestellten Zyklus von Eireifung und -sprung reaktivieren, kann die Proteinsynthese stimulieren und Krebsgeschwülste zur Rückbildung bringen. Der Wachstumshormon- und Schilddrüsenhormonspiegel sinkt im Alter ab. Werden bei alten Ratten die Hormonspiegel durch Hormongaben künstlich wieder gehoben, steigt die Leistungsfähigkeit des Immunsystems, und die Schilddrüse, die altersbedingt geschrumpft war, wird wieder größer. Vor kurzem wurde davon berichtet, daß Wachstumshormongaben bei älteren Männern die Muskelmasse wachsen und das Fettgewebe schwinden lassen – eine Umkehr des normalen Alterungsprozesses.

Ungeachtet solch beeindruckender Resultate entbehrt die Vorstellung, daß Hormonbehandlungen die Alterung grundsätzlich aufhalten oder umkehren können und damit die Lebenserwartung spürbar steigt, bisher einer Untermauerung durch Beweise. Einschlägige Studien an Laborratten weisen Unwägbarkeiten auf, die skeptisch machen – so mag es durchaus sein, daß beispielsweise die Hormongaben in erster Linie die Freßgewohnheiten der Tiere beeinflussen, weniger den Alterungsprozeß. Gefangene Nagetiere, denen ständig Futter zur Verfügung steht, leben im Schlaraffenland. Eine höhere Lebenserwartung rührt vielleicht grundsätzlich nur von einer geringeren Kalorienaufnahme her, und vielleicht haben die Hormonmanipulationen, die das Leben der Laborratten scheinbar verlängert haben, nur dadurch gewirkt, daß die Tiere durch die injizierten Hormone weniger fraßen.

Wie das Immunsystem beeinflußt das endokrine System praktisch jede Zelle im Körper. Insofern ist der Gedanke, daß von hier aus alle Altersveränderungen gesteuert werden, nicht gänzlich an den Haaren herbeigezogen. Hormonelle Veränderungen im Alter könnten durchaus die physiologischen Reserven in unseren Geweben und Organen reduzieren, mit Hilfe derer wir in der Jugend die vielfältigsten Belastungen auffangen konnten. Hormonelle Veränderungen könnten diese Reserven schrumpfen lassen und so unsere Anfälligkeit für Altersleiden erhöhen. Daß alte Menschen von Verbrennungen, Verletzungen und Operationen nicht mehr so gut genesen und auf Hitze und Kälte empfindlicher reagieren, mag mit an den Umstellungen im Hormonhaushalt liegen. Auch das Klimakterium – ein ganz normales Alterungsphänomen – wird von Veränderungen im endokrinen System ausgelöst, ebenso wie die bei alten Männern so häufig vorkommende Prostatavergrößerung vermutlich hormonell verursacht ist.

Die Ausschüttung vieler Hormone (zum Beispiel Testosteron, Insulin, Androgene, Aldosteron, Wachstums- und Schilddrüsenhormone) verringert sich im Alter. Komplizierend kommt hinzu, daß Hormone in ihren Zielzellen nicht »direkt« wirken, sondern über Rezeptoren; Experimente haben gezeigt, daß auch diese Rezeptoren im Alter häufig an Zahl und Leistungsfähigkeit abnehmen. Es ist daher durchaus möglich, daß Veränderungen, die man früher auf eine verringerte Hormonproduktion zurückführte, in Wirklichkeit auf die verringerte Fähigkeit der Zielzellen zurückgehen, auf Hormone zu reagieren.

Die Fähigkeit des Blutes, einen normalen Glukose- (Zucker-) Spiegel aufrechtzuerhalten, verschlechtert sich im Alter, und so steigt der Blutzuckerspiegel bei Menschen, die über Nacht nichts gegessen haben, leicht an. Seit seiner Entdeckung vor 70 Jahren ist dieser Sachverhalt Forschungsgegenstand von Endokrinologen. Der Zuckerhaushalt des Körpers – Zucker ist ein wesentlicher Energiespender – wird von der Bauchspeicheldrüse mit ihren beiden Haupthormonen Insulin und Glukagon geregelt. Die Insulinproduktion wird mittels eines sogenannten »Glukosetoleranztests« (GTT) geprüft; wenn ein nüchterner Mensch Zucker zu sich nimmt, steigt der Insulinspiegel im Blut stark an. Auch andere Hormone, zum Beispiel Wachstumshormone und Schilddrüsenhormone, wirken an der Blutzuckerregulierung mit.

Das weibliche Fortpflanzungssystem

Bei den meisten Tierarten und beim Menschen gibt es deutliche geschlechtsspezifische Unterschiede, was die Länge des »reproduktiven Lebens« betrifft. Auffallend groß ist der Unterschied beim Menschen: Die Frau verliert ihre Fortpflanzungsfähigkeit ca. 40 Jahre nach der Geschlechtsreife, um das 50. Lebensjahr. Gesunde Männer dagegen bleiben offenbar bis ins hohe Alter fortpflanzungsfähig. Bei allen anderen Primaten, die untersucht worden sind, zum Beispiel Affen und Schimpansen, behalten die Weibchen einen viel längeren Teil ihres Lebens die Fähigkeit, sich fortzupflanzen. Im Gegensatz zum Menschen kommt es bei anderen Spezies im Alter nicht zu einer langsamen Rückbildung der Eireifung (Oogenese). Bei den wenigen Spezies, die ein Klimakterium aufweisen, hört die Eireifung mehr oder weniger abrupt auf. (Verläßliche Daten über den Rückgang der Fortpflanzungsfähigkeit bei Haustieren gibt es so gut wie gar nicht. Das Huhn jedoch hat man, wegen der wirtschaftlichen Bedeutung seiner Eier, genauer studiert. Der überraschende Befund: Ein Huhn produziert im ersten Legejahr bis zu 175 Eier. Die Zahl der in den Folgejahren gelegten Eier steht in einem festen prozentualen Verhältnis zur Zahl der im ersten Jahr gelegten. Im zweiten Jahr sinkt die Eierproduktion auf ca. 75 Prozent des ersten – produktivsten – Jahres, im dritten Jahr auf ca. 50 Prozent.)

Wenn eine Frau auf die 50 zugeht, tendiert die Zahl der unreifen Eier in ihren Eierstöcken gegen Null. Überraschenderweise verkümmert ca. die Hälfte der unreifen Eier, mit denen eine Frau geboren wird, schon vor der Pubertät. Sehr wenige der verbleibenden Eier gelangen zur Reife, treten aus dem Eierstock aus und werden bei der Menstruation ausgestoßen. Noch weniger werden befruchtet. In der Zeit vor den Wechseljahren sinkt die Zahl der lebenden normalen Eier, die noch produziert werden. Chromosomengeschädigte Eier werden von älteren Frauen häufiger produziert und machen einen großen prozentualen Anteil an der Gesamtheit der anomalen Eier aus, die die Frau vor den Wechseljahren produziert. Warum diese Chromosomenschädigungen auftreten, ist unbekannt; sie sind (höchstwahrscheinlich) der Grund für die verringerte Fruchtbarkeit älterer Frauen wie auch für das höhere Risiko, ein behindertes Kind zur Welt zu bringen. Paradebeispiel ist das Down-Syndrom (Mongolismus), das bei Kindern Spätgebärender besonders häufig auftritt.

Nach den Wechseljahren sinken bei der Frau die Spiegel mehrerer Geschlechtshormone wie zum Beispiel Östradiol rasch, während die Testosteronkonzentration erst allmählich zurückgeht. Obwohl in den Eierstökken während der Wechseljahre gravierende Änderungen stattfinden, sind diese Veränderungen nicht die Hauptursache für das Versiegen der Fruchtbarkeit. Die meisten Funktionseigenschaften der Eierstöcke werden von Hormonen gesteuert, die die Hypophyse (Hirnanhangdrüse) ausschüttet; diese hat ihrerseits ein übergeordnetes Steuerorgan, den Hypothalamus (einen Zwischenhirnteil); und es gibt Hinweise, daß dieser wiederum aus dem Nervensystem gesteuert wird. Wo die letzte Steuerinstanz sitzt, weiß niemand. Diese ganze komplizierte Kette nennt man »Hypothalamus-Hypophysen-System«.

Auch in anderen Organen des weiblichen Fortpflanzungssystems kommt es im Alter zu Veränderungen. Gewicht und Größe der Gebärmutter gehen nach dem Klimakterium zurück; im 65. Lebensjahr wiegt die Gebärmutter nur noch rund halb soviel wie im 30. Lebensjahr. Bei Frauen, die kein Östrogen erhalten, wird nach dem Klimakterium die Scheide kleiner, sowohl in der Länge als auch im Durchmesser. Häufig verdünnt sich die Scheidenwand, und die lokalen Drüsensekretionen werden schwächer. Diese Veränderungen führen häufig zu Problemen beim Geschlechtsverkehr und bedürfen ärztlicher Beratung. Auch die weibliche Brust verändert sich: Ihr Drüsengewebe schrumpft (Involution). Das Ausmaß dieser Veränderungen ist individuell sehr verschieden. Normalerweise werden die Brüste kleiner und schlaffer. Aus bisher unbekannten Gründen weisen jedoch ca. 10 Prozent der Frauen nach dem Klimakterium eine Vergrößerung der Brust auf.

Zwei Drittel aller Brustkrebse treten bei Frauen über 50 auf. Dies ist nicht »normal«, könnte aber mit normalen Altersveränderungen zusammenhängen. Normale Altersveränderungen sollen die Frau nach den Wechseljahren auch für Osteoporose (Entkalkung der Knochen) und vielleicht für Atherosklerose prädisponieren. Vor den Wechseljahren haben nur ein Fünftel so viele Frauen Herzkrankheiten wie gleichaltrige Männer; Frauen nach den Wechseljahren haben ein fast zweieinhalbmal so hohes Risiko, an einem Herzleiden zu erkranken, wie menstruierende Frauen gleichen Alters. Daraus zog man die Schlußforderung, daß Östrogene eine Schutzwirkung auf die Gefäße ausüben. Aber auch eine Östrogenbehandlung ist nicht ohne Risiken – sie soll Gebärmutterkrebs begünstigen.

Das männliche Fortpflanzungssystem

Verglichen mit der schlagartigen »reproduktiven Alterung« der Frau geht die Seneszenz des männlichen Fortpflanzungssystems weitaus langsamer vor sich. Umstritten ist, ob es ein männliches Klimakterium gibt. Manche Männer bleiben eindeutig bis ins hohe Alter fortpflanzungsfähig – in einem nachgewiesenen Fall hat ein 94jähriger noch Nachwuchs gezeugt. Dennoch ist insgesamt ein Rückgang des Fortpflanzungsvermögens bei vielen alten Männern und alternden Tiermännchen festzustellen.

Da sich die meisten älteren Männer nicht mehr fortpflanzen wollen, spielt der Verlust der Vermehrungsfähigkeit für sie keine große Rolle mehr. Anders verhält es sich mit der Sexualität: Da sie bei Männern und Frauen jeden Alters tiefe persönliche Bedürfnisse stillt, die Paarbindung stärkt und die Stabilität der Familie und damit unserer ganzen Gesellschaft erhalten hilft, kann jede Einbuße in der Sexualität als schmerzhafter Verlust empfunden werden. Dieselben hormonellen Veränderungen, die das Fortpflanzungssystem beeinflussen, wirken sich auch auf Potenz und Geschlechtstrieb aus, daher sind im Alter in der Regel Veränderungen der sexuellen Aktivität zu erwarten.

Wie bei Frauen, steigen beim Mann manche Hormonspiegel, andere sinken. Sexuelles Interesse, sexuelle Aktivität und Potenz gehen allgemein zurück, was jedoch nicht unbedingt an Hormonveränderungen liegt (der eindeutige Beweis hierfür fehlt). Ob beim alternden Mann Beweglichkeit, Zahl und Lebensfähigkeit der Spermien abnimmt bzw. die Zahl der Spermien-Anomalien zunimmt, ist umstritten. Sicher ist nur eins: Von Mann zu Mann gibt es hier große individuelle Unterschiede.

Während die meisten Gewebe und Organe im Alter schrumpfen, neigen Herz, Lunge und Prostata aus unbekannten Gründen dazu, sich zu vergrößern. Die Prostata oder Vorsteherdrüse, die am Blasenhals sitzt und die Harnröhre umschließt, produziert eine ganze Reihe von Stoffen sowie den Hauptteil der Flüssigkeit, die mit dem Samen ejakuliert wird. Wenn sie sich vergrößert, kann sie die Harnröhre einschnüren und das Harnlassen erschweren. Im 40. Lebensjahr ist sie bereits bei 10 Prozent aller Männer vergrößert, im 80. Lebensjahr bei 80 Prozent. Meist handelt es sich um eine gutartige Vergrößerung (Hyperplasie oder Adenom), manchmal aber auch um Krebs; deshalb ist bei einer Prostatavergrößerung die kontinuierliche Überwachung durch einen Urologen nötig. Wird der Harnfluß allzu stark behindert, kann eine teilweise oder völlige Entfernung der Prostata ratsam sein. Es soll gewisse Hinweise darauf geben, daß Geschlechtsverkehr die Prostata in gutem Zustand hält.

Das Knochensystem

Fortschreitender Verlust an Knochenmasse ist eine normale Alterserscheinung, doch die Ausmaße unterscheiden sich von Mensch zu Mensch. Der Knochenschwund scheint bei beiden Geschlechtern in den 50ern zu beginnen, schreitet dann aber bei Frauen rascher fort als bei Männern, wobei in den ersten fünf bis zehn Jahren nach dem Klimakterium die Verlustrate am stärksten ist. Männer verlieren ca. 17 Prozent der Knochenmasse, die sie als junge Erwachsene hatten, Frauen ca. 30 Prozent. Schon in der Kindheit haben Männer einen höheren Knochenanteil als Frauen. 18jährige Frauen haben 20 Prozent weniger Knochenmasse in Relation zum Körpergewicht als Männer desselben Alters. Einer der bestimmenden Faktoren dafür, wieviel Knochenmasse der Mensch im Alter haben wird, ist, wieviel er als junger Erwachsener hatte.

Wenn Knochenschwund zu Wirbelfrakturen oder allgemein großer Bruchanfälligkeit der Knochen führt, lautet die wahrscheinliche Diagnose: Osteoporose. Dabei verringert sich die Knochenmasse pro Volumeneinheit, d. h. der Knochen verliert an Substanz und Festigkeit. Frauen sind häufiger betroffen als Männer. Sichtbarstes äußeres Symptom ist die Rückgratverkrümmung (Kyphose), der »Buckel«, den alte Leute, zumindest in Karikaturen, oft haben.

Die Ursache der Osteoporose ist unklar, aber viele Hinweise sprechen dafür, daß vier Variablen eine Rolle spielen: 1) Veränderungen von Hormonkonzentrationen (Östrogene, Nebenschilddrüsenhormon, Calcitonin, Corticosteroide, wahrscheinlich auch Progesteron); 2) Ernährungsfaktoren, vor allem Kalk- und Vitamin-D-Mangel; 3) mangelnde körperliche Bewegung (sitzender Lebensstil, Krankheit, Gelenkleiden, Knochenbrüche); und 4) der Knochenmassenstatus als junger Erwachsener. Weitere Faktoren: kleiner Körperwuchs, schmale Statur, weiße Hautfarbe.

Mehrere Studien haben erwiesen, daß körperliche Bewegung, eine Östrogenbehandlung und kalziumreiche Ernährung, einzeln oder in Kombination, den Knochenschwund bei Frauen nach den Wechseljahren bremsen können.

Das Nervensystem

Das Nervensystem gleicht einem riesigen Telefonnetz: Signale werden auf mannigfaltig zusammengeschalteten Bahnen weitergeleitet. Manche Gerontologen glauben, daß das Gehirn, die große Steuerzentrale des zentralen und peripheren Nervensystems, auch die Altersveränderungen steuert; daß zum Beispiel das Klimakterium und die darauffolgende Kaskade von Ereignissen, die bei der Alterung des weiblichen Fortpflanzungssystems ablaufen, vom Hypothalamus initiiert werden. Man vermutet dies wegen einiger Versuche an Ratten, in deren Verlauf durch die Stimulation des Hypothalamus das Klimakterium rückgängig gemacht und der ovarielle Zyklus wieder reaktiviert werden konnte. Gehirn und endokrines System arbeiten so eng zusammen, daß Veränderungen im einen System häufig auch Veränderungen im anderen erzeugen. Eine Veränderung einer chemischen Sekretion im Hirn kann eine Veränderung der Hormonausschüttung zum Beispiel in den Eierstöcken oder den Nebennieren auslösen; diese wiederum kann rückwirkend die ursprüngliche Sekretion im Gehirn beeinflussen. Man nennt dies eine Rückkopplung. Solche rückkoppelnden Regelkreise können außerordentlich komplex sein, können über viele Zwischenstufen laufen und Regelkreise in anderen Systemen beeinflussen.

Viele Hormone und weitere innere (= endokrine) Körpersekrete werden mit bemerkenswerter rhythmischer Regelmäßigkeit ausgeschüttet. Manche Körperchemikalien werden einmal pro Stunde, andere alle drei Stunden oder in anderem Rhythmus freigesetzt. Man weiß, daß die Uhren im Alter ungenauer werden und daß viele offenbar einer hormonellen

Steuerung durch die Hypophyse (Hirnanhangdrüse) unterliegen. Die altersbedingt andere Gangart unserer inneren Uhren ruft, so wird von einigen Gerontologen spekuliert, auch die wohlbekannten Veränderungen der Schlafmuster beim älteren Menschen hervor. Die biologischen Uhren und ihre Bedeutung für den Alterungsprozeß werden später ausführlicher behandelt. Trotz der hohen Bedeutung des Nervensystems konnten wir bisher in ihm keine Veränderung ausfindig machen, die als zentraler Auslöser des gesamten Alterungsprozesses gelten könnte.

Das Gehirn

Das Gehirn gehört zwar zum Nervensystem, trotzdem möchte ich es hier separat behandeln, weil Abbauerscheinungen im Gehirn weittragende Folgen für den Menschen haben. Funktionsstörungen im Gehirn rühren unmittelbar an das, was uns als Menschen auszeichnet – Denkfähigkeit und Erinnerungsvermögen. Bereits zwei Millionen Amerikaner leiden an solchen Funktionsstörungen, und die Zahl wird mit Sicherheit steigen. Neben der Altersdemenz sei hier nur auf die Parkinson-Krankheit verwiesen.

Bei der Geburt wiegt das Gehirn um die 400 g, im 20. Lebensjahr um die 1200–1400 g. Dann nimmt das Gehirngewicht langsam ab; im 90. Lebensjahr wiegt das Hirn ca. 10 Prozent weniger als im 20. Lebensjahr. Durch den Gewichtsverlust verändert sich die Gehirnoberfläche – die Windungen (Gyri) werden dünner, die Furchen (Sulci) breiter. Mit modernen bildgebenden Verfahren wie der Computeraxialtomographie (CAT) und der Kernspintomographie (NMR) läßt sich dies am lebenden Patienten sichtbar machen.

Das Hirn ist ein unglaublich komplexes Organ aus mehreren Milliarden Nervenzellen (Neuronen) und Milliarden sogenannter Stützzellen (Glia). Die Neuronen bestehen aus einem zentralen Zellkörper mit fadenartigen Fortsätzen, den Dendriten, die als Empfänger, und einem dickeren und längeren Fortsatz, dem Axon, der als Sender fungiert und Signale an andere Zellen des Netzwerks und in ferne Zellen, zum Beispiel Muskelzellen, überträgt. Das Axon kann wenige Mikrometer kurz sein und nur bis zur Nachbarzelle reichen, es kann aber auch bis zu einem Meter lang sein. Jedes Neuron empfängt aus Tausenden anderer Zellen eine enorme Menge von Signalen, die in der empfangenden Zelle wie in einem Schaltrelais Funktionen auslösen.

Die Datenübertragung in diesem Netzwerk erfolgt teils elektrisch, teils mit Neurotransmittern, chemischen Botenstoffen, die winzige Zwischenräume zwischen den Zellfortsätzen (Synapsen) überbrücken. Einer dieser Botenstoffe, das Azetylcholin, findet sich in 15 Prozent der Gehirnneuronen; es wird an den Synapsen von einem Enzym namens Azetyltransferase hergestellt. Ein erregtes Neuron schüttet an seinen Synapsen Azetylcholin aus, das über Rezeptormoleküle auf andere Neuronen einwirkt. Schließlich wird das Azetylcholin durch ein weiteres Enzym, Azetylcholinesterase, wieder deaktiviert. Das alles vollzieht sich in Sekundenbruchteilen. Jedes Neuron im dichtgeknüpften Nervennetz des Hirns kann mit schätzungsweise 10 000 anderen Neuronen in Verbindung treten. In einigen Teilen des alternden Gehirns gehen nun die Synapsen, die kritischen Kontaktpunkte zwischen den Zellen, verloren oder verändern ihre Form. Auch die Chemikalien, die bei der Neurotransmitter-Aktivität mitspielen, werden nicht mehr so reichlich ausgeschüttet.

Unbestritten ist, daß das Gehirngewicht vom dritten Lebensjahrzehnt an sinkt; strittig ist, was verlorengeht und wo es verlorengeht. Definitiv sterben Zellen, das Feuchtgewicht sinkt, und auch Formveränderungen der Hirnteile stellen sich ein. Manche Tiere zeigen ebenfalls solche Veränderungen (Hunde, Katzen, Affen), andere nicht (Ratten).

Viele Untersuchungen am Gehirn von Toten haben gezeigt, daß der Zellabbau im Gehirn sehr unterschiedlich vor sich geht. Bis zu 40 Prozent findet er im vorderen Cortex statt; in anderen Gehirnpartien ist so gut wie gar kein Abbau zu beobachten. Weil diese Untersuchungen nur am sezierten Gehirn vorgenommen werden können, sind natürlich nur Querschnitt- und keine Längsschnittstudien möglich. Was verlorengegangen ist, ist schwierig abzuschätzen, weil man nicht genau weiß, was vorher da war. Und ein Gehirn läßt sich nur einmal sezieren.

Bereits seit 1894 vermutet man hinter dem geistigen Abbau im Alter ursächlich einen Verlust an Neuronen. Bis zum heutigen Tag ist ein solcher Zusammenhang nicht nachgewiesen; allerdings findet eindeutig ein Zellenverlust statt. Ein Gerontologe schätzte, daß in einem bestimmten Gehirnteil vom 30. Lebensjahr an täglich 100 000 Neuronen verlorengehen. Hochgerechnet käme man auf einen Verlust von zwei Milliarden Zellen in 50 Jahren. Diese Menge erscheint gewaltig, stellt aber nur eine Zellmasse von 4–5 g dar. Weniger als die Menge dürfte vielmehr die Qualität der verlorengegangenen Zellen ausschlaggebend sein: Wenn ihre Funktion nicht von anderen Zellen übernommen werden kann, vermag es zu einschneidenden Verlusten kommen.

Wenn das Gehirn, wie andere Organe, eine Sicherheitsreserve an Zellen besitzt oder wenn der Verlust an einer unwichtigen Stelle stattfindet, mag ein Schwund von zwei Milliarden Zellen verkraftbar sein. Zwar treten keine neuen Neuronen an die Stelle der verlorenen; aber die verbleibenden können neue Verbindungsfühler ausstrecken und abgerissene Kontakte durch Schaffung neuer Synapsen in gewissen Grenzen wieder herstellen, so daß das Gehirn wieder fast so funktionstüchtig wird wie zuvor. Dieses Adaptions- und Kompensationsvermögen des alternden Gehirns nennen die Neurobiologen Plastizität.

1906 beschrieb der deutsche Neurologe Alois Alzheimer erstmals eine spezifische Demenzform beim Menschen, die sogenannte Alzheimersche Krankheit. Von allen Menschen zwischen dem 60. und 65. Lebensjahr leiden 0,1 Prozent an dieser Krankheit, jenseits des 85. Lebensjahres schon 47 Prozent. Anatomisch ist die Krankheit gekennzeichnet durch eine charakteristische Faserbildung (»Alzheimer-Fibrillen«) in den Hirnzellen. Hinzu kommt der ohnehin stattfindende allgemeine Zell- und Synapsenverlust im alternden Gehirn.

Unter dem Mikroskop sehen Alzheimer-Fibrillen wie winzige paarige Wendeltreppen oder Haarlöckchen aus. Sie durchsetzen bei Alzheimer und anderen Demenz-Formen die gesamte Großhirnrinde. Neurofilamente ähnlicher Art finden sich auch im normalen Gehirn, doch sie sehen meist etwas anders aus. Weiterhin typisch ist für Alzheimer die sogenannte senile Plaque – bestehend unter anderem aus Amyloid (einem Protein-Polysaccharid-Körper) und Teilen toter Zellen –, die sich ebenfalls auch bei gesunden alten Menschen findet, bei Alzheimer-Kranken aber verdichtet auftritt. Einige Neurobiologen glauben, daß zwischen der Plaque-Dichte und dem Nachlassen der geistigen Funktionen ein direkter Zusammenhang besteht. Fibrillen und Plaque treten, wie gesagt, auch bei Gesunden auf, bei psychisch Gestörten allerdings gehäuft. Wie sich Fibrillen und Plaque bilden, ist unbekannt, und eine Kausalbeziehung zum geistigen Abbau konnte bisher nicht bewiesen werden. Eine bloße »Schuldvermutung« reicht, wie vor Gericht, in der Wissenschaft nicht aus; überführt werden konnte der Täter bisher nicht.

Bis vor rund zehn Jahren war »Alzheimer« der Öffentlichkeit kein Begriff – man hielt geistigen Abbau und Demenz weithin noch für eine normale Begleiterscheinung des Alterns. Heute ist die Alzheimersche Krankheit in aller Munde. Nicht, daß ihre Häufigkeit inzwischen dramatisch gestiegen wäre; soweit man weiß, ist sie nicht gestiegen. Der Wandel kam vielmehr dadurch zustande, daß Alzheimer heute als Krankheit begriffen wird und nicht mehr als normale Alterserscheinung. Das neue »Alzheimer-Image« verbreitete sich unter anderem durch Interessengruppen, die sich mit der Krankheit auseinandersetzen, durch das Medieninteresse und durch die wachsende Einsicht bei Politikern, welch verheerende volksgesundheitlich-wirtschaftliche Folgen die Krankheit hat. Natürlich wäre es ein Segen, wenn eine Heilmethode gefunden würde: Über die biologischen Grundprozesse des normalen Alterns jedoch würde die Klärung des Alzheimer-Geschehens – wie bei Krebs und Kreislaufleiden – kaum neue Erkenntnisse erbringen. Die Alzheimer-Forschung gehört als Alterskrankheit also ins Fachgebiet des Geriaters, nicht in das des Gerontobiologen, und kann deshalb in diesem Zusammenhang auch nicht ausführlicher besprochen werden.

Fortschritte in der Computertechnik und die Möglichkeit, den Weg der Glukose im Gehirn zu verfolgen, haben neue Möglichkeiten eröffnet, den

Gehirnstoffwechsel zu erforschen. Daß der Energiestoffwechsel des Gehirns im Alter sinkt, ist bekannt; die neuen Techniken werden aber viel detaillierteren Aufschluß darüber geben, wie ein normales und wie ein krankes Gehirn Energie aufnimmt und nutzt.

Der größte Fortschritt wurde jedoch nicht in den Forschungslabors gemacht, sondern vielmehr in einem grundsätzlichen Einstellungswandel. Es hat sich mittlerweile die Erkenntnis durchgesetzt, daß geistiger Abbau im Alter nicht unvermeidlich ist. Die Gleichung »alt = senil« gilt nicht mehr. Diese Erkenntnis war für das Verständnis des normalen Alterungsprozesses entscheidender als alle Labordaten.

Im Alter läßt das Kurzzeitgedächtnis nach. Wer beginnt, seiner Erinnerung mit Zetteln auf die Sprünge zu helfen (»Heute nachmittag Arzttermin«), zeigt bereits erste Symptome. Zwischen zunehmender Vergeßlichkeit und zunehmendem Alter gibt es wahrscheinlich eine direkte Korrelation. Es ist hinlänglich nachgewiesen, daß ältere Menschen bei Erinnerungstests nicht mehr so gut abschneiden wie jüngere. Besonders das Namensgedächtnis läßt oft gravierend nach, worüber sich alte Leute besonders beklagen. Daß man Begriffe nicht findet, die einem »auf der Zunge liegen«, rangierte bei einer Untersuchung an über 64jährigen auf einer Liste von 28 verschiedenen Arten von Erinnerungsschwächen ganz oben.

Sämtliche in diesem Kapitel vorgestellten Organsysteme verändern sich im Alter und werden – einzeln oder gemeinsam – von vielen Gerontobiologen als die Hauptverantwortlichen der Altersveränderungen im ganzen Körper angesehen. Die Altersveränderungen des nächsten Kapitels sind dagegen eher sekundärer Natur.

Altern von Kopf bis Fuß

10

Und so von Stund zu Stunde reifen wir,
Und so von Stund zu Stunde faulen wir,
Und daran hängt ein Märlein.
William Shakespeare (Wie es euch gefällt)

Anders als die Altersveränderungen in den großen Organsystemen beeinflussen die folgenden Veränderungen nicht den ganzen Körper. Es sind vielmehr Folgeerscheinungen der im vorangegangenen Kapitel beschriebenen systemischen Struktur- und Funktionsänderungen.

Körpergröße

Die normale aufrechte Haltung des jungen Erwachsenen findet man bei älteren Menschen nur selten. Dafür gibt es viele Ursachen, unter anderem Veränderungen im Knochengerüst und in den Muskeln. Mehrere Studien haben hinlänglich bewiesen, daß der Mensch im Alter schrumpft; bei Männern beginnt dieser Prozeß um das 40. und bei Frauen um das 43. Lebensjahr. Bis zum 60. Lebensjahr ist die Schrumpfung aber so gering, daß sie häufig kaum festzustellen ist. Eine Querschnittstudie an 1763 Menschen ergab 1989 bei Frauen einen Verlust an Stehgröße von fast 5 cm, bei Männern von ca. 3,1 cm. Im Alter steigt die Schrumpfungsrate. Der Größenverlust für Männer liegt in dieser Studie über dem in der BLSA festgestellten Wert. Verantwortlich für die Größenabnahme ist wahrscheinlich eine Ursachenkombination unter anderem aus Wasserverlust, Schwächung von Muskelgruppen, Haltungsänderungen, Osteoporose, Bandscheibendegeneration und Rückgratschäden. Bei Frauen ist die Hauptursache Osteoporose.

Die zu untersuchenden Kohorten sollten aus Menschen bestehen, die im selben Jahr geboren sind, weil man die in den letzten 100 Jahren eingetretene Akzeleration (allgemeine Größenzunahme) vieler Populationen berücksichtigen muß. Wie massiv diese war und ist, läßt sich daran ablesen, daß die Durchschnittsgröße amerikanischer Heeresrekruten zwischen den beiden Weltkriegen um 1,8 cm und bis 1958 um weitere 1,27 cm zugenommen hat – in 40 Jahren um mehr als 3 cm. Hält dieser Trend an, wird die Durchschnittsgröße für Männer zur Jahrhundertwende 1,83 m überschreiten. Was die Ursachen für die Akzeleration sind – die bei Männern und Frauen gleichermaßen beobachtet wird – ist noch nicht hinlänglich geklärt. Viele Spezialisten vermuten eine qualitativ gestiegene Ernährungsweise, aber das ist Spekulation. Fest steht nur: Der Mensch wird größer, und das in einem rasanten Tempo.

Körpergewicht

Nahezu jede einschlägige Studie hat erwiesen, daß das Körpergewicht in den mittleren Jahren steigt und im Alter wieder abnimmt. Bei einer Untersuchung in Amerika im Jahre 1965 erreichten die Männer zwischen 34 und 54 Jahren ein Durchschnittsgewicht von 77,5 kg. Zwischen 55 und 64 Jahren sank es auf 72 kg und zwischen 75 und 79 Jahren auf 63 kg. Die untersuchten Frauen zeigten andere Resultate. Ihr Durchschnittsgewicht lag zwischen 25 und 34 Jahren bei 61 kg. Zwischen 55 und 64 Jahren stieg es auf ein Maximum von 68,4 kg und fiel dann auf 65,7 kg zwischen 65 und 74 Jahren und auf 62 kg zwischen 75 und 79 Jahren.

Das Zentil (der Wert, bei dem eine gleiche Anzahl von Probanden darüber und darunter liegt) betrug für 25- bis 34jährige Frauen 58,5 kg, für 75- bis 79jährige Frauen 61,6 kg; für 25- bis 34jährige Männer 75,6 kg, für 75- bis 79jährige Männer 65,7 kg.

Oberkörper

Brustdurchmesser und -umfang nehmen bei Männern und Frauen in der Regel mit dem Alter zu.

Armspanne

Die Proportion von Armspanne zu Körpergröße bei Erwachsenen ist seit römischer Zeit von Interesse und unter anderem in einer berühmten Zeichnung von Leonardo da Vinci dargestellt. Mit dem Alter verringert sich die Armspanne, aber nicht in dem Maße wie die Körpergröße.

Gesicht

Mehrere Studien haben erwiesen, daß sich Nase und Ohren im Alter verlängern. Die sonstigen Gesichtsdimensionen ändern sich nach dem 50. Lebensjahr offensichtlich nicht mehr entscheidend.

Schädel

Der Schädel besteht aus einer Reihe separater Knochen, die durch Knochennähte (Suturen) miteinander verbunden sind. Viele dieser Knochennähte beginnen sich im 70., 80. oder 90. Lebensjahr zu schließen. Auch die Schädelknochen scheinen mit dem Alter dicker zu werden. Zwei Längsschnittstudien haben erwiesen, daß sich Kopfumfang, -breite und -länge bei beiden Geschlechtern im Alter erhöht.

Knochengerüst

Einige Rippenknochen wachsen bei manchen Menschen bis zum siebenten Lebensjahrzehnt weiter. Bei den meisten Menschen verbreitert sich der zweite der fünf zylindrischen Mittelhandknochen bis über das 80. Lebensjahr hinaus.

Körper

Querschnittstudien zufolge werden die inneren Organe im Alter kleiner; bis hierzu die Ergebnisse von Längsschnittstudien vorliegen, muß dieser Befund jedoch kritisch betrachtet werden. Einige Organe – Prostata, Herz, Lunge – neigen zur Vergrößerung. Trotz fehlender Längsschnittstudien herrscht allgemeine Übereinstimmung, daß Hirn und Nieren schrumpfen. Die Hautfalten vermehren sich, die Muskelmasse nimmt ab. Aus bisher ungeklärten Gründen nimmt der Kaliumgehalt im Körper ab; manche Wissenschaftler sehen die Ursache in einer Zunahme von Fett- und Bindegewebe auf Kosten von Muskelgewebe. Studien mit der Fragestellung, ob eine kaliumreiche Ernährung diesen Trend umkehren könnte, sind mir nicht bekannt.

Körperwasser

Ein möglicher Grund für die Organ- und Körpergrößenschrumpfung sowie die Gewichtsabnahme ist der Verlust von Körperwasser. Bei jungen Männern bestehen 61 Prozent des Körpergewichts aus Wasser. Bei 57- bis 86jährigen Männern liegt der Anteil nur noch bei 54 Prozent. Junge Frauen weisen von Anfang an nur einen Anteil von 51 Prozent auf, der bei 60- bis 82jährigen Frauen auf 46 Prozent sinkt. Dieser Prozeß ist auf eine Abnahme der intrazellulären Flüssigkeit zurückzuführen (Verringerung der Zellenzahl im Körper sowie eine, zumindest teilweise, Größenabnahme der Zellen) und die nachlassende Wasserbindekraft des Bindegewebes. Der Mensch besteht zu 50 Prozent aus Wasser, 30 Prozent unseres Eiweißes sitzt im Kollagen des Bindegewebes – ein Wunder, daß noch genügend Masse übrigbleibt, um uns zu dem zu machen, was wir sind!

Die Grundsubstanz unserer Zellen ist ein komplexes Gel, Protoplasma genannt. In der Vergangenheit glaubte man, daß die Entwässerung und

Verdickung dieses Gels die meisten Funktionsstörungen in den Zellen bewirke und damit letztlich auch für die Alterserscheinungen verantwortlich sei. Eine verlockende Hypothese – aber es gibt keinen schlüssigen Beweis, daß der Wasserverlust an sich Altersveränderungen verursacht.

Haut

Obwohl es auch Alterskrankheiten der Haut gibt, ist eine normal gealterte Haut nicht krank. »Ich weiß gar nicht, warum sich jemand die Mühe machen sollte, das kutane Altern zu studieren. Schließlich stirbt niemand an alter Haut! Die Haut verschleißt nicht wie ein alter Mantel und fällt nicht ab. Es gibt Herzversagen, aber kein Hautversagen. Bis zum Schluß sind wir gut verpackt«, meint Albert Kligman, Dermatologe an der University of Pennsylvania. »Jeder will lange leben, aber keiner will alt aussehen.«

Keiner stirbt an alter Haut – dennoch zeigt die Haut natürlich gravierende Altersveränderungen. Sie ist das Organ, das unsere Klischeevorstellung vom Alter eines Menschen bestimmt. Ihre Verfärbung, ihre Falten, ihr Verlust an jugendlicher Glätte gilt generell als Spiegel des chronologischen Alters, ja der Gesundheit schlechthin. Sie ist das sichtbarste aller Organe, unsere äußere Visitenkarte, und naturgemäß werden Alterungszeichen an ihr als erstes bemerkt.

Zwei Drittel aller Menschen über 70 haben Hautleiden, die einen Arztbesuch rechtfertigen. Viele ältere Menschen haben mehrere Hautleiden zugleich. Häufige Beschwerden sind Trockenheit und Jucken. Auch exzessive Hornhautbildung, Hühneraugen, Fußpilz und Veränderungen der Nägel führen ältere Menschen zum Arzt.

Falten

Beim Entdecken der ersten Fältchen erschrecken viele Menschen zutiefst. »Schuld« an dieser Reaktion sind jedoch weniger die Fältchen als der Jugendkult und die damit einhergehende Abwertung des Alters in unserer Gesellschaft. Verletzte Eitelkeit kann einschneidende psychologische Folgen haben, das Selbstbild leidet und damit auch die Selbstsicherheit im gesellschaftlichen Auftreten. Schließlich siegt meist die Einsicht ins Unvermeidliche, das Akzeptieren des Wandels und ein vernünftigerer Umgang mit der neuen Situation.

Die meisten krankhaften Prozesse der alternden Haut sind vermeidbar. Mit wenigen Ausnahmen gehen sie nicht auf das normale Altern, sondern auf schädigende Reize aus der Umwelt zurück. Hauptursache der Hautveränderungen, die wir am alternden Menschen sehen, ist der ultraviolette Bestandteil des Sonnenlichts; er läßt die Haut schneller altern. Am stärksten ist die Wirkung auf Hautpartien, die direkter Sonnenbestrahlung ausgesetzt sind. Sonnenanbeter erkaufen ihre Bräune mit tieferer und früherer Faltenbildung. Deshalb empfehlen Dermatologen, daß jedermann, unabhängig von seiner Hautfarbe, stets starke Schutzcremes benutzen sollte, auch im Winter. Sonnenschutzmittel (oder besser noch: Meiden des Sonnenlichts) dienen auch der Verhütung von Hautkrebs, unter anderem dem bösartigsten, dem malignen Melanom.

Die charakteristischen Altersfalten entstehen vermutlich – obwohl es auch anderslautende Meinungen gibt – durch den Schwund von Kollagen, einem speziellen Eiweiß, das im Körper so reichlich vorkommt, daß es sogar zentraler Gegenstand einer Alternstheorie ist. Zum Kollagenschwund tritt die Vermehrung eines weiteren Eiweißes, Elastin. Es reichert sich in sonnengeschädigter Haut an, verändert sich im Alter stark und fördert die Runzelbildung und Erschlaffung der Haut. UV-Schäden intensivieren also das normale Entstehen von Hautfalten. Selbst die Art, wie man schläft, kann die Entstehung von vertikal durch das Gesicht verlaufenden Falten beeinflussen.

Ein kleiner Test, mit dem man den Geschmeidigkeits- und Elastizitätsverlust der eigenen Haut überprüfen kann: Man kneift die Haut auf dem Handrücken einige Sekunden fest zusammen, läßt dann los und zählt die Sekunden, die die Haut braucht, um in ihre ursprüngliche Lage zurückzukehren. Bis zum 45. Lebensjahr wird die Haut einer Querschnittstudie zufolge schätzungsweise zwei Sekunden dazu brauchen. Mit wachsendem Alter nimmt die Zeit stark zu; bei 65jährigen wird es um die 20 Sekunden, bei 70jährigen 50 Sekunden dauern. Diese Zeitdehnung ist aber zu ungenau, um als einer der vielgesuchten Biomarker des Alterns dienen zu können. Darüber hinaus ist es möglich, daß die verlangsamte Retraktion der Haut nur ein Gradmesser der Hautalterung, nicht aber der Alterung anderer Organe ist.

Ein Teil der Faltenbildung geht auf die »Standard-Mimik« wie Lächeln und Stirnrunzeln zurück, die eine Faltenbildung rechtwinklig zum jeweiligen Muskelzug akzentuiert. So entstehen die charakteristischen Stirnrunzeln, die vom Mund ausgehenden Falten und die Krähenfüße um die Augen. Andere Gesichts-, Kinn- und Halsmuskeln fördern vermutlich eher eine Faltenbildung parallel zum Muskelzug. Es gibt auch Gesichtsfalten, die mit einem Muskelgebrauch offenbar nichts zu tun haben. Ein gutes Beispiel ist das Ohrläppchen, das sich im Alter häufig vergrößert und Fältchen bekommt. Unregelmäßige oder sich kreuzende Falten anderswo im Gesicht, wo Gesichtsmuskeln ebenfalls keine Rolle spielen, können von Veränderungen im subkutanen Fett- und Bindegewebe herrühren.

Die Haut besteht im wesentlichen aus zwei Schichten, der Epidermis und der darunterliegenden Dermis (Lederhaut). Auf der Epidermis liegt ein dünner Mantel toter Zellen, die ständig abschuppen und durch neue

Zellen ersetzt werden, die aus der Basalschicht der Epidermis nach oben steigen. Die darunterliegende Dermis ist dicker und beherbergt die Haarwurzeln sowie die Schweiß- und Talgdrüsen. In dieser Schicht ist auch Kollagen vorhanden.

Epidermis und Dermis werden im Alter dünner – die Dermis aufgrund einer Abnahme der Zellenmenge. Da Männer eine dickere Dermis als Frauen besitzen, mag dies der Grund sein, warum Frauenhaut optisch rascher zu altern scheint.

Schweißdrüsen

Die Altershaut schwitzt weniger, weil viele Schweißdrüsen entweder absterben oder funktionsuntüchtig werden. Die Kapazität der verbleibenden Drüsen, bei Wärmeanstieg Schweiß abzusondern, nimmt im Alter ab. Die apokrinen Schweißdrüsen (zum Beispiel im Achselbereich) werden gesteuert durch ein Androgen, das von der Pubertät an ausgeschüttet wird. Apokriner Schweiß unterliegt der Zersetzung durch Bakterien – daher rührt der typisch säuerliche Körpergeruch. Im Alter läßt die Androgenproduktion nach, speziell bei Frauen nach den Wechseljahren. Deshalb haben, Albert Kligman und Kollegen zufolge, Senioren weniger Körpergeruch und können die Verwendung von Deodorants einschränken oder ganz aufgeben.

Temperaturregulierung

Unter der Dermis liegt als dritte Schicht die Subkutis. Sie dient als Fettspeicher und Stoßdämpfer und kontrolliert die Wärmeabgabe des Körpers. Im Alter schrumpft die Subkutis erheblich, besonders auf dem Handrükken, im Gesicht und an den Fußsohlen. An den Fußsohlen trägt die Subkutis-Schrumpfung wahrscheinlich zum Gehtrauma und zu allgemeinen Fußproblemen alter Leute bei.

Es spricht einiges dafür, daß die Nervenzellen der Haut im Alter einen Teil ihrer Leistungsfähigkeit einbüßen. Daraus erklärt sich vermutlich die verringerte Hautschmerzempfindlichkeit älterer Leute. Verbrennungen sind bei alten Menschen oft schwerer, weil die herabgesetzte Hitze- und Schmerzempfindlichkeit dazu führt, daß die Betroffenen nicht mehr rasch genug von der Hitzequelle zurückzucken. Auch die Berührungsempfindlichkeit sinkt bei älteren Menschen.

Die Dichte des Gefäßsystems der Haut (Venolen, Arteriolen, Kapillaren) nimmt im Alter ab. Daher rührt wahrscheinlich die bekannte Neigung älterer Menschen, zu frieren. Die von älteren Menschen als angenehm empfundene Zimmertemperatur liegt oft deutlich höher als bei jüngeren Menschen. Nachgewiesen ist, daß die Temperatur der Gesichtshaut im Alter sinkt. Messungen der Hauttemperatur von der Leistengegend bis zu den Füßen ergaben bei älteren Frauen ein deutlich steileres Temperaturgefälle als bei jüngeren Frauen. Im Schnitt betrug das Gefälle fast 10° C, bei manchen Frauen bis zu 16° C. Wer in die Jahre gekommen ist, kennt das leidige Gefühl kalter Füße; den genauen Grund für dieses Temperaturgefälle kennt man jedoch nicht.

Eine ernstere und sehr gefährliche Folge der abnehmenden Kälteempfindlichkeit im Alter ist die Hypothermie (Unterkühlung). Bei alten Menschen kann schon eine kurze Auskühlung, zum Beispiel durch besonders kalten Wind oder in Situationen, in denen Körperwärme rasch entzogen wird – zum Beispiel in nasser Kleidung, bei kalten Temperaturen – oft unbemerkt zu Hypothermie führen. Junge Leute sind für Kälte besser gerüstet: Ihre kleinen Blutgefäße in der Haut ziehen sich stärker zusammen, ihre Muskeln zittern mehr; sie zeigen also Reaktionen, die Körperwärme erzeugen.

Heilungskapazität

Eine verringerte Nervenempfindlichkeit der Altershaut, gekoppelt mit einer nachlassenden Immunabwehr, kann auch die Reaktion auf Reizstoffe hemmen oder verlangsamen. Dieses Nachlassen des Frühwarnsystems kann dazu führen, daß ältere Menschen sich einem Außenreiz länger aussetzen, bis ein Warnzeichen wie zum Beispiel die Rötung der Haut auftritt. Zur Verhütung schlimmerer Folgen kann es dann bereits zu spät sein.

Die Wundheilung geht bei älteren Menschen langsamer vonstatten als bei jungen, und die mechanische Belastbarkeit (Rißfestigkeit) einer Wunde ist bis zur Abheilung geringer, wenngleich die Abheilung selbst bei Jung und Alt keine Qualitätsunterschiede aufweist. Selten werden operative Eingriffe bei älteren Menschen nur deshalb abgelehnt, weil man Wundheilungsstörungen befürchtet.

In der Regel beschränken sich die Veränderungen, die im Alter auf der normalen Haut eintreten, auf Körperpartien, die normalerweise nicht mit Kleidung bedeckt sind. Die Hauptursache der Veränderungen auf der exponierten Haut ist weniger das Alter selbst als vielmehr die ultraviolette Strahlung des Sonnenlichts. Nachgewiesen wurde dieser Zusammenhang in Experimenten mit menschlichen Zellen in Laborkulturen. Zellen aus normalerweise sonnengeschützten Hautpartien (zum Beispiel vom Unterarm) haben eine viel größere Wachstumskapazität als Zellen vom selben Menschen aus sonnenbestrahlten Hautzonen – die Sonne ist der große Altmacher der Haut, bis hinunter auf zelluläre Ebene.

Fingernägel

Norman Orentreich und seine Kollegen von der Orentreich Foundation for the Advancement of Science in New York haben festgestellt, daß sich das Fingernagelwachstum vom dritten bis zum neunten Lebensjahrzehnt um ca. 50 Prozent verlangsamt. Bis zum 60. Lebensjahr wachsen die Nägel bei Männern schneller als bei Frauen. Nach dem 80. Lebensjahr wachsen die Nägel bei Frauen rascher. Ein interessantes Ergebnis einer Studie aus dem Nordosten der USA: Nachts ist das Nagelwachstum langsamer; am stärksten findet es im November statt, am geringsten im Juli. Ein gewisser W. B. Bean, der vom 32. bis zum 68. Lebensjahr seinen linken Daumennagel studiert hat, beobachtete Sieben-Jahres-Zyklen, in denen normales und gebremstes Wachstum wechselten. In der Jugend wächst ein Nagel etwa einen Millimeter pro Woche. Abgesehen vom Alter können noch viele weitere Faktoren das Nagelwachstum beeinflussen: Pianisten und Schreibkräfte zeigen beispielsweise ein überdurchschnittliches Nagelwachstum. Am Daumen und am kleinen Finger wachsen die Nägel langsamer; Wachstumshemmer sind auch sehr kaltes Wetter und diverse Krankheiten. Körpergröße, Gewicht, Haarfarbe scheinen in keinem Zusammenhang mit dem Nagelwachstum zu stehen, ebensowenig wie das Verwenden von Nagellack und Lackentferner.

Die meisten altersbedingten Veränderungen des Fingernagels, zum Beispiel Verfärbungen (gelblich oder grau), Längsriffel und Brüchigkeit, können als normal betrachtet werden. Einige Dermatologen sehen die Ursachen in früherer überdurchschnittlicher Sonnenbestrahlung oder in Ernährungsgewohnheiten sowie Temperatureinwirkungen und hormonellen Veränderungen.

Bei Hamstern, Meerschweinchen und Ratten tritt keine Veränderung des Nagelwachstums als Folge des Alterns auf. Bei Mäusen und Kaninchen dagegen beschleunigt, bei Beagle-Hunden verlangsamt es sich im Alter.

Die Zehennägel wachsen nur ein viertelmal so schnell wie Fingernägel, d. h. einen Millimeter im Monat. In den wenigen Untersuchungen, die es dazu gibt, hat sich keine nennenswerte Veränderung des Zehennagelwachstums im Alter gezeigt.

Haar

Die altersbedingten Veränderungen des Haarwuchses sind nach wie vor ein Rätsel, um so mehr, als daß sich das Haarwachstum an manchen Körperteilen vermehrt, an anderen vermindert. Das Kopfhaar wird in der Regel weniger, während in unmittelbarer Nachbarschaft – in den Ohren, in der Nase und an den Augenbrauen – das Haar oft geradezu zu wuchern beginnt. Die Theorie, diese Veränderungen entstünden durch altersbedingte Umstellungen im Geschlechtshormonhaushalt, ist nur schwer aufrechtzuerhalten, treten doch auf engem Raum so gegensätzliche Veränderungen auf. Vielleicht erklärt sich diese so unterschiedliche Verteilung dadurch, daß sich die Hormonrezeptoren der Haarzellen im Alter selbst verändern – aber dies ist Spekulation.

Bei vielen Frauen wächst nach dem Klimakterium, bedingt durch den fallenden Östrogenspiegel, Haar auf der Oberlippe – eine oftmals deprimierende Erfahrung, und viele Frauen versuchen mit allen möglichen Mitteln, sich des »Damenbartes« zu entledigen, den sie, gesellschaftlichen Normen entsprechend, als häßlich empfinden. Bis zum 55. Lebensjahr bekommen ca. 40 Prozent der Frauen Haare im Gesicht, die sich aber nicht vermehren.

Insgesamt verringert sich jedoch die Zahl der Körperhaare. Es kommt zu geschlechtsspezifischen Verfärbungen und Wachstumsveränderungen. Die sogenannte androgenetische Alopezie (Glatzenbildung) tritt bereits bei jungen Männern auf, seltener und abgeschwächter auch bei Frauen; sie ist genetisch bedingt und scheint mit Veränderungen im Androgenspiegel zusammenzuhängen. Später im Leben kommt es bei beiden Geschlechtern zu einer – offenbar nicht mehr genetisch verursachten – Verlangsamung des Haarwachstums und zu Haarverlusten. Das Achselhaar dünnt im Alter aus und verschwindet bei älteren Frauen häufig ganz. Diese Veränderungen treten bei den einzelnen Menschenrassen jedoch unterschiedlich auf. Bei Japanerinnen geht nach den Wechseljahren das Achselhaar fast vollständig zurück. Einige Frauen über 60 verlieren auch die Schambehaarung; bei Männern ist dies nur selten der Fall.

In der Jugend schmücken den menschlichen Kopf rund 100 000 Haare – bei Blonden sind es etwas mehr, bei Rothaarigen etwas weniger. Die durchschnittliche Wachstumszeit eines Kopfhaares beträgt 1000 Tage. Doch während dieser Zeit wächst das Haar nicht kontinuierlich. Es legt 100tägige Ruhepausen ein; so befinden sich jeweils ungefähr 10 Prozent der Kopfhaare gerade in der Ruhephase. Etwa 100 Haare fallen täglich aus. Untersuchungen haben erwiesen, daß im Alter die Dichte der Behaarung sowie der Durchmesser und die Reißfestigkeit des Haares sinken. Der prozentuale Anteil der dickeren Haare nimmt ab, derjenige des Flaumhaares nimmt zu; es befinden sich weniger Haare im Wachtums- und mehr im Ruhezustand. Diese Veränderungen sind ihrerseits saisonalen Schwankungen unterworfen. So können im November doppelt so viele Haare pro Woche verlorengehen als im Juni.

Das wohl augenfälligste aller Alterszeichen ist das Ergrauen des Haares, doch es tritt keineswegs bei allen Menschen auf und setzt außerdem zu höchst unterschiedlichen Zeitpunkten ein. Verursacht wird es durch den Verlust melaninproduzierender Zellen und den daraus resultierenden

Schwund an Melanin. Dieses Pigment, das Haut und Haar Farbe verleiht, wird von Zellen in der sogenannten Haarzwiebel (dem inneren Teil der Haarwurzel) produziert. Meist setzt die Ergrauung an den Schläfen ein und greift nach oben auf das Kopfhaar über. Bei Männern ergraut häufig auch das Achselhaar, bei Frauen seltener.

Einer Studie zufolge stellte sich unter mehr als 50 Messungen von Altersveränderungen die Ergrauung des Kopfhaares als der verläßlichste Indikator des Alterungsprozesses heraus, wenngleich sie nur zu 65 Prozent mit dem Alter korrelierte; 35 Prozent der älteren Menschen sind nicht grau oder werden es erst sehr spät.

Gehör

Bei den meisten Menschen treten im Alter Veränderungen im Gehör ein. Analog zur schwindenden Fähigkeit, Kleingedrucktes zu lesen (siehe Abschnitt »Augenlicht«, später in diesem Kapitel), kommt es zu einer Abnahme der Fähigkeit, hohe Töne zu hören (Presbyakusis, Altersschwerhörigkeit). Beide Veränderungen gelten jedoch nicht als Krankheit. Im schlimmsten Falle sind es lästige Beeinträchtigungen. Wer nicht die ausgeprägte Gewohnheit hat, Dinge aus nächster Nähe zu betrachten, und wer nicht als Audiophiler die hohen Frequenzen liebt (3000–4000 Hz und höher), der bemerkt diese Veränderungen vielleicht (zunächst) kaum.

Bei den meisten Menschen beginnt die Hochton-Hörschwäche schleichend schon im dritten Lebensjahrzehnt. Wann sie einsetzt und in welchem Tempo sie fortschreitet, ist jedoch individuell sehr unterschiedlich. In einer groß angelegten Studie zeigten in der Altersgruppe der 30–55jährigen zwei- bis fünfmal mehr Männer als Frauen eine Verschlechterung des Hochtonhörens; die jeweiligen Einbußen nahmen von Jahrzehnt zu Jahrzehnt um das Anderthalb- bis Vierfache zu. Diese altersbedingten Veränderungen können auf Degenerationen in bestimmten Zellen und Zellprodukten des entsprechenden Sinnesorgans zurückzuführen sein.

Zur Hochton-Hörschwäche gesellt sich eine Abnahme der gehörten Lautstärke. Die Lautstärke – genauer: der Schalldruck – wird in Dezibel (dB) gemessen. Eine Hörverringerung um 20 dB vom Normwert gilt allgemein als Frühzeichen der einsetzenden Schwerhörigkeit. Bei einem Minus von 30 dB sind schon deutliche Einbußen spürbar; lautere Stimmen aber werden noch gehört. Bei einem Verlust von 40 dB kann eine normale Konversation, wenn Hintergrundgeräusche vorhanden sind, vom Betroffenen kaum noch verfolgt werden. Bei 50 dB Verlust wird eine normal laute Stimme fast unhörbar, aber eine überdurchschnittlich laute Stimme kann, wenn man die Lippenbewegungen mitliest, verstanden werden. Bei mehr als 50 dB Verlust sind weder normale Stimmen noch Schreien mehr hörbar.

Vokale belegen meist den unteren, Konsonanten den oberen Frequenzbereich. Weil der höchste Informationsgehalt in den Konsonanten liegt, macht ein Verlust der hohen Frequenzen das Gesprochene unverständlich. Etwa ein Drittel der über 65jährigen hat Hörschäden, die soziale Beeinträchtigungen zur Folge haben. Bei einer beträchtlichen Zahl von älteren Menschen, die mit Hörschäden zum Arzt kommen, ist der Gehörgang jedoch lediglich mit Ohrschmalz blockiert.

Viele Menschen können das Alter einer älteren Person nach dem »Sound« ihrer Stimme einschätzen, beruhend auf Kriterien wie: tiefere Stimme bei Frauen, höhere Stimme bei Männern, vermehrte Heiserkeit, verändertes Sprechtempo, unklare Artikulation.

Geschmack

Entgegen früheren Ansichten scheint sich bei älteren Menschen die Zahl der Geschmacksknospen nicht zu verringern. Daß man früher glaubte, sie verminderte sich, liegt wahrscheinlich an der enorm unterschiedlichen Verteilung ihrer Dichte auf der Zunge, unabhängig vom Alter. Das verringerte geschmackliche Differenzierungsvermögen im Alter liegt also nicht an einem zahlenmäßigen Rückgang der Geschmacksknospen, sondern an degenerativen Veränderungen in den Zellen, aus denen die Geschmacksknospen bestehen.

Die Fähigkeit, die vier Geschmacksqualitäten (salzig, süß, bitter, sauer) zu schmecken, läßt im Alter etwas nach, wenngleich sich dies individuell wiederum sehr unterschiedlich bemerkbar macht. Man stellte bei einer Untersuchung jedoch fest, daß ältere Menschen in der Regel sechs- bis zehnmal so hohe Aromakonzentrationen brauchen, um ein Aroma identifizieren zu können. (Die Test-Aromen waren: Kirsche, Weintraube, Zitrone, Orange, Tomate, Speck, Cheddar-Käse, Schokolade, Pilz.) Geschmackstrübungen können häufig auch auf Krankheiten oder Medikamente (Nebenwirkungen) zurückgeführt werden.

Geruch

In den meisten Untersuchungsberichten der durchgeführten Studien wird von einer allmählichen Verschlechterung der Geruchswahrnehmung im Alter berichtet. Nicht nur die Fähigkeit, schwache Gerüche zu entdecken, läßt nach, sondern auch die Fähigkeit, die Intensität starker Gerüche abzuschätzen. Auch die Differenzierungsschärfe zwischen den einzelnen Gerüchen nimmt ab. Einer Untersuchungsreihe zufolge konnten 45 Prozent der älteren Menschen (jedoch nur vier Prozent der jüngeren) Käse-, Schokoladen-, Pfefferminz- und Sardinengeruch nicht identifizieren. Einbußen beim Geruchssinn setzen viel früher ein als in anderen sensorischen Bereichen, manchmal bereits mit Anfang 20. Frauen haben – in jeder Altersstufe – eine »bessere Nase« als Männer.

Die zum Thema »Geruch« aufgeführten Daten und Werte sind durchweg Ergebnisse aus Querschnittstudien. Wirklich gesicherte Erkenntnisse über Altersveränderungen werden erst Längsschnittstudien ergeben. Parfüm-Experten und Weinkoster berichten beispielsweise, daß sich ihre Fähigkeit, Gerüche zu identifizieren, im Alter nicht verschlechtert hat. Doch es gibt dafür bisher keine objektive Meßmethode. Vielleicht gilt auch hier das altbewährte Lebensprinzip, daß nicht rostet, was nicht rastet.

Die Verschlechterung des Geruchssinns könnte einerseits an einer Degeneration von Zellen im Geruchsorgan liegen, andererseits an einem Schwund von Zellen im Gehirn, die mit der Geruchswahrnehmung zu tun haben. Die Schwierigkeit, Einbußen beim Geruchs- und Geschmackssinn exakt zu messen, wird häufig noch durch Krankheiten der untersuchten Probanden kompliziert.

Die Schwächung des Geruchssinnes ist nicht nur unerfreulich, sondern potentiell lebensgefährlich. Man denke nur an Fälle, wo zum Beispiel ausströmendes Gas oder Rauch nicht bemerkt werden.

Einige Hinweise sprechen dafür, daß man sich an früh in der Jugend entdeckte Gerüche im Alter besser erinnert als an Gerüche, die man erst später im Leben entdeckt hat. Analog dazu ist das Gedächtnis für Jugenderlebnisse besser als dasjenige für Erlebnisse aus dem mittleren Lebensabschnitt.

Augenlicht

Einige Gerontologen halten nicht das Ergrauen des Haares, sondern Veränderungen in der Augenlinse für diejenige Abbauerscheinung, die als universaler Altersmarker am ehesten in Frage kommt. Die Augenlinse wird im Alter dicker und schwerer, ihre Akkomodationsfähigkeit nimmt ab. Diese sogenannte Alterssichtigkeit (Presbyopie) findet sich bei ca. 42 Prozent der 52- bis 64jährigen, bei 73 Prozent der 65- bis 74jährigen und bei 92 Prozent der über 75jährigen. Ein erstes Anzeichen kann sein, daß man das Kleingedruckte auf einer Zeitungsseite im normalen Abstand nicht mehr gut lesen kann – man muß die Zeitung weiter von den Augen entfernt halten. Abhilfe leisten in diesem Fall Brillen mit Plusgläsern, die wieder ein scharfes Nahsehen ermöglichen.

Der graue Star (Katarakt) – eine Linsentrübung, verursacht durch eine Proteinveränderung in der Augenlinse – gilt als Krankheit, befällt aber, so wird vermutet, nahezu jeden, der lange genug lebt. Damit ist der Katarakt ein klassisches Beispiel für einen Grenzfall bzw. die schwierige Grenzziehung zwischen Krankheit und normaler Altersveränderung. Weitere Augenveränderungen im Alter, die schon fast als normale Alterserscheinung angesehen werden können, sind ein erhöhter Druck in der vorderen Augenkammer und eine verschlechterte Lichtübertragung.

Schlaf

Schlafforscher unterscheiden zwischen REM-Schlaf (bei dem sich unter den Augenlidern die Augäpfel lebhaft bewegen) und Non-REM-Schlaf (Tiefschlaf). Letzterer ist in vier Stadien eingeteilt. Normale junge Erwachsene verbringen ungefähr die ersten 80 Minuten im Non-REM-Schlaf, dann folgt der REM-Schlaf, anschließend wechseln die beiden Zustände alle 90 bis 100 Minuten. Im Alter verschieben sich diese Relationen, und die Gesamtschlafdauer verkürzt sich: Ein normaler älterer Mensch liegt häufiger und länger wach und verbringt mehr Zeit im ersten der vier Tiefschlafstadien und viel weniger Zeit im letzten. Die Länge der im REM-Schlaf verbrachten Zeit scheint mit dem allgemeinen Wohlbefinden zu korrelieren. Sie nimmt im Alter allgemein ab, bei seniler Demenz aber offenbar besonders stark.

Ältere Menschen liegen nachts häufiger schlaflos als jüngere, legen dafür aber tagsüber normalerweise mehr Ruhepausen und Nickerchen ein. Im Alter nehmen allgemein die Einschlaf- und Durchschlafstörungen zu. Sie sind ungleich verteilt: Männer wachen nachts deutlich häufiger auf als Frauen. Ein interessantes Experiment ergab, daß die Weck-Empfindlichkeit im Alter steigt: Junge, mittelalte und alte Probanden wurden während des Schlafes mit einem lauten Geräusch beschallt; die alten Männer und Frauen wachten weitaus leichter auf als die beiden anderen Gruppen. Offenbar schläft der Mensch nicht mehr so tief, wenn er älter wird. Experimente mit anderen Stimuli (starkes Licht, Berührung) sind mir nicht bekannt.

Vor kurzem stellte man fest, daß mit fortschreitendem Alter Atemstörungen im Schlaf stark zunehmen, vor allem kurze Atemstillstände (Apnoen). In einer Gruppe gesunder Männer und Frauen (62 bis 86 Jahre alt) traten bei immerhin einem Drittel der Personen fünf bis zehn apnoebedingte Schlafunterbrechungen pro Stunde auf. Männer wie Frauen waren gleichermaßen betroffen. Diese Atemstörungen könnten die Ursache der Störung des Schlafrythmus im Alter sein. Die wichtigste unbeantwortete Frage bleibt jedoch: Was ist ein normaler Schlaf- und Atemrhythmus für einen gesunden älteren Menschen?

Schnarchen deutet fast immer auf irgendeine Anomalität in den Atemwegen hin und kann gefährlicher werden, als man vielleicht vermutet. Die verringerte Sauerstoffzufuhr kann die Blutchemie verändern und gesundheitlichen Störungen Vorschub leisten. Jahrzehntelanges nächtliches Schnarchen stellte sich in einer Studie als Risikofaktor für Bluthochdruck und weitere Herz-Kreislauf-Beschwerden heraus. Der Anteil der Schnarcher nimmt mit dem Alter zu: Bei den Männern zwischen 60 und 70 sind 60 Prozent gewohnheitsmäßige Schnarcher, bei den gleichaltrigen Frauen sind es nur 45 Prozent.

Ein weiteres Alterszeichen, das »Restless legs«-Syndrom (Beinunruhe, Beinzucken), tritt ebenfalls häufig im Schlaf auf, mit einer Periodizität von 20 bis 40 Sekunden. Jedesmal kann damit eine kurze Schlafunterbrechung einhergehen. Die Ursache ist weitgehend unbekannt. Bei einer (nichtrepräsentativen) Gruppe von über 65jährigen wies immerhin jeder dritte das »Restless legs«-Syndrom auf.

Vieles von dem, was wir über die Veränderungen des menschlichen Schlafrhythmus im Alter wissen, beruht lediglich auf Beobachtungen und Anekdoten – Ursachen sind noch nicht nachgewiesen. Die genaue Beschreibung biologischer Vorgänge ist zwar ein unabdingbarer Schritt zur Erforschung ihrer Ursachen, doch Schlafstudien an älteren Menschen sind über dieses deskriptive Stadium bisher kaum hinausgekommen.

Ernährung

Erst in den letzten Jahren ist das Thema »Altern und Ernährung« näher ins Blickfeld der Wissenschaft gerückt. Dabei weiß man schon länger, daß die Ernährung erheblichen Einfluß auf den Verlauf gravierender Alterskrankheiten (Kreislaufleiden und einige Krebsarten) nehmen kann. Eins ist sicher: Die Nahrungsaufnahme sinkt mit dem Alter. Den Ergebnissen der BLSA-Studie zufolge sinkt die mit 30 Jahren optimale Energieaufnahme von 2700 Kalorien täglich bis zum 80. Lebensjahr auf 2100 Kalorien. Zum Teil ist der schwindende Kalorienbedarf in der eingeschränkten körperlichen Bewegung begründet. Über den Nährstoffbedarf der alten Menschen wissen wir viel weniger als über den von Säuglingen, Kindern und jungen Erwachsenen. Wir wissen nicht einmal, ob die natürliche Neigung älterer Menschen, weniger zu essen, ihnen ein ausreichendes Ernährungsniveau sichert oder zu Mangelerscheinungen führt.

Bis zum 60. Lebensjahr nimmt der Mensch an Körperfett zu, während Proteine, die »Magermasse« des Körpers, ab dem frühen Erwachsenenalter um knapp drei Kilo pro Jahrzehnt abgebaut werden, das meiste davon in Form verlorener Muskelmasse. 70jährige Männer haben knapp zehn Kilo Muskelmasse weniger als mit 40, dafür dreieinhalb Kilo mehr Fett- und Bindegewebe. Auch Knochenmasse geht im Alter allgemein verloren. Es laufen darüber hinaus noch viele weitere Altersveränderungen im Körper ab, die in ihrer Summe den Nährstoffbedarf beeinflussen. Bei Senioren kommt überdies auch Mangelernährung vor, bedingt durch mehrere Faktoren: allgemeine Unkenntnis in Ernährungsfragen; Armut; schwindendes Interesse am Essen wegen sozialer Isolierung; körperliche Gebrechen, die das Einkaufen behindern; geistige Störungen; Verdauungsbeschwerden durch Krankheiten im Magen-Darm-Trakt; Alkohol als Ersatz-Energiespender; Rückgang des Geruchs- und Geschmackssinnes; Medikamente, die Appetit, Verdauung und Resorption beeinflussen.

Stoffwechsel

Stoffwechsel (Metabolismus) ist der Sammelname für die zahlreichen und komplexen biochemischen Vorgänge, die in einem lebenden Organismus ablaufen. Es gibt verschiedene Teilstoffwechsel; gerontologisch bedeutsam ist vor allem der Energiestoffwechsel. Die Energiemenge, die der Körper zur Aufrechterhaltung seiner Funktionen braucht, nennt man Grundumsatz. Er bemißt sich in Kilokalorien (heute Joule) pro Einheit der Körperoberfläche pro Stunde. Wie der Benzinverbrauch bei Autos muß der Grundumsatz beim Menschen unter standardisierten Bedingungen gemessen werden, damit vergleichbare Resultate herauskommen; würde man den Spritverbrauch des einen Wagens bei einer Bergauf-, den des anderen bei einer Bergabfahrt messen, erhielte man keine aussagekräftigen Vergleichswerte.

Der Grundumsatz (abgekürzt GU) nimmt mit fortschreitendem Alter leicht ab. Um den GU ranken sich viele Alternstheorien. 1928 stellte Raymond Pearl die »Rate-of-living«-Hypothese auf. Er behauptete, die Lebenslänge werde durch die Erschöpfung einer Vitalsubstanz bestimmt, die proportional zum Grundumsatz aufgezehrt werde. Diese Theorie ist mittlerweile wegen der vielen Indizien, die ihr widersprechen, fallengelassen worden. Gleichwohl läßt sich bei Säugetieren ein vergleichbarer Trend feststellen: Spezies mit niedrigem GU sind häufig auch sehr langlebig. Es wird häufig behauptet, daß die langsame Schildkröte den flinken Hasen deshalb überlebt, weil ihr GU-Motor weitaus niedertouriger läuft. Dies stimmt jedoch nur bedingt, da für die Lebenserwartung noch mindestens zwei weitere Faktoren eine entscheidende Rolle spielen: das Gehirngewicht in Relation zum Körpergewicht sowie die Körpertemperatur. Alle drei Faktoren bilden eine Drei-Größen-Formel, die die maximale Lebensspanne praktisch aller Vertebraten genau beschreibt.

Ein interessanter Versuch zur Korrelation von GU zu Langlebigkeit wurde mit Hamstern durchgeführt. Im Winterschlaf sinkt bei den kleinen Nagern der GU erheblich. Lebte nun der, der am längsten schlief, auch am längsten? Tatsächlich bestätigte sich ein solcher Zusammenhang. Eine

Gruppe Hamster hielt man bei Zimmertemperatur, was zur Folge hatte, daß diese Gruppe erwartungsgemäß nicht in den Winterschlaf fiel. Die zweite Gruppe lebte sechs Monate im Jahr bei Temperaturen knapp über dem Gefrierpunkt; diese Tiere hielten (unterschiedlich lange) Winterschlaf. Als man die Versuchstiere je nach der Länge ihres Winterschlafs in drei Gruppen teilte, stellte sich heraus, daß die größten Langschläfer tatsächlich am längsten lebten. Die kurzlebigsten waren die »Zimmertemperatur-Hamster«. Der gleiche Effekt stellt sich bei Taufliegen und Stubenfliegen ein, wenn man sie bei unterschiedlichen Temperaturen hält. Diese Insekten kennen zwar keinen Winterschlaf, doch bei kühleren Temperaturen sinkt ihr GU, und sie leben länger. Werden sie zu verschiedenen körperlichen Anstrengungen gezwungen, die ihren GU steigen lassen, nimmt die Lebenserwartung ab, und zwar um so stärker, je höher die Anstrengung war.

Bei Ratten stellte man allerdings ein umgekehrtes Ergebnis fest. Hohe körperliche Anstrengung ließ bei ihnen die Lebenserwartung leicht steigen. Diese Ergebnisse lassen sich jedoch nicht auf Menschen hochrechnen, und wir haben keine verläßlichen Anhaltspunkte für eine positive oder negative Korrelation zwischen körperlicher Bewegung und Langlebigkeit. Näheres hierzu in Kapitel 16.

Als ein typisches Merkmal des Alterns gilt gemeinhin die verringerte Fähigkeit, auf die Umwelteinflüsse entsprechend zu reagieren. Belastungen, die wir in der Jugend leicht auffangen – Streß, Infektionen usw. –, werden im Alter nicht mehr so leicht verkraftet. Der Unterschied zeigt sich bis hinab auf die molekulare Ebene. Vor mehreren Jahren stellte Richard Adelman (heute University of Michigan) fest, daß Enzyme, die in den Proteinen auftreten, auf die sie einwirken, sich im Alter nicht mehr so gut auf Veränderungen einstellen können. Enzyme sind Katalysatoren des Stoffwechsels. Ohne sie wäre kein Leben möglich. Wie die bereits beschriebenen Veränderungen in den einzelnen Zellen ist die verringerte Adaptionsfähigkeit der Enzyme ein Beispiel, wie sich dieses Alterungsphänomen bis hinab auf die zelluläre und molekulare Ebene manifestiert.

Unser Körper hält große Brennstoffdepots bereit – Fettgewebe, das bei körperlicher Anstrengung oder beim Fasten verzehrt wird. Bis über das 50. Lebensjahr hinaus nimmt die eingelagerte Fettmenge allgemein zu. Wie es sich jenseits dieses Alters verhält, konnte bisher nicht eindeutig geklärt werden. Eine Erkenntnis der BLSA stellt den gängigen Schlankheits-Mythos in Frage: Wer sich im mittleren Alter ein kleines Pölsterchen zulegt – eine bescheidene Zunahme an Fettmasse über das hinaus, was in den alten Gewichtstabellen als ideal gilt –, hat eine höhere Lebenserwartung. Starke Fettleibigkeit senkt natürlich die Lebenserwartung.

In Hungerzeiten, wenn es uns an Kohlehydraten mangelt, greift der Körper seine Fettreserven an. Sind diese aufgebraucht, geht der Körper dazu über, Proteine zu verbrennen. Da wir aber keine eingelagerten Proteinreserven haben, verzehrt sich der Körper dann gleichsam selbst: Er »verheizt« Proteine, aus denen sich die Zellen aufbauen oder die bei lebenswichtigen Prozessen mitwirken.

Körperliche Bewegung, Sport

Die sportlichen Leistungen und Fähigkeiten lassen mit dem Alter nach. Aus gutem Grund. Schon vor mehr als 150 Jahren wußte man, daß vom 30. bis zum 80. Lebensjahr die Muskelkraft bei Männern um 30 bis 40 Prozent (bei Frauen etwas weniger) sinkt. Die Handmuskelkraft beispielsweise liegt bei Männern vom 16. bis zum 45. Lebensjahr bei ca. 50 kg Greifkraft. Bis 55 fällt sie auf 37, bis 75 auf 25 kg. Auch bei Frauen läßt die Greifkraft nach. Der Verlust korreliert mit dem Schwund an Muskelmasse.

Auch die Sauerstoffbindungskapazität nimmt im Alter allgemein ab. Allerdings bleibt sie bei physisch aktiven Älteren auf weitaus besserem Niveau als bei gleichaltrigen und sogar jüngeren Nicht-Sportlern, auch ihre Reaktions- und Bewegungsgeschwindigkeit ist besser. Insofern braucht Sportlichkeit und Fitneß kein Privileg der Jugend zu bleiben. Manche physiologische Abbauerscheinung läßt sich im Alter mit Sport und Konditionstraining aufhalten: Herzleistung, Lungenfunktion und Kalziumgehalt der Knochen lassen sich auf diesem Weg verbessern. Trotz der unbestreitbar segensreichen gesundheitlichen Auswirkungen von Körpertraining gibt es aber keinen verläßlichen Beweis, daß physisch aktive Menschen länger leben. Wenn ja, dann müßten sich an der Spitze der Alterspyramide die Aktivsten finden (oder diejenigen, die früher am aktivsten waren); dies ist aber nicht der Fall. Die meisten bevorzugen eine sitzende Lebensweise. Näheres dazu in Kapitel 16.

Chronische Krankheiten

Das National Center for Health Statistics hat in ausführlichen Untersuchungen festgestellt, welche chronischen Krankheiten im Alter besonders verbreitet sind, und die Ergebnisse (Tabelle 10.1) sind aufschlußreich (Zahlen für 1985). Spitzenreiter sind die Gelenkleiden; mehr als ein Drittel aller Männer und die Hälfte der Frauen klagen über Arthritis in irgendeiner Form. Rund ein Drittel der über 65jährigen haben Hörschäden oder ein Herzleiden. Viele der Untersuchten hatten mehrere Krankheiten gleichzeitig.

Tab. 10.1: ■

Häufige chronische Altersleiden (bei über 65jährigen)

Krankheit bzw. Beeinträchtigung	% Männer	% Frauen
Arthritis	36	55
Hörschäden	36	25
Bluthochdruck	35	46
Herzerkrankungen	33	29
Deformierungen an Gliedmaßen	14	19
Katarakt (grauer Star)	10	21
Sehstörungen	10	9
Emphyseme	8	2
Gehirngefäßkrankheiten	8	5
Geschwüre	4	3
Glaukom (grüner Star)	3	4
Verstopfung	3	7
Gastritis	1	3
Knochen- und Knorpelerkrankungen	0,7	3

Quelle: National Center for Health Statistics, 1985.

»Lastenausgleich« – Altersspezifische Kompensationen

Ein segensreiches Charakteristikum des Alterungsprozesses ist die Kompensation. Fallen eine Gruppe Zellen, eine Gewebepartie oder Teile eines Organs aus, übernehmen andere Zellen, Gewebe oder Organe häufig den Job. Nicht nur altersbedingte Einbußen werden kompensiert; man kennt viele weitere Beispiele, daß Funktionseinbußen oder -verluste in verletzten Körperpartien ausgeglichen werden. Ein Paradebeispiel stellt der überstandene Herzinfarkt dar. Bei nicht allzugroßer Ausdehnung des abgestorbenen Herzgewebes kann der übrige Herzmuskel dessen Arbeit mit übernehmen, für blockierte Kranzgefäße können andere Kranzgefäße über Querverbindungen (Kollateralen) einspringen.

Viele der normalen Veränderungen, die beim Altern eintreten, resultieren aus Versuchen des Körpers, irgendeinen normalen Verlust auszugleichen. So ist im Alter nach körperlicher Anstrengung zum Beispiel ein größeres Herzminutenvolumen notwendig, weil die Blutgefäße nicht mehr so elastisch sind wie in der Jugend. Bei Mann und Frau verdickt sich die linke Herzkammerwand – eine Muskelhypertrophie, bedingt durch die verlangte Mehrarbeit. Praktisch auf jeder Ebene unseres Körpers kommt es zu Kompensationen normaler, mit dem Alter eintretender physiologischer Leistungseinbußen. Freilich stößt dieser Lastenausgleich auch an Grenzen. Jenseits dieser Grenzen findet keine Kompensation mehr statt – die Altersveränderungen schreiten ungebremst und unerbittlich fort.

Im nächsten Teil komme ich nun zu der Frage, warum der Mensch altert und zu den Theorien, die es darüber gibt.

Teil IV

Warum altern wir?

11

Die Super-Senioren: 100jährige und Ältere

Mit ein bißchen Glück kann man durchaus 100 werden.
Wer das schafft, hat das große Los gezogen,
denn über 100 stirbt kaum noch einer.
George Burns

Nachdem die Natur uns von der Empfängnis zur Geburt, dann zur Geschlechtsreife und zum Erwachsensein geführt hat, läßt sie uns im Stich: Es fehlt ein simpler Mechanismus, der diesen Wundern Dauerhaftigkeit verleihen könnte – für Gerontobiologen seit Jahrzehnten ein Rätsel.

Nahezu alle biologischen Vorgänge von der Zeugung bis zur Reife scheinen zweckgerichtet – das Altern nicht. Es hat keinen »Sinn«, den wir nachvollziehen könnten. Obwohl wir viel über die Biologie des Alterns erfahren haben und in gewissen Grenzen unsere Lebenserwartung steigern können, mündet unser Leben doch am Ende unausweichlich in ein Altern ohne Sinn, gefolgt vom Tod. Erste Gedanken über das Altern und den Tod wird sich bereits der Urmensch gemacht haben, als er bemerkte, daß auch die wenigen Glücklichen, die alle Raubtierattacken, Hungersnöte, Unfälle, Krankheiten und Kriege überstanden hatten, nicht ewig lebten.

Kulturgeschichtliches

Zu Beginn war, nach den Mythen vieler Kulturen, der Mensch unsterblich; dann beging er eine Ursünde, und Gott schlug ihn mit Sterblichkeit. Beispielhaft verkörpert sich dieser Mythos in der Adam-und-Eva-Geschichte. Ein frühes Mittel, sich mit der menschlichen Mortalität auseinanderzusetzen, war die Bitte um himmlisches Eingreifen, war der Versuch, den erzürnten Gott zu beschwichtigen und so wieder unsterblich zu werden oder sich die Auferstehung von den Toten zu sichern. In dieser Ur-Sorge liegt vielleicht der Ursprung aller Religionen.

Literatur und Überlieferung kennen als stehendes Motiv goldene Zeitalter oder das Paradies, in dem manche Menschen ewig oder doch enorm lange leben. Diese Vorstellungen spiegeln sich beispielsweise in den »methusalemischen« Altersangaben der Bibel, etwa für die zehn Patriarchen im ersten Buch Mose (5,3-32; 9,29). Sie reichen von 365 Jahren für Henoch bis 969 Jahre für Metuschelach – weit über unsere biologische Höchstgrenze von 115 Jahren hinaus. Noah soll 950 Jahre alt geworden sein, Abraham 175, Isaak 180 und Jakob 140. Josef, Jakobs Sohn, lebte 110 Jahre, Aaron 123 und Mose 120 Jahre.

Ob diese Behauptungen wörtlich oder übertragen (Sinnbild für Langlebigkeit) zu verstehen sind, oder ob sie mit dem zu biblischer Zeit häufig benutzten Mondkalender zusammenhängen, weiß man nicht.

In 1. Mose 6,3 mißt Gott dem Menschen eine Lebensspanne von 120 Jahren zu; in Psalm 90,10 sind es nur noch 70 bis 80 Jahre. Diese Reduzierung legte der ein oder andere so aus, daß Gott die menschliche Lebensspanne verkürzen und nicht verlängern will.

Schon früh hat der Mensch beobachtet, daß Schlangen, Echsen, Käfer und Krabben periodisch die alte Haut oder Schale abwerfen und wie neugeboren wirken. Sowohl im Griechischen (géron) als auch im Lateinischen (senectus) hängt der Begriff »Alter« sprachlich mit der »Häutung« zusammen. Unzählig sind die Legenden über langlebige Tiere: Die Schlange, so glaubte man, verjüngt sich immer wieder durch Häutung; der Adler, indem er nach Indien fliegt und im Jungbrunnen badet; Phönix, der mythische Vogel der Ägypter, wurde 1000 Jahre alt. Noch heute lebt bei manchen Urvölkern die Überzeugung fort, die Ahnen hätten früher einmal das Geheimnis der ewigen Verjüngung durch Häutung gekannt.

Plinius (erstes Jahrhundert n. Chr.) schreibt von Menschen aus alter Zeit, die bis zu 800 Jahre lebten und dann, lebensmüde, ins Meer sprangen. Auch in der altindischen Literatur ist das Motiv legendärer Langlebigkeit präsent. Damals, als das Reisen beschwerlich war, wurden die aufgebauschten Altersangaben für Menschen, die in fernen Länder lebten, für bare Münze genommen, weil man sie nicht nachprüfen konnte. Der Glaube an derartig übertriebene Lebenslängen stellte auch eine Haupttriebfeder für frühe Entdeckungsreisen dar. Auf seiner dritten Reise (1498) wollte Columbus an der Küste Venezuelas nahe der Insel Trinidad das irdische Paradies der Unsterblichkeit entdeckt haben.

Das vielleicht beste Beispiel für ein Paradies, in dem Unsterbliche leben, ist der Garten Eden. Eine weitere Insel der Seligen bewohnten in der griechischen Sagenwelt die Hyperboreer (»die jenseits des Nordwindes Wohnenden«). Bis heute lebt die hyperboreische Legende in der Literatur fort, zum Beispiel in James Hiltons Roman »Lost Horizon« (»Irgendwo in Tibet«, 1933). Dieses Buch, das mehrmals verfilmt wurde, schildert Shangri-La, ein Paradies in einem abgelegenen Tal des Himalaya, bewohnt von langlebigen weisen Menschen (die älter werden als 115 Jahre). Hartnäckig hält sich bis heute der Glaube, daß in manchen Landstrichen Ecuadors, der Ukraine und Pakistans Menschen leben, die ein biblisches Alter erreichen.

Luigi Cornaro und das spartanische Leben

Bereits 1588 schrieb der Venezianer Luigi Cornaro ein »populär-gerontologisches« Buch über Gesundheit und Langlebigkeit. Um die 50 stellte Cornaro an sich einen gravierenden gesundheitlichen Verfall fest, zurückzuführen auf liederlichen Lebenswandel, Völlerei und ein Übermaß an sinnlichen Freuden. Sein Arzt warnte ihn, wenn er sich nicht ändere, werde er in wenigen Monaten sterben. Wie Saulus vollzog Cornaro einen radikalen Lebenswandel, fand zu Mäßigung, Abstinenz und Ordnung und wurde wieder völlig gesund. Auf Drängen seiner Freunde schrieb er mit 83 eine Abhandlung über die maßvolle Lebensweise, der er mit 86, dann mit 91 und schließlich mit 95 Jahren ergänzende Beiträge folgen ließ. Er starb mit 98 Jahren.

In seinen »Discorsi della vitta sobria« singt Cornaro, entgegen der gängigen Ansicht vom Altern als Niedergang, das Hohelied der späten Jahre: »Erst im Alter habe ich entdeckt, wie schön die Welt ist.« Ausführlich beschreibt er seinen exzellenten Gesundheitszustand und seine körperliche und geistige Beweglichkeit. Seine asketische Diät bestand ausschließlich aus Brot, Fleisch, Brühe mit Eiern und jungem Wein. Daß sein Buch so populär wurde, lag weniger an der Originalität seiner Gedanken als vielmehr daran, daß der Autor überhaupt ein so hohes Alter erreicht hatte und in so fesselnder Weise darüber schreiben konnte.

Cornaros Ernährungsmaxime lautete: »Wer viel essen will, muß wenig essen.« Mit anderen Worten: Wer wenig ißt, verlängert sein Leben und hat mehr Zeit zum Essen als der Vielesser. Und: »Die Speise, derer sich der Mensch enthält, nachdem er tüchtig gegessen hat, nutzt ihm mehr als die, die er gegessen hat.«

Cornaros Schriften erlangten enorme Popularität. Sie wurden in mehrere Sprachen übersetzt und erlebten im 18. und 19. Jahrhundert allein in England 50 Auflagen. Sein Werk hatte eine Schwemme von Büchern über die Tugenden des enthaltsamen Lebensstils als Mittel zur Lebensverlängerung zur Folge. In den USA wird Cornaros Buch bis heute gedruckt. Der Glaube an seine Prinzipien deckt sich mit der gängigen Meinung, durch ein einfaches, spartanisches Leben ein gesegnetes Alter zu erreichen.

Der englische Arzt William Harvey, der Entdecker des Blutkreislaufs, öffnete 1635 die Leiche eines gewissen Thomas Parr und verkündete ex cathedra, Parr sei »152 Jahre und neun Monate alt« geworden. Parr war Kleinbauer gewesen, hatte sich einfach ernährt, ein sorgenfreies Leben geführt und Landluft geatmet. Harvey hatte Parrs Tod mit 152 sogar für unnötig gehalten, sei der Tod doch durch eine Reise nach London zum Königshof herbeigeführt worden. Die schlechte Luft und das üppige Essen in der Hauptstadt seien Parr nicht bekommen.

■ Descartes und Bacon

Der Philosoph René Descartes hielt es im 17. Jahrhundert für denkbar – und erstrebenswert –, daß die Wissenschaft dereinst ein Rezept gegen das Altern finden werde. Descartes persönlich scheint Cornaros Lebensstil nachgeahmt zu haben, um ebenfalls sehr alt zu werden. Sein Bild vom Körper als Maschine, die den Gesetzen der Mechanik folgt, hat zu bedeutenden Einsichten in biologische Phänomene geführt.

Ein Schüler Descartes', der englische Philosoph Francis Bacon, betrachtete die Verlängerung des menschlichen Lebens als das »edelste« Ziel der Medizin. Würde es endlich erreicht, müßten die Ärzte nicht mehr mit »bescheidenen Kuren« herumdoktern, sondern könnten dem Menschen die »größte aller Erdengaben« angedeihen lassen. Um Vorwürfen von seiten der Kirche vorzubeugen, fügte er hinzu, die Höchstlebensspanne setze zwar allein der Allmächtige fest, dies schließe aber nicht aus, daß der Mensch sein Möglichstes dazutun solle, um sie zu erreichen. (Das ähnelt ein bißchen dem Mann, der zu Gott betet, er möge ihn in der Lotterie gewinnen lassen. Nach vielen Gebeten und vergeblichem Ausharren hört er eine Stimme vom Himmel: »Komm mir wenigstens auf halbem Wege entgegen – kauf ein Los!«)

Seine Ansichten über wissenschaftliche Möglichkeiten zur Verlängerung des Lebens publizierte Bacon in seinem Buch »De vita et morte«. Er verwarf viele der damals gängigen Auffassungen über Krankheit und Altern, so auch die von vermeintlichen Störungen der »inneren Hitze« und der »inneren Feuchtigkeit« als Krankheitsursachen, wenngleich er andererseits statt dessen ähnliche Vorstellungen einführte. Bacons Buch verlieh der Suche nach Langlebigkeit, wie wir heute sagen würden, gesellschaftliche Akzeptanz, war sein Verfasser doch ein hochangesehener, berühmter Mann. Er zählt zu den ideellen Gründervätern der Royal Society, die zum Vorbild für viele später gegründete wissenschaftliche Gesellschaften wurde. Er war auch ein früher Befürworter von Organverpflanzungen und spekulierte über den Austausch verbrauchter »Körpersäfte« zur Lebensverlängerung. Als Bacons Zeitgenosse, William Harvey, seine Theorie über die Mechanik des Blutkreislaufs veröffentlichte, war der Weg frei, sich an erste Bluttransfusionen zu wagen – von der Notwendigkeit der Asepsis und der Blutgruppenbestimmung ahnte man damals freilich noch nichts.

■ Frühe Bluttransfusionen

Gerald Gruman, medizinisch-gerontologischer Kulturhistoriker, zur skurrilen Frühgeschichte der Blutübertragungen:

»Die ersten erfolgreichen Bluttransfusionen bei Tieren (Hunden) glückten 1650 dem englischen Arzt und Physiologen Richard Lower, und die neue Kunst wurde sofort zu Verjüngungsexperimenten eingesetzt. So lesen wir in den ›Philosophical Transactions‹ der Royal Society von einem Versuch durch Coxen, der ›einem uralten Köter, einem Mischling, räudig von Kopf bis Fuß, 14–16 Unzen Blut‹ von einem jungen Spaniel übertrug und ihn damit ›völlig heilte‹. Von ähnlichen Forschungen wurde folgendermaßen berichtet:

›Mr. Gayant leitete das Blut eines jungen Hundes in die Adern eines alten, der zwei Stunden später putzmunter umhersprang; vorher war er fast blind vor Alter gewesen und hatte sich kaum noch rühren können.‹

Aus Italien wurde 1668 berichtet, das Blut eines Lammes habe einen wunderbaren Heileffekt auf einen gebrechlichen, 13 Jahre alten Spaniel gehabt.

Der nächste Schritt blieb Jean Denis vorbehalten, einem Pariser Arzt, der bereits mit öffentlichen Revitalisierungsexperimenten an Hunden und Pferden, denen er das Blut junger Tiere übertrug, Aufsehen erregt hatte. Ein Anhänger Denis' empfahl im ›Journal des Savant‹ die neue Methode als Allheilmittel für Krankheiten und als Jungbrunnen für Alte, und 1667 wagte Denis die erste Blutübertragung am Menschen. Wir wissen von fünf Fällen, in denen die Prozedur durchgeführt wurde; seltsamerweise war keiner der Patienten alt. Zweifellos wären die Infusionen früher oder später auch an alten Menschen durchgeführt worden, doch Denis mußte seine Arbeit abrupt einstellen, als einer seiner Patienten starb; dies führte zu einem Gerichtsprozeß und zu einem Verbot weiterer Versuche durch die mächtige Medizinische Fakultät. Abgesehen von einzelnen sporadischen Versuchen kam nun die Weiterentwicklung der Transfusion bis ins frühe 19. Jahrhundert zum Erliegen.«

(A History of Ideas about the Prolongation of Life, 1966)

■ Legendäre Altersrekorde

Im 17. und 18. Jahrhundert häuften sich Meldungen über Altersrekorde. Die Countess of Desmond soll über 140 Jahre alt geworden sein. Christoph Wilhelm von Hufeland (1762–1836), der bedeutende deutsche Arzt (»Makrobiotik oder Die Kunst, das menschliche Leben zu verlängern«), will Kenntnis von 60 Menschen über 111 Jahre, 29 über 120, 15 über 130 und sechs über 140 Jahre gehabt haben; sein Rekordhalter war ein gewisser Henry Jenkins, der mit 169 Jahren gestorben sein soll. Die meisten dieser Menschen, so wurde berichtet, sollen in frischer Landluft gearbeitet, einfache Kost gegessen und ein bescheidenes Leben geführt haben; dadurch seien sie steinalt geworden. Hufeland glaubte an eine »Lebenskraft« (vis vitalis), von der jeder Körper ein Quantum auf den Weg bekomme und die schnell oder langsam aufgezehrt werden könne, je nach Lebensstil. Diese Ansicht hielt sich bis weit ins 19. Jahrhundert, als noch von zehn »verbürgten« Fällen berichtet wurde, in denen die Menschen älter als 150 Jahre geworden sein sollen.

Eine Frau namens Joice Heth – angeblich 1684 in Madagaskar geboren – wurde Mitte des letzten Jahrhunderts, »161 Jahre alt«, im amerikanischen

Zirkus Barnum zur Schau gestellt. P. T. Barnum, der Chef des Zirkus, behauptete, sie sei Sklavin Augustine Washingtons und Kindermädchen ihres Sohnes George gewesen. In seinen Werbeanzeigen bezeichnete er sie als »die erste Person, die dem unwissenden Knaben Kleider anzog, welcher in späteren Tagen unsere heroischen Vorväter zum Ruhm, zum Sieg und zur Freiheit führte. Sie hat, wie sie sagt, den Gründervater unseres Landes ›aufgezogen‹«.

Moderne Skepsis

Ende des letzten Jahrhunderts gericten die Glaubenssätze Cornaros und seiner Jünger immer stärker unter Beschuß. Entdeckungen auf dem Gebiet der Bakteriologie und Pathologie ließen an dem Credo zweifeln, das einfache Leben sei sauber und gesund, und die aufstrebende Disziplin der wissenschaftlichen Statistik verwies die Angaben zu übertriebenen Altersrekorden zunehmend ins Reich der Fabel. Die Wende in der Akzeptanz angeblicher Rekorde scheint das Buch von W. J. Thoms »Human Longevity: Its Facts and Its Fictions« (1873) herbeigeführt zu haben. Thoms war Bibliothekar im englischen Oberhaus (er wurde dafür bekannt, daß er das Wort »Folklore« einführte). Er ging in seinem Buch mit der Leichtgläubigkeit der Ärzte hart ins Gericht, die Altersangaben akzeptierten, für die es »nicht einmal den Ansatz eines Beweises« gebe.

Thoms war der erste, der Altersrekorde kritisch-wissenschaftlich betrachtete. Er bezog sich dabei auf Daten aus Statistiken, die von den 1706 in England gegründeten Lebensversicherungsunternehmen erstellt worden waren. Er schlug Regeln für die Nachprüfung von Altersangaben vor und verwies darauf, daß gerade bei armen Bewohnern ländlicher Gegenden – von denen die Altersrekorde angeblich meist aufgestellt worden waren – die Quellenlage besonders unsicher war. Thoms bestand auf dokumentierten Beweisen für Geburt und Tod bzw. für das derzeitige Alter und die Identität. Da Geburtseintragungen in England erst 1837 eingeführt wurden, konnten Altersrekorde über 115 frühestens ab 1952 hundertprozentig nachgeprüft werden. Bis heute ist nicht ein einziger Fall aktenkundig geworden.

Thoms widerlegte die Altersrekorde von Thomas Parr, der Countess of Desmond und von Henry Jenkins, was ihm viel Ärger eintrug, hatte man Henry Jenkins doch gerade mit einem kostspieligen Denkmal auf einem Friedhof in Yorkshire geehrt, und war doch Thomas Parr ausgerechnet in der Westminster-Abtei nahe dem Grab Charles Darwins bestattet worden. Weder Parrs Überreste noch die Tafel mit seinem Namen wurden entfernt. Die Welle der öffentlichen Empörung machte Thoms zu »einem der meistgeschmähten Männer Englands«. Unbeirrbar blieb er dabei, der Mensch könne nicht länger leben als 100 Jahre, auch durch noch so sparsamen Umgang mit der »Lebenskraft« sei diese Grenze nicht zu überschreiten.

Thoms' Ideen paßten gut zu den revolutionären Hypothesen, die Darwin knapp 15 Jahre vorher aufgestellt hatte. Durch physiologische Abbauvorgänge im Alter verloren die Menschen und Tiere zunehmend an Fitneß und wurden damit anfälliger für Krankheiten und, im Fall der Tiere, für Räuber – »natürliche Auslese«, so nannte es Darwin.

Gibt es Super-Senioren?

Aufschluß über das Geheimnis des langen Lebens versprach man sich von Untersuchungen an 100jährigen und noch älteren Menschen an der 115-Jahres-Grenze. Man hoffte einen gemeinsamen Nenner, irgendeinen Faktor oder eine Kombination von Faktoren zu finden, die bei diesen Menschen den Alterungsprozeß verzögert und ihre Lebenszeit gestreckt hatten. Daraus wiederum erhoffte man sich Aufschluß über Grundmechanismen des Alterns und ihre Beeinflußbarkeit. Hätte man zum Beispiel festgestellt, daß alle 100jährigen nicht geraucht, nicht getrunken, fleißig Sport getrieben, sich ausgewogen ernährt und ein streßfreies Leben geführt hätten, dann wäre dies ein wichtiger Fingerzeig gewesen, wie die maximale Lebenserwartung zu erreichen ist. Trugschluß: Weder ein gemeinsamer Faktor, noch eine Faktorenkombination ist gefunden worden. Es gibt bei den Ältesten einfach keinen gemeinsamen Nenner, der ihre außerordentliche Langlebigkeit erklären würde. Erschwerend kommt hinzu, daß viele vermeintlich 100jährige mit ihrer Altersangabe schlicht geflunkert haben. »Echte« Zentenare zu finden ist schwieriger, als man denkt.

Bis heute melden die Medien gern Sensationsgeschichten über Altersrekorde. Journalisten gehen offenbar davon aus, daß ihre Leser solche Geschichten lieben, und geben die Altersangaben ungeprüft weiter, die der leichtgläubige Leser in der Regel für bare Münze nimmt. Es ist auch durchaus nicht unüblich, diese Schein-Rekorde zum Beispiel durch Gedenkbriefmarken zu würdigen. Mehrere solcher philatelistischen Werbeanzeigen wurden bereits in der UdSSR veröffentlicht, so beispielsweise 1956 eine Gedenkmarke für Muchamed Eiwasow, einen aserbaidschanischen Bauern, der angeblich 147 Jahre alt geworden sein soll. Noch 1956 meldete die New York Times, Xavier Pareira, ein 167 Jahre alter kolumbianischer Indianer, werde die Stadt besuchen. Eine zu seinen Ehren von Kolumbien aufgelegte Briefmarke zeigte Pareiras Bild und sein Rezept für Langlebigkeit: »Mach dir keine Sorgen, trinke viel Kaffee und rauche eine gute Zigarre.« Kolumbiens Handelskammer ging es wohl in erster Linie um Werbung für die Hauptausfuhrgüter des Landes. Ob Kolumbien es heute wagen würde, seinen derzeitigen »Exportschlager« auf Marken zu bewerben, darf mit Fug und Recht bezweifelt werden.

Märchen über Altersrekorde unterscheiden sich im Prinzip nicht von dem in manchen Kulturen sich hartnäckig haltenden Glauben, daß irgendwo auf der Welt ein Geschlecht von Riesen existiert. Der Riesen-Mythos konnte widerlegt werden – der Mythos von den Uralten lebt weiter. Er konzentriert sich für gewöhnlich auf drei Weltgegenden: 1) Abchasien und Ossetien im Kaukasus in Georgien, 2) das Andendorf Vilcabamba in Ecuador und 3) Hunza im Karakorum im pakistanischen Teil von Kaschmir. Vereinzelt wurde auch an anderen Orten von Super-Zentenaren berichtet. Es sei hier kategorisch festgestellt, daß all diese Altersrekorde falsch sind, und im folgenden möchte ich erklären, wie sie zustande gekommen sind.

Im kaukasischen Georgien soll es pro 10000 Einwohner drei bis 15 100jährige geben oder gegeben haben. Um die Größenordnung dieser Behauptung zu ermessen, muß man wissen, daß im Rest der GUS wie auch in Japan und den westlichen Ländern zwei bis drei 100jährige auf 100 000 Einwohner kommen, und auch diese Angabe ist wahrscheinlich noch übertrieben. Außerdem gibt es in keinem dieser Länder auch nur einen einzigen Menschen, der nachgewiesenermaßen älter als 115 Jahre ist. In den USA erreicht ein Mensch pro Million das 105. Lebensjahr, und nur einer unter 40 Millionen wird das 110. Lebensjahr erreichen. Dennoch wird für den Kaukasus, Vilcabamba und Hunza nicht nur eine um ein Vielfaches höhere Dichte von Zentenaren behauptet – auch die individuellen Altersrekorde gehen in unglaubliche Höhen, bis 165 Jahre und darüber.

1959 meldete die gesamte Kaukasusregion 4,5 100jährige pro 10 000 Einwohner; rund 500 Menschen gaben an, zwischen 120 und 165 Jahre alt zu sein. In bestimmten Gegenden Aserbaidschans kamen angeblich sogar 30 bis 40 100jährige auf 10 000 Einwohner. All dies verblaßt noch vor der Zentenarendichte im Dörfchen Vilcabamba in Süd-Ecuador. Die Volkszählung 1971 ergab für die 819 Dorfbewohner sage und schreibe neun 100jährige – mehr als einer pro 100 Einwohner! Hochgerechnet ergäbe das 110 Zentenare auf 10 000 Einwohner – eine mehr als 100mal höhere Dichte als diejenige der USA, die mit großer Sicherheit ihrerseits schon übertrieben ist.

Für Hunza gibt es nur wenige statistische Daten; die Bewohner, die keine Schriftsprache haben, können keine Geburtsurkunden vorlegen, nicht einmal gefälschte. Die alten Vilcabambaner leben abgeschieden, und ihre Taufregister sind bei einem Kirchenbrand verlorengegangen. Einem Gerontologen, der das Dorf zweimal im Abstand von fünf Jahren besuchte, wurde von mehreren Super-Zentenaren erzählt, ihr Alter sei in der Zwischenzeit um sieben bis zehn Jahre gestiegen! Übertriebene Altersbehauptungen scheinen direkt mit extremem Alter, Analphabetentum und fehlenden Dokumenten einherzugehen. In Vilcabamba kompliziert sich die Lage zusätzlich dadurch, daß es relativ wenige Familiennamen gibt – Toledo und

Carpio sind die häufigsten. Viele haben die Unterlagen der Eltern mit denen der Kinder verwechselt, häufig bekam ein Kind den Namen eines Bruders oder einer Schwester, die früher gestorben waren. José Toledo, der 1970 sein Alter mit 107 Jahren angab, wurde ein Jahr später, nach dem offiziellen Todesschein, mit 140 Jahren beerdigt. Bei Miguel Carpio Mendieta, der 1976 sein Alter mit 127 Jahren angab, wurde auf dem Totenschein ein Alter von 112 Jahren vermerkt.

1978 führten Richard B. Mazess (University of Wisconsin) und Sylvia H. Forman (University of Massachusetts) in Vilcabamba eine Studie durch. Das vernichtende Ergebnis: Kein einziger der 27 untersuchten angeblich 100jährigen war 100 Jahre alt, und kein einziger der 15 angeblich 90jährigen war tatsächlich 90 Jahre alt. Nicht einen einzigen nachgewiesenen Zentenar gab es im Dorf. Nicht einmal die Annahme, die Bevölkerung sei insgesamt besonders langlebig, bestätigte sich.

Die Super-Zentenare aus Georgien sind statistisch genauer untersucht worden, mit äußerst aufschlußreichen Resultaten. In dieser Region kommen die Angaben über das Alter auf der Basis einer kuriosen Melange aus Landessitten, Pseudowissenschaft, Politik und Ökonomie zustande. Zunächst einmal beruhen die Zensus-Daten – wie jene in vielen anderen Ländern, die USA nicht ausgenommen – lediglich auf mündlichen Angaben. Schores Medwedjew, ein russischer Gerontobiologe, ausgebürgerter Dissident, der nach England emigrieren konnte (von ihm stammt die erste Fehlertheorie des Alterns), hat sich die Mühe gemacht, diese Altersrekorde einmal detailliert zu untersuchen. Ich beziehe mich im folgenden hauptsächlich auf seine Ergebnisse. Er verweist darauf, daß übertriebene Altersangaben fast immer von Menschen mit niedrigem Bildungs- und sozioökonomischen Status gemacht werden. Zu der Zeit, in der die Rekordhalter geboren sein wollen, gab es noch gar keine Geburtsregister; erst 1932 wurden in der Sowjetunion, zunächst nur für Ballungsräume, Personalausweise für den landesinternen Gebrauch eingeführt. Die Geburtsdaten wurden nach mündlichen Angaben eingetragen. Selbst wenn Geburtsvermerke in Kirchenregistern oder Bibeln existierten, wurden zu Hause oft andere Namen als die eingetragenen gebraucht. In den islamischen Regionen des Kaukasus, von wo die übertriebensten Altersbehauptungen stammen, gibt es überhaupt keine Geburtsregister. Außerdem verwenden die Menschen dort im Alltag kein kalendarisches Alter. Die Unterschiede zwischen dem gregorianischen und dem islamischen Kalender – so vermutet man – sollen beim Zensus zusätzlich zu Mißverständnissen geführt haben. In christlichen Regionen der ehemaligen Sowjetunion existierten zwar kirchliche Register, da aber 90 Prozent aller Kirchen zwischen 1922 und 1940 zerstört wurden, sind diese Unterlagen fast vollständig verlorengegangen. Nicht ein einziger der 500 im Kaukasus befragten angeblichen Super-Zentenare konnte irgendein gültiges Dokument vorlegen, das seine Altersangabe bestätigt hätte.

Wissenschaftler aus dem Westen, die die Altersbehauptungen in den georgischen Volkszählungen für bare Münze nahmen, mußten sich auf die Interpretation offizieller Unterlagen durch Kollegen aus der GUS verlassen, da ja kaum jemand im Westen abchasisch, georgisch oder aserbaidschanisch spricht. Verschärft wurde das Problem dadurch, daß in der UdSSR vor den Zeiten von Glasnost Kritik an offiziellen statistischen Angaben höchst ungern gesehen wurde.

Zensus-Daten aus der früheren Sowjetunion offenbaren für die Altersgruppe der 90–99jährigen ein Frauen-Männer-Verhältnis von drei zu eins, ähnlich dem in anderen entwickelten Ländern. In der Gruppe der georgischen Zentenare kehrt sich dieses Verhältnis jenseits der 100 Jahre plötzlich um. Entweder haben wir es mit einem brandneuen, georgien-spezifischen biologischen Phänomen zu tun, oder wir müssen von der schlichten Vermutung ausgehen, daß alte Männer bei der Angabe ihres Alters hemmungsloser schwindeln als Frauen.

Die kulturellen Bedingungen in Georgien erzeugen eine starke Motivation, das Alter nach oben zu korrigieren, besonders wenn keine Unterlagen existieren und die wenigen lebenden Zeugen die gleiche Schummelei betreiben. Greise genießen dort höchstes gesellschaftliches Ansehen und werden nahezu als Heilige betrachtet; je älter jemand ist, desto mehr Ehrfurcht wird ihm entgegengebracht. Einen zusätzlichen Reiz schuf das in- und ausländische Medieninteresse an den Supersenioren und an ihren Dörfern. Vor Glasnost waren Meldungen über die kaukasischen Greise nahezu die einzigen »Human-interest«-Stories, die aus der Sowjetunion hinausdrangen. Die Presseagentur Nowosti verkaufte Geschichten und Fotos von Zentenaren-Orchestern, -Chören und -Tanzgruppen gegen klingende Devisen an ihre leichtgläubigen westlichen Partner. 1970 meldete sie tatsächlich, der älteste Mensch in der Sowjetunion sei der 165jährige Schirali Mislimow (der 1973, angeblich 168 Jahre alt, verstarb). Zu denen, die solche Märchen glaubten, gehörte auch die renommierte Zeitschrift *Life*: 1966 veröffentlichte das Blatt über Mislimow eine große Fotoreportage. 1981 war der älteste Mann, ein Aserbaidschaner, Yaigyar-Kaslhi, angeblich 135 Jahre alt. Nicht nur Männer sorgten für Rekorde. Laut Prawda vom 11. 4. 1982 war die älteste Frau, eine gewisse Frau Apruz aus dem aserbaidschanischen Dorf Kirowsk, immerhin 141 Jahre alt. Der Kuriositätenwert der georgischen Greisendörfer wurde auch von Intourist, dem staatlichen sowjetischen Reisebüro, erkannt, das Besichtigungsreisen organisierte und Hotels baute, um Ausländern die harten Devisen aus der Tasche zu ziehen.

All diese Anreize – Ruhm, Respekt, Profit – motivierten die Dorfbewohner immer wieder, neue Altersrekorde zu melden. Die Zirkusatmosphäre trieb die Jahreszahlen immer weiter in die Höhe, zumal wenn sanfter politischer Druck hinzukam. Die staatliche Propaganda stellte die Zentenaren unverfroren als sozialistische Errungenschaft heraus; Artikel in der gelenkten Presse priesen die UdSSR als das »Land der Langlebigen«. Wissenschaftliche Publikationen freuten sich über eine Art gerontologischer Planerfüllung: »Die Zahl der 100jährigen steigt, je mehr wir uns der Schaffung einer kommunistischen Gesellschaft nähern.« Angemerkt sei in diesem Zusammenhang, daß die Lebenserwartung in der ehemaligen Sowjetunion 1964 ihren Höchststand erreichte und seither ständig sinkt.

Daß Stalin Georgier war, ist in diesem Zusammenhang nicht unwichtig: Er zeigte großes Interesse an dem vermeintlichen Super-Zentenaren-Phänomen, und die georgischen Lokalpolitiker versorgten ihn beflissen mit Informationen über möglichst viele Fälle. Es ging das Gerücht um, auch Stalin sei mit der georgischen Langlebigkeit gesegnet und werde vielleicht weit über 100 Jahre alt. Stalin-Kult und Unsterblichkeit, das paßte gut zusammen, um das Volk zur Ehrfurcht vor dem großen Lehrmeister zu erziehen.

Die georgische Greisenschwemme mag noch einen weiteren Grund haben. Im ersten Weltkrieg und während der Oktoberrevolution gab es Hunderttausende Fahnenflüchtige und Wehrdienst-Unwillige, viele davon im Kaukasus. Diese Menschen sind ethnisch keine Russen und blicken auf eine lange russenfeindliche Tradition zurück, Gefühle, die sich beim Ausscheren Georgiens aus der Ex-Sowjetunion wieder mit Macht Bahn brachen. Die Kaukasier wollten nicht in der Armee des Zaren dienen und versuchten mit der Fälschung ihres Alters der Einberufung zu entgehen. Viele reichten einfach die Geburtsurkunde ihres Vaters ein. Nach Kriegsende setzten viele aus Furcht vor Repressalien die Maskerade fort, die sich später, wie wir gesehen haben, auch auf andere Weise auszahlte.

Die bisher behaupteten Altersrekorde sind schlüssig widerlegt. Dennoch ist grundsätzlich nicht auszuschließen – wenn es auch höchst unwahrscheinlich ist –, daß es irgendwo eine Ballung »legitimer« Zentenaren gibt, eine höhere Dichte von 100jährigen, als für die Population zu erwarten ist. Wenn dies in den drei erwähnten Rekordgebieten tatsächlich der Fall sein sollte, dann ist es paradoxerweise durch die falschen Altersrekorde wirksam vertuscht worden. Festzuhalten bleibt: Es gibt keinen Beweis, daß irgendwo auf der Welt eine überdurchschnittlich hohe Zahl von Zentenaren existiert.

Auch mein Heimatland, die USA, ist gegen übertriebene Altersrekorde nicht gefeit. Diverse Beispiele ließen sich anführen; ein Fall – gut dokumentiert durch J. T. Freeman, einen Pionier der amerikanischen Gerontologie – sei exemplarisch herausgegriffen. Charlie Smith aus Bartow, Florida, starb am 7. Oktober 1979, angeblich im Alter von 137 Jahren. Viele Jahre zuvor waren ihm beide Beine amputiert worden, und seit langer Zeit steckte eine Kugel in seiner Hüfte. 1961 hatte er der Sozialversicherung gegenüber den 4. Juli 1842 als sein Geburtsdatum angegeben. Die Sozialversicherung war die einzige offizielle Stelle, die das Alter von Smith »dokumentiert« hatte. Vor Smiths Tod hatte Freeman schon die Erlaubnis erhalten, seine Unterlagen dort einzusehen, doch als es soweit war, antwortete der Leiter der Auskunftsstelle der Sozialversicherung, leider sei die Akte mit den Dokumenten, aus denen das Geburtsdatum von Smith hervorgehe, verschwunden. Nach diesen Unterlagen habe er noch mit 113 Jahren einen Job als Orangenpflücker angenommen. Später tauchte jedoch in Arcadia, Florida, Smiths Heiratsurkunde auf, die ein ganz anderes Bild vermittelte. Sie gab sein Alter am 8. Januar 1910 mit 35 Jahren an. Legt man diese Daten zugrunde, war Smith bei seinem Tod (1979) 104 Jahre alt. 1980 wurde er aus dem »Guinness Book of World Records« gestrichen; als – nach eigenen Angaben – ältester Amerikaner rückte eine Frau an seine Stelle, die 1928 mit angeblich 113 Jahren starb. Doch auch bei ihr ist die Quellenlage ungesichert.

Fazit: Es gibt auf diesem Feld weiterhin viele Spekulationen und Sensationshascherei. Keiner der Super-Altersrekorde, die Schlagzeilen gemacht haben, hat einer wissenschaftlichen Überprüfung standgehalten.

100 und ein paar Jahre

Die übertriebenen Altersrekorde werden von der Gerontologie also nicht für bare Münze genommen. Als gesichert gilt lediglich, daß Menschen die 100-Jahres-Marke überschreiten können und in seltenen Fällen an die 115-Jahres-Grenze herankommen. Greise, die 100 bis 115 Jahre alt sind, faszinieren die Wissenschaft nicht nur, weil sie extrem selten vorkommen, sondern weil sie darüber hinaus für die Beantwortung der Frage, warum wir altern, wichtige Studienobjekte darstellen.

Zu berücksichtigen sind dabei stets die eben ausführlich dargestellten Schwierigkeiten der exakten Alterserhebung. In Europa ist die Dokumentenlage durchweg zuverlässiger als in den USA, wo bei Volkszählungen, auf Totenscheinen und in Versicherungsunterlagen die Altersangaben gern übertrieben werden. In unterentwickelten Ländern sind die Angaben zum Alter noch unsicherer. Nicht selten findet man eine Konzentration von Altersangaben um eine Zahl herum, die durch zehn teilbar ist. Ansley Cole (Princeton University) und Shaomin Lii (AT & T) führen das Beispiel Irak an, wo im 1957 durchgeführten Zensus die Zahl der 70jährigen 14,4mal höher lag als der Mittelwert der 69- und 71jährigen. Ähnliche Ballungen ums 50., 60., 70. und 80. Lebensjahr zeigten Volkszählungen in der ehemaligen Sowjetunion. Diese Aberration ist so häufig, daß amerikanische Demographen sie mit dem Fachwort »Altersballungsindex in runden Zahlen« belegt haben. Im Irak soll es 1957 – bei einer Gesamtbevölkerung von 6,3 Millionen – 5759 Zentenare gegeben haben; die Bundesrepublik

Deutschland meldete 1961 bei einer Bevölkerung von 54 Millionen nur 400 Zentenare.

Es gibt im Einzelfall keine absolut zuverlässige Methode, festzustellen, wann ein Mensch geboren wurde. Geburtsurkunden und sogar Pässe können verändert, gefälscht, auf dem Schwarzmarkt gekauft sein. Relativ narrensicher wäre die Methode, auf dem Geburtsschein irgendeine unveränderliche biologische Eigenart des benannten Individuums einzutragen, zum Beispiel den Fuß-, Hand- oder Fingerabdruck des Babys oder, noch besser, sein DNS-Profil, das, wie wir jetzt wissen, jedes Individuum unverwechselbar kennzeichnet.

Zweifellos gibt es viele 100jährige, doch grundsätzlich ist Skepsis angebracht, wenn jemand behauptet, dieser Elite-Gruppe anzugehören.

Die wachsende Wahrscheinlichkeit, das 100. Lebensjahr zu erreichen

Neuen Statistiken zufolge zählen die 100jährigen und Älteren zu den am schnellsten wachsenden Bevölkerungsgruppen. In den USA rechnet man damit, daß die über 85jährigen von 1980 bis 2080 um das Sechsfache, die Zentenare aber um das 75fache zunehmen: 1980 gab es in den Vereinigten Staaten 14 200 Zentenare, 1986 bereits 25 000. Bewahrheiten sich gegenwärtige Hochrechnungen, gibt es im Jahr 2000 in den Staaten bereits 100 000 und im Jahr 2080 eine Million 100jährige!

Unter den geschilderten Vorbehalten (Ungenauigkeiten bei der Erhebung des Geburtsdatums) sieht das »offizielle« Bild für die USA so aus: Seit 1950 hat sich die Zahl der 65jährigen mehr als verdoppelt, die Zahl der 85jährigen verfünffacht und die Zahl der 100jährigen verzehnfacht. Trotz dieser beeindruckenden Wachstumsrate ist die Anzahl der Zentenare im Vergleich zur Gesamtbevölkerung noch klein. 1990 meldete das Statistische US-Bundesamt 22 Menschen auf 100 000 Einwohner, die 100 Jahre oder älter waren. Und auch diese Zahl ist, wie bereits bemerkt, mit großer Sicherheit zu hoch.

Die Wahrscheinlichkeit bei der Geburt, in einem entwickelten Land 75 zu werden, liegt heute bei 1:2 (d. h. durchschnittlich jeder zweite erreicht dieses Alter). 1980 betrug die Wahrscheinlichkeit, 100 zu werden, in den USA 1:87; 1879 lag sie noch bei 1:400. Eine enorme Steigerung also. Für 1980 geborene Kinder standen die Chancen, 105 Jahre alt zu werden, 1:559, und die Chancen, 110 Jahre alt zu werden, 1:4762. Sehr unterschiedlich ist aber die geschlechtsspezifische Chancenverteilung: Während 1980 fast jedes 50. neugeborene Mädchen damit rechnen konnte, 100 Jahre alt zu werden, konnte nur knapp jeder 200. Junge damit rechnen.

Die europäischen Daten sind, wie gesagt, teilweise weitaus genauer als die amerikanischen. In Belgien gibt es fünf Zentenare pro 100 000 Einwoh-

Abb. 11.1:

Die Chancen, 100 Jahre alt zu werden, USA, 1900–1981

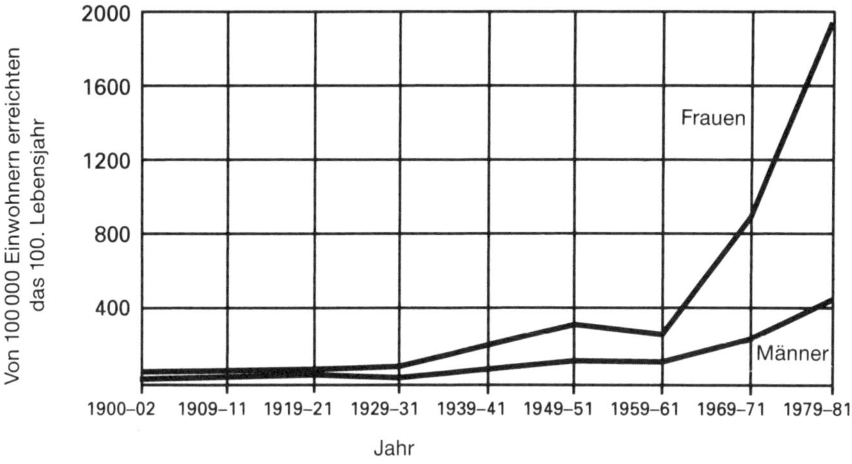

Quelle: *Statistical Bulletin* der Metropolitan Life, Jan.–März 1987.

ner; 70 Prozent sind Frauen. In Schweden gibt es sieben Menschen pro 100 000 Einwohner, die 100 Jahre oder älter werden. Dieser Wert stieg beständig von 1900 bis 1980, blieb dann aber auf dem genannten Niveau stehen. Das Verhältnis zwischen weiblichen und männlichen Zentenaren beträgt in Ungarn 3:1, in Frankreich 7:1 und in den Niederlanden 8:1. In den USA gibt das Statistische Bundesamt für 1990 22 Zentenare pro 100 000 Einwohner an. Dieser Anteil liegt um ein Mehrfaches höher als in europäischen Ländern, die mit viel zuverlässigeren Daten arbeiten. In Europa sind mehrere Forschungsprojekte zur Zentenaren-Population ins Leben gerufen worden. Zum Beispiel das »Chronos-Projekt« der Ipsen-Stiftung in Frankreich, in dessen Rahmen eine Vielzahl biomedizinischer, sozialer, psychologischer, demographischer und ökonomischer Studien an Menschen über 100 Jahren durchgeführt worden ist. Ähnliche Studien kennt man aus Ungarn und Schweden.

Statistische Eigentümlichkeiten

Wer in Schweden 100 Jahre alt geworden ist, kann im Schnitt damit rechnen, nur noch ein Jahr zu leben; im Höchstfalle noch etwa 15 Jahre.

1980 gaben 90 Prozent aller 100jährigen und noch älteren Menschen in den USA an, jünger als 105 Jahre alt zu sein; nur 10 Prozent waren 105 Jahre oder älter. Der typische amerikanische Zentenar ist weiblich, weiß, verwitwet und wohnt in einem Alten- oder Pflegeheim, ist europäischer Abstammung, aber in den USA geboren und hat Grund- bis mittlere Schulbildung.

90 Prozent der amerikanischen Zentenare haben ein Jahreseinkommen von weniger als 5000 Dollar (nicht gerechnet Lebensmittelmarken, staatliche Zuschüsse zu Heimkosten und Zuschüsse von Familien und Freunden).

Eine Studie an 30 Zentenaren aus Kentucky im Alter von 100 bis 103 Jahren ergab, daß keiner Raucher war, nur einer früher Raucher gewesen war und keiner exzessiv trank.

Auf Okinawa scheint es relativ gesehen mehr Zentenare als im übrigen Japan zu geben. Möglicher Grund: Die Bewohner Okinawas verzehren weniger Kalorien als andere Japaner. Ein faszinierendes Thema: Gerontologen wissen schon seit langem, daß eine reduzierte Kalorienaufnahme das Leben vieler Tiere dramatisch verlängert (siehe Kapitel 16).

Doch alles in allem weiß man um so weniger von einer Bevölkerungsgruppe, je älter sie ist. Am wenigsten wissen wir von den 100jährigen. Erst seit einigen Jahren regt sich Interesse an den biomedizinischen Charakteristiken von Zentenaren. Selbst das Statistische Bundesamt der USA ordnete bis vor kurzem noch alle Menschen über 75 oder über 85 in die gleiche Altersgruppe.

Warum leben Zentenare so lange? Mangels zuverlässiger, detaillierter Daten wissen wir letztlich (noch) nicht, ob es einen gemeinsamen Nenner gibt, dem sie ihr gesegnetes Alter verdanken. Die bislang vielleicht überzeugendste Antwort gab ein 100jähriger, der sagte: »Ich bin eben nicht gestorben.«

Angehende Zentenare können sich heute auf ein besonderes chronologisches Ereignis freuen: Wer 1899 oder noch früher geboren ist und heute noch lebt, hat die Chance, den Anbruch des 21. Jahrhunderts zu erleben. Wem dies gelingt, wird in drei verschiedenen Jahrhunderten und zwei Jahrtausenden gelebt haben.

Determinanten der Lebensspanne

12

Der Arme, minutenlang steht er nur da
und starrt eine gelbe Blume an. Hätte er doch
etwas zu arbeiten, dann ging's ihm viel besser.
Charles Darwins Gärtner

Es gibt – wie wir in Kapitel 6 gesehen haben – keine verläßliche Methode, um festzustellen, ob sich die menschliche Lebensspanne in jüngster Zeit verändert hat. Man kann aber ziemlich sicher sein, daß sie sich langfristig, d. h. entwicklungsgeschichtlich, verändert hat. Wir haben Anhaltspunkte dafür, daß sie zunächst rasch wuchs, daß sich die Zunahme aber vor etwa 100 000 Jahren verlangsamte.

Die Beziehung Gehirngewicht–Körpergewicht–Lebensspanne

Die Lebenspanne vieler Säugetiere steht in Bezug zu dem Verhältnis von Gehirngewicht zu Körpergewicht (Zephalisationsindex). Je schwerer das Hirn im Vergleich zum Körper, desto langlebiger die Spezies. Diese bereits 1910 publizierte Erkenntnis wurde von George Sacher, einem Theoretiker, 1955 unabhängig neu entdeckt und für Säugetiere näher berechnet. Auch andere Organgewichte (Nebennieren, Leber) scheinen mit der Lebensspanne der Spezies zu korrelieren, doch beim Gehirn ist die Korrelation am besten erforscht.

Die Gehirngewicht-Körpergewicht-Formel (Gewichte in Gramm) lautet:

Höchstlebensspanne in Jahren = 23 (Gehirngewicht) ^{0,6} × (Körpergewicht) $^{-0,267}$

Spezies mit einem proportional zum Körpergewicht hohen Gehirngewichtanteil sind in der Regel die langlebigsten. Mit der oben genannten Formel läßt sich die wahrscheinliche Lebensspanne ausgestorbener Primaten, von denen nur Schädelfragmente und ein paar weitere Knochen erhalten sind, nachträglich ermitteln. Wenn aus den Dimensionen des Schädels das wahrscheinliche Gehirngewicht und aus den Knochen das wahrscheinliche Körpergewicht bestimmbar ist, kann man die Lebensspanne der längst ausgestorbenen Hominidenart ziemlich genau schätzen.

Man nimmt an, daß frühe Hominiden eine weit kürzere Lebensspanne als die heutigen Menschen hatten, weil ihr beträchtlich kleineres Gehirn relativ weniger wog als unseres, trotz geringeren Körpergewichts (siehe Tabelle 12.1). Zur Zeit des *Australopithicus afarensis*, vor drei bis vier Millio-

Tab. 12.1: ■

Höchstlebensspanne von Hominiden und Menschenaffen nach dem Gehirngewicht/Körpergewicht-Verhältnis

Spezies	Schädelinhalt (cm^3)	Körpergewicht (g)	Höchstlebensspanne (Jahre)		Auftreten (vor ... Millionen Jahren)
			beobachtet	errechnet	
Hominiden					
A. afarensis	400	28.000		57,0	4,0–2,8
A. africanus	442	36.000		56,6	3,2–2,2
A. robustus	519	55.000		55,8	2,5–1,0
H. habilis	644	41.800		68,4	2,3–1,6
H. erectus	984	50.800		83,9	1,6–0,5
H. soloensis	1135	55.000		89,6	0,8–0,46
H. sapiens (prä-Neandertaler)	1314	59.800		95,7	0,3–0,1
H. sapiens sapiens	1460	63.800		100,3	0,04–0,01
H. sapiens recens (australische Aborigines)	1292	57.000	95	96,0	
Menschenaffen					
Zwergschimpanse	343	32.250		48,8	
Schimpanse	383	46.500	49	48,5	
Orang-Utan	405	53.400	50	48,3	
Gorilla	503	105.000	42+	46,0	

Quelle: Hofman, M. A., »On the Presumed Coevolution of Brain Size and Longevity in Hominids«, *Journal of Human Evolution*, 1984, Vol. 13, S. 3.

nen Jahren, lag die Höchstlebensdauer der Hominiden bei ca. 57 Jahren. Bis zum *Homo habilis*, vor gut zwei Millionen Jahren, stieg sie wahrscheinlich auf etwa 68 Jahre. Von Anbeginn war die Hominiden-Evolution gekennzeichnet durch eine rapide Zunahme des Gehirngewichts im Verhältnis zum Körpergewicht. Vor rund 100 000 Jahren, zur Zeit des Neandertalers, verschob sich das Verhältnis zwischen Gehirngewicht und Körpergewicht nicht mehr weiter, das Wachstum der menschlichen Lebensspanne kam bei 115 Jahren, dem heutigen Limit, zum Stillstand – eine Verdoppelung im Vergleich zu den frühesten Hominiden. Relativ abrupte Stillstände und Starts in der Entwicklungsgeschichte sind inzwischen als die wahrscheinlichste Verlaufsform evolutionärer Veränderungen erkannt worden. Hauptvertreter dieser Denkschule ist Stephen Jay Gould (Harvard University), der das Phänomen »interpungiertes Gleichgewicht« nennt.

Da die Evolution fortschreitet, mag sich die menschliche Lebensspanne irgendwann einmal weiter erhöhen, doch Veränderungen werden aus zwei Gründen schwer zu entdecken sein. Erstens erreichen unsere Zentenare – siehe Kapitel 6 – ein individuell viel zu unterschiedliches Alter, als daß sich daraus in einer kurzen Spanne von Jahren ein Trend ablesen ließe. Zweitens sind die Berechnungen des Verhältnisses von Gehirngewicht zu Körpergewicht nicht präzise genug, um auch kleine Verschiebungen der Lebensspanne anzuzeigen, die in 100, 1000 oder 10000 Jahren eingetreten sein mögen. Dennoch gibt es genügend Indizien dafür, daß die menschliche Lebensspanne bis vor 100 000 Jahren kontinuierlich länger wurde. Wenn dies tatsächlich zutrifft, dann ist das Alterslimit, 100 000jährigen Stillstands einmal ungeachtet, im Prinzip verschiebbar und kann sich in Zukunft wieder erhöhen. Vielleicht steigt es bereits.

Daß sich die Lebensspanne bei Tieren erhöhen kann, hat man unter anderem an der Mittelmeer-Fruchtfliege, an der Taufliege Drosophila, an der Stubenfliege und an einer Käferart festgestellt. Die Studien blieben auf Insekten beschränkt, weil man aussagekräftige Ergebnisse nur durch statistische Analysen an Millionen Tieren gewinnen kann.

Ein indirektes Indiz dafür, daß die menschliche Lebensspanne bereits wieder steigt, könnte sein, daß die Mortalität bei sehr alten Menschen zurückgeht, statt konstant zuzunehmen wie zum Beispiel vom 30. bis zum 85. Lebensjahr. Die Lebensspannen der meisten Säugetiere sind während der Evolution gestiegen, und nichts deutet darauf hin, daß sie bei irgendeiner Spezies je zurückgegangen wäre. Wahrscheinlich wird sich also auch der Mensch auf Dauer dem »Gesetz der steigenden Lebensspanne« bei Säugetieren nicht entziehen.

Mehrere Faktoren können die durchschnittliche Lebensspanne von Säugetieren steigen lassen: Das Alterungstempo verlangsamt sich; das Einsetzen der Altersveränderungen verzögert sich; oder – wahrscheinlicher – über die natürliche Auslese werden überwiegend nur solche Individuen geschlechtsreif, deren größere physiologische Leistungsreserven sie befähigen, länger gesund zu bleiben, länger Räubern zu entkommen und länger Beute zu erjagen. Dies könnte unter Verhältnissen geschehen, wo der Auslesedruck ein hinausgezögertes Einsetzen der Vermehrungsfähigkeit begünstigt. Theoretisch denkbar wäre, daß der Alterungsprozeß an irgendeinem Punkt völlig zum Stillstand kommt, doch das ist unwahrscheinlich. Zusammenfassend läßt sich nur feststellen, das die Lebensspanne beim Menschen und bei anderen Säugetieren über die Jahrtausende gestiegen ist – über das »Wie« können wir letztlich nur mutmaßen.

Der Mensch hat das im Verhältnis höchste Gehirngewicht und ist erwartungsgemäß das langlebigste Säugetier. Entgegen landläufiger Vorstellungen wird der Elefant nicht älter als der Mensch; seine Höchstlebensdauer beträgt nur 70 Jahre (siehe Tabelle 2.1), wie es angesichts des Verhältnisses von Gehirngewicht zu Körpergewicht auch zu erwarten ist.

Der Formel zufolge ergibt sich für den Menschen eine Lebensspanne von rund 100 Jahren, was der beobachteten Realität ziemlich nahe kommt. Auch bei den meisten anderen Säugetieren liegt der über die Formel errechnete Wert recht nahe an der Wirklichkeit, mit Ausnahme der Fledermaus, die viermal länger lebt als nach der Formel errechnet, und insektenfressender Säugetiere, deren Lebensspanne zwei- bis viermal kürzer ist als nach der Formel zu erwarten. Daß der tatsächliche Wert für die Fledermäuse nicht dem Formel-Wert entspricht, mag daran liegen, daß ihr Grundumsatz im Winterschlaf sinkt – und die Insektenfresser haben einen überdurchschnittlich hohen Grundumsatz. Noch zwei weitere Ausnahmen sollen erwähnt werden. Die Hirschmaus und die Weißfußmaus haben eine Höchstlebensdauer von sechs Jahren, zweimal soviel wie ihr Vetter, die Feldmaus, und doch ist das Verhältnis von Gehirngewicht zum Körpergewicht bei allen dreien ungefähr gleich. Der Grund für die Diskrepanz ist – wie bei den Fledermäusen und Insektenfressern – unbekannt. Ansonsten korrelieren die durch die Formel errechneten und die tatsächlichen Lebensspannen mit einer Genauigkeit von mehr als 98 Prozent.

Körpertemperatur und Grundumsatz

Will man die Formel auf die übrigen Vertebraten anwenden, muß man noch zwei weitere Faktoren mit einbeziehen: Körpertemperatur und Stoffwechsel (Grundumsatz). Eine wahrscheinliche Korrelation zwischen Grundumsatz und Altern wurde 1908 von Max Rubner entdeckt. Er fand heraus, daß viele Säugetiere ihr ganzes Leben lang pro Pfund Körpergewebe ungefähr eine gleichbleibende Anzahl Kalorien verbrennen. In ihren zwei bis drei Lebensjahren verbrennt eine Maus 25 000 bis 40 000 kcal pro Pfund Gewebe, das sind ca. 13 000 kcal pro Pfund pro Jahr. Der Elefant verbrennt etwa die gleiche Anzahl Kilokalorien pro Pfund Gewebe, aber über eine Lebensspanne von 70 Jahren, mit einem Umsatz von ca. 500 kcal pro Pfund pro Jahr. Der Stoffwechsel der Maus läuft also auf ungleich höheren Touren als der des Elefanten. Der Mensch macht keine Ausnahme von dieser Regel. Wir verbrennen in unserem Leben ca. 80 000 kcal pro Pfund, mehr als jedes Tier. Abb. 12.1 zeigt den Zusammenhang zwischen maximaler Lebensspanne und pro Tag verbrannten Kalorien beim Menschen und ausgewählten Säugetieren.

Die Beziehung zwischen einem Teil eines Organismus und dem Gesamtorganismus in eine Formel zu fassen (Allometrie), ist – wenn die Formel stimmt – in zweierlei Hinsicht wertvoll: prognostisch wie auch theoretisch. Kennen wir zum Beispiel das Verhältnis von Gehirngewicht zum Körpergewicht bei einem Säugetier, können wir daraus mit einiger Sicherheit seine Lebensspanne ableiten, und umgekehrt aus seiner Lebensspanne das Verhältnis von Gehirngewicht zu Körpergewicht.

Zweitens kann die Quantifizierung solcher Beziehungen auch theoretisch, zum Beispiel für die Grundlagenforschung, von Wert sein. Weil das Verhältnis von Gehirngewicht zu Körpergewicht bei Säugetieren so ein-

Abb. 12.1:

Beziehung zwischen Höchstlebensspanne und spezifischem Stoffwechsel für ausgewählte Säugetiere

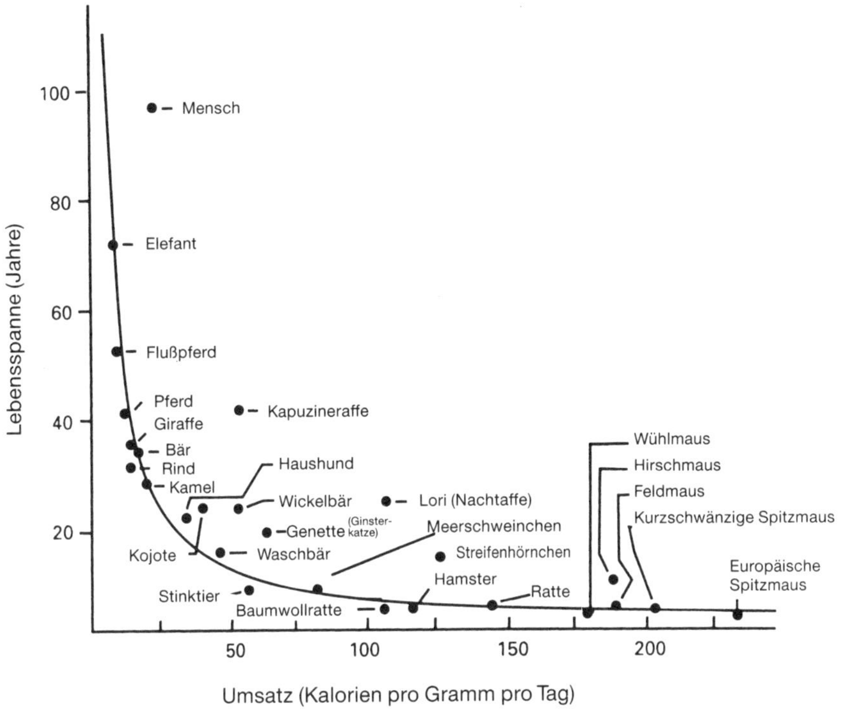

Quelle: Cutler, R. G., »Evolutionary Biology of Senescence«, in: *The Biology of Aging*, hrsg. v. Behnke/Finch/Moment, New York 1978.

deutig mit der Lebensspanne korreliert, glauben manche Gerontologen, daß das Gehirn die Hauptrolle für die Länge der Lebensspanne spielt bzw. sie determiniert. Wie schon erwähnt, wissen wir aus Messungen fossiler Schädel- und anderer Knochen, daß das menschliche Gehirngewicht im Vergleich zum Körpergewicht bis vor ca. 100 000 Jahren rapide zugenommen hat. Daher nimmt man an, daß die menschliche Lebensspanne bis dahin ebenfalls wuchs und sich vor 100 000 Jahren bereits auf dem heutigen Wert, bei etwa 115 Jahren, einpendelte. Bei Tieren, die im erwachsenen Zustand keine endgültige Körpergröße erreichen, etwa bei Haien und Alligatoren, wachsen die nonneuralen Gehirnzellen und der Körper ewig weiter. Allem Anschein nach gibt es bei diesen Tieren keine festgelegte Lebensspanne und keinen Alterungsprozeß.

Verlängerung der Lebensspanne

Einige Indizien sprechen dafür, daß – jedenfalls bei Säugetieren – die Lebensspanne jeder Spezies im Lauf ihrer Entwicklungsgeschichte zugenommen hat. Richard Cutler vom National Institute on Aging verglich das Verhältnis von Gehirngewicht zu Körpergewicht von ca. 150 Spezies, deren fossile Überreste man untersucht hatte. Resultat: Bei jeder Spezies, die nicht ausgestorben ist, hat das Gehirngewicht relativ zugenommen, was auf einen Anstieg der Lebenserwartung schließen läßt. Ferner stellte er fest, daß das Tempo des Zugewinns an Lebensspanne immer größer wurde, je näher die Art mit dem Menschen verwandt war, und daß es beim Menschen am größten war. Zwar hat die menschliche Lebensspanne offenbar schon vor 100 000 Jahren ihr gegenwärtiges Maximum erreicht, doch vielleicht nimmt sie immer noch zu – 100 000 Jahre sind entwicklungsgeschichtlich gesehen nicht viel. Man glaubt mittlerweile, daß der Mensch als langlebigstes Säugetier bereits langsamer altert als andere Mammalia. Wenn unser Alterungstempo tatsächlich weiter abnimmt, wäre dies allerdings viele Generationen lang nicht wahrnehmbar; wir würden einen entwicklungsgeschichtlichen Zeitrahmen von mehreren 100 000 Jahren brauchen, um es feststellen zu können.

Wenn die Langlebigkeit einer Art von ihrem Erbgut determiniert wird, stellt sich die faszinierende Frage: Wie viele Gene sind daran beteiligt? Bei seinen Forschungen zu dieser Frage ist Cutler von der Tatsache ausgegangen, daß die genetischen Unterschiede zwischen Schimpansen und Menschen nur ca. ein Prozent ausmachen (die restlichen Gene sind identisch). Weil zu den Unterschieden auch die Lebensspanne gehört, nimmt Cutler an, die Lebensspanne müsse durch weniger als ein Prozent der Gene determiniert sein. Aus der Tatsache, daß die menschliche Höchstlebensdauer bis vor 100 000 Jahren so schnell zugenommen hat, schließt er, daß nur einige wenige Gene – er schätzt ein paar Hundert – involviert sein können. Wären es mehr gewesen, hätte der Mutationsprozeß länger gedauert.

Man kennt zwei Arten von Genen: Struktur-Gene (die für die Herstellung der Substanzen sorgen, aus denen der Körper besteht) und Regulator-Gene (die wie Schalter chemische Reaktionen steuern). Cutler glaubt, daß die Lebensspanne von Regulator-Genen bestimmt wird; er nennt sie »Langlebigkeits-Determinations-Gene«.

Bernard Strehler (University of California) glaubt nicht an eine genetisch gesteuerte Lebensuhr des Menschen; er steht auf dem Standpunkt, daß die Unterschiede zwischen Mensch und Schimpanse viel zu groß sind, als daß sie nur durch einige wenige Gene erklärt werden könnten, und daß – sollte es denn so sein – diese wenigen Gene ein wahnwitziges Mutationstempo hätten vorlegen müssen, um die Unterschiede zwischen den beiden Spezies zu bewirken.

Das Altern – Ein Evolutionsprodukt?

Abstammung vom Affen! Das darf doch, bei Gott,
nicht wahr sein. Und wenn doch, dann laßt uns beten,
daß es nicht allgemein bekannt wird.
Die Frau des Bischofs von Worcester

Wir kennen, so banal es klingen mag, keinen vernünftigen Grund für das Altern. August Weismann, der große deutsche Biologe, postulierte im letzten Jahrhundert, das Altern erfülle den Zweck, verschlissene Exemplare der Spezies auszusondern, damit sie die Umwelt nicht belasten und jüngeren Artgenossen nicht Nahrung und Lebensraum streitig machen. Ein Gedanke, der auch heute noch seine Befürworter hat – aber Beweise dafür gibt es nicht. In der Wildnis lebt kaum ein Tier lange genug, um zu altern. Außerdem sind Tiere, die alt werden, für das Überleben der Art nicht notwendig, daher ist kein Selektionsvorteil erkennbar, der ihr Überleben begünstigen würde. Laut Weismann wäre es sogar vorteilhaft, ihr Überleben zu begrenzen, aber es ist schwierig festzustellen, wie die Evolution über das Altern auslesen würde. Kaum ein Tier hat je lange genug gelebt, um an diesem Ausleseprozeß teilzunehmen; dennoch zeigen Tiere, die in freier Wildbahn seit Jahrmillionen keine extremen Alterungsprozesse zeigen, altersbedingte Veränderungen, wenn man sie geschützt als Haus- oder Zootier hält.

Doch es mag zumindest einen Fall geben, in dem Altersveränderungen tatsächlich einen Selektionsvorteil für die ganze Art haben. Sir Peter Medawar, dessen Beiträge zur theoretischen Gerontologie in diesem Kapitel noch vorgestellt werden, machte mich auf eine Mottenart aufmerksam, bei der das erwachsene Tier in den späten Lebensstadien beginnt, die Bewegungscharakteristiken der Jungtiere nachzuahmen. Dadurch lenkt es Räuber von den jungen Motten ab und opfert sein Leben. Man könnte darin eine durch Evolution entstandene Verhaltensweise sehen, die der Art nützt, indem sie den Räuberdruck auf die Jungen mindert.

Einige Theoretiker glauben, daß sich Altersveränderungen auf die gleiche Weise herausgebildet haben wie Entwicklungsveränderungen. Die Entwicklung des Individuums läuft genetisch programmiert ab: Ein eingespeicherter Ablaufplan setzt eine Kette sorgfältig abgestimmter Ereignisse in Gang, durch die das befruchtete Ei zum erwachsenen Tier reift. Manche Gerontologen glauben, daß dasselbe genetische Programm auch den weiteren Gang der Dinge bis ins Alter bestimmen könnte, daß es auch für die Veränderungen verantwortlich ist, die den Alterungsprozeß charakterisieren. Wiederum ist es aber schwer vorstellbar, wie und warum sich ein Programm, das Altersveränderungen steuert, im Verlauf der Evolution hätte entwickeln sollen, wo doch nur äußerst wenige Tiere lange genug leben, um zu altern und ihre Altersveränderungen durchs große Sieb der Selektion laufen zu lassen.

Die Grundfrage lautet also: Hat sich das *Altern*, oder hat sich die *Lebensspanne* evolutionär herausgebildet? Meine Antwort: ersteres nein, letzteres ja. Aus den oben genannten Gründen glaube ich, daß die Altersveränderungen nicht durch Evolution entstanden sind. Im folgenden möchte ich meine Gründe darlegen, warum ich glaube, daß die Lebensspanne evolutionär entstanden ist, wenn auch nur indirekt.

Die Bedeutung der Redundanz

Die Bakterie lebt 20 Minuten, die Eintagsfliege einen Tag, die Stubenfliege einen Monat, die Maus drei Jahre, der Hund zwölf Jahre, das Pferd 25 Jahre, der Mensch 115 Jahre. Wie sind die enormen Unterschiede in den Höchstlebensspannen der einzelnen Spezies entstanden?

Manche Experten glauben, der Auslesedruck wirke grundsätzlich in Richtung Langlebigkeit; doch kurzlebige Tiere, die sich rasch vermehren, können in ihrer Umweltnische ebenso erfolgreich sein wie Tiere, die länger leben und sich langsamer vermehren. Entscheidend ist unter anderem die Jungtiermortalität im Verhältnis zur Mortalität der Alten. Eine Maus, die ein Jahr in der freien Natur lebt und viermal Junge wirft, ist nicht unbedingt einer Maus überlegen, die nur ein paar Monate lebt und nur ein- bis zweimal wirft. Alles steht und fällt damit, wie viele ihrer Jungen am Leben bleiben und sich fortpflanzen.

Ungeachtet der Tatsache, daß ein langes Leben für eine Art nicht zwingend vorteilhaft sein muß, scheint die Evolution doch ein Anwachsen der Lebensspanne zu favorisieren. Ich glaube, daß dies indirekt geschieht. Sprich: Die Evolution begünstigt irgendein Phänomen, das mit der Lebensspanne unmittelbar nichts zu tun hat, aber auf Umwegen die Lebensspanne erhöht. Wie kann dies geschehen?

Die meisten Experten würden wahrscheinlich der These zustimmen, daß die Auslese vor allem jene Tiere bevorzugt, die mit möglichst hoher Wahrscheinlichkeit die Geschlechtsreife erreichen und gesunden Nachwuchs zeugen. Eine Gesetzmäßigkeit, die sich nahezu von selbst erklärt: Tiere, die nicht geschlechtsreif werden, vermehren sich nicht, und die Spezies stirbt bald aus. Aber *wie* werden in diesem System der natürlichen Auslese diejenigen Tiere begünstigt, die die besten Chancen haben, geschlechtsreif zu werden? In der Regel dadurch, daß nur diejenigen ausgesucht werden, die allgemein mit einem robusten Vitalsystem ausgestattet sind und am ehesten gegen Räuber, Krankheiten und Umweltextreme bestehen. Wenn Raubtiere immer geschickter werden, müssen Beutetiere, die überleben und sich vermehren wollen, ihre Abwehrtechniken verfeinern. Diesem Kampf sind in der Regel nur diejenigen mit den höheren Reserven in ihren Lebensfunktionen gewachsen, diejenigen mit schärferen

Sinnen, schnelleren Reaktionen, größerer Kraft – solche, die »overengineered« sind, wie es im Englischen so schön heißt, die irgendwelche eingebauten Überkapazitäten besitzen. Denn es geht ums Überleben zum Zweck der Fortpflanzung und der Aufzucht von Nachwuchs, nicht ums Überleben an sich; doch die favorisierten Tiere leben häufig auch deshalb länger, weil sie etwas entwickelt haben, was die Biologen »Redundanz« oder »physiologische Reserve« nennen.

Auch wir Menschen weisen in vielen unserer Organe Redundanzen auf. So hat uns ein wohlmeinender Konstrukteur mit zwei Nieren ausgestattet, obwohl eine gereicht hätte. Es würde auch ein Lungenflügel genügen. Leber, Magen, Darm und andere Organe funktionieren selbst dann noch hinreichend, wenn man Teile davon wegschneidet. Tausende von Menschen überleben Herzinfarkte und kommen mit einem teilzerstörten Herzmuskel zurecht. Die physiologischen Reserven fangen all diese Verluste auf.

Diese Redundanzen haben ihren Preis: Sie auszubilden kostet während der Entwicklung mehr Energie. Ingenieure wissen, daß komplexe Maschinen für den harten Alltagsbetrieb »Backup«-Systeme brauchen, Ersatzsysteme für die wichtigsten Teile. Je mehr Backup-Systeme, desto besser. Natürlich gibt es Grenzen. Bei zuviel Redundanz kann die Maschine zu groß oder zu schwerfällig werden. Ein klassisches Beispiel für das Konstruktionsprinzip Redundanz oder Überkapazität sind Raumfahrzeuge.

Ähnlich verhält es sich in der Biologie: Die natürliche Auslese favorisiert Tiere mit besonders guten Reserven, die besonders hohe Chancen haben, geschlechtsreif zu werden. Die begünstigten Eigenschaften, die das Tier vitaler machen, werden an den Nachwuchs weitergegeben. So entstehen allmählich immer höhere Reserven. Nach der Geschlechtsreife erlahmt die Kraft der natürlichen Auslese, weil nach Erreichen der maximalen Vermehrungsfähigkeit mit zunehmendem Alter die Weitergabe favorisierter Eigenschaften für das Überleben der Art nicht mehr notwendig ist. Da das Tier nicht mehr topfit sein muß, nimmt die Fitneß nun langsam ab. Die Art verbessert ihre Überlebenschancen, wenn sie ihre Ressourcen und Kräfte in den Vermehrungserfolg, nicht in die individuelle postreproduktive Langlebigkeit steckt. Wir könnten sagen: Das Tier altert und ist sterblich, weil die Ressourcen, die zur Aufrechterhaltung eines ewig jungen Körpers notwendig wären, für das Überleben der Art besser in Strategien zur Erhöhung des Vermehrungserfolges investiert sind.

Wie beeinflussen oder bestimmen all diese Zusammenhänge die Lebensspanne einer Tierart? Die natürliche Auslese determiniert die Lebensspanne *indirekt*, weil die höheren physiologischen Reserven, die favorisiert werden, um die Entwicklung des Tieres bis zur Geschlechtsreife zu garantieren, gleichsam automatisch auch für das Weiterleben des Tieres *nach* der Geschlechtsreife eine gewisse Zeitlang sehr wertvoll sind. Wie lange diese positive Wirkung anhält, hängt davon ab, wie viele physiologischen Reserven nach der Vermehrungsphase des Tieres noch vorhanden sind. So begünstigt eine höhere Reserve, die der Arterhaltung bzw. Fortpflanzung dient, als Nebenwirkung auch eine längere Lebensdauer – Langlebigkeit als Nebenprodukt der Evolution. Daß Taufliege, Maus und Mensch unterschiedlich lange leben, geht also möglicherweise auf Redundanzunterschiede zurück, die sich im Verlauf der Evolution entwickelt haben.

Manche Gerontobiologen meinen, daß zwischen Fortpflanzungsanstrengung und Lebensspanne eine Art Tauschhandel stattfindet – daß hohe Vermehrungskapazität mit kurzem Leben und niedrige Vermehrungskapazität mit langem Leben korreliert.

T. B. L. Kirkwood vom National Institute for Medical Research in London vertritt die These, daß bei Tieren ein Tauschgeschäft stattfindet zwischen schnellem Aufwachsen und Erzeugung zahlreichen Nachwuchses – einer Strategie, die der Erhaltung der Gene des Organismus dienlicher ist – und einem längeren Überleben, das dem Fortpflanzungserfolg dienen kann oder auch nicht. Die Energiekosten eines perfekten Reparatursystems wären für ein Tier so hoch, daß sie zum Nachteil gegenüber den Tieren würden, die ihre Kräfte mehr in die Fruchtbarkeit und weniger in die Instandhaltung investieren. Die Kiebitze aus Kapitel 5 zum Beispiel, mit ihrer hohen Mortalität, handeln von der Logik der Evolution her »klug«, wenn sie möglichst rasch viele Nachkommen zeugen; auf lebensverlängernde Strategien zu setzen, hätte nicht den gleichen Nutzeffekt. Wenn erwachsene Tiere einigermaßen gute Überlebenschancen haben – d. h. wenn die Wahrscheinlichkeit, Unfällen, Krankheiten, Räubern oder Hunger zum Opfer zu fallen, aufgrund einer guten Anpassung sinkt –, dann haben sie es meist auch mit der Fortpflanzung nicht mehr so eilig. Elefanten und Menschen beispielsweise verfolgen exakt diese Strategie: langsames Wachstum und langsame Vermehrung.

Je mehr Ressourcen die Vermehrung schluckt, desto geringer ist die Lebenserwartung. Anders formuliert: Eine niedrige Lebenserwartung favorisiert eine frühzeitige Geschlechtsreifung und erhöhte Fortpflanzungsanstrengungen.

Die Funktionstüchtigkeit dieses Systems veranschaulichte ein Versuch in Trinidad. Man setzte Guppy-Fische einem Räuber aus, der erwachsene Fische bevorzugte und die Jungen unbehelligt ließ. Nach einiger Zeit reiften die Fische früher und hatten mehr und kleinere Nachkommen. Andere Guppys wurden einem anderen Räuber ausgesetzt, der vor allem Jungfische bevorzugte. Das Resultat war eine umgekehrte Reaktion der Guppy-Fische – sie zögerten ihre Reifung hinaus und hatten größere, aber weniger Nachkommen. Diese Anpassung wurde weitervererbt: Nachdem man die Räuber in den Guppy-Populationen ausgetauscht hatte, stellte sich heraus, daß sich nach elf Jahren und 30 bis 60 Generationen das Vermehrungsmuster umgekehrt hatte. Leider wurden Veränderungen der Lebensspanne in den beiden Guppy-Gruppen nicht mit untersucht.

Kirkwood nennt seine Hypothese über einen Tauschhandel zwischen Fortpflanzungsanstrengung und Lebensspanne »Theorie des entbehrlichen Soma«, weil die Fortpflanzung Vorrang hat vor der Lebensverlängerung bzw. vor dem Reparaturservice an somatischen Zellen – man kann nicht alles haben. Die Lebensspanne profitiert indirekt davon, daß Eigenschaften, die dem reproduktiven Erfolg dienlich sind, Priorität genießen vor Eigenschaften, die direkt die Langlebigkeit fördern. Somatische Zellen (Körperzellen) sind entbehrlich, sobald der Fortpflanzungserfolg gesichert ist. Im Alter läßt der Selektionsdruck nach – eine These, die erstmals Sir Peter Medawar formulierte und die später auch Brian Charlesworth (University of Chicago) und Michael R. Rose (University of California) vertraten.

Zurück zum erwähnten technischen Beispiel, dem Raumfahrzeug. Alex Comfort hat als erster darauf hingewiesen, daß die Beziehung Redundanz – Lebenszweck – Langlebigkeit beim Raumschiff ganz ähnlich ist wie beim Tier. Ich habe mir erlaubt, Comforts Parallele im Lichte neuer Entwicklungen in der Gerontobiologie stark zu erweitern. Angenommen, eine Raumsonde wird für eine spezielle Mission gebaut: Sie soll am Mars vorbeifliegen und Fotos zur Erde funken. Dieses Ziel entspräche dem Lebensziel des Tieres, geschlechtsreif zu werden. Weder die Natur – die Konstrukteurin des Tieres – noch die Entwicklungsingenieure – die Konstrukteure der Raumsonde – interessieren sich dafür, was passiert, nachdem das Ziel erreicht ist. In beiden Fällen braucht der Konstrukteur nicht für die Ewigkeit zu bauen. Weder die Natur noch das technische Entwicklungslabor sind überzeugt, daß es notwendig ist, eine enorme Menge an Ressourcen zu investieren, um die Unvergänglichkeit des Produkts zu gewährleisten; Unsterblichkeit ist in beiden Fällen nicht nötig. Dennoch ist es sinnvoll, zur Erfüllung des »Lebenszwecks« eine gewisse Redundanz einzubauen – d. h. alle wichtigen Systeme mehrfach auszulegen: zwei Computer statt eines einzigen; zwei Nieren statt einer; eine Notstromversorgung, falls die Hauptstromversorgung ausfällt; zwei Lungenflügel statt einem.

Hat die Raumsonde ihre Bilder zur Erde gefunkt und hat sich das Tier erfolgreich fortgepflanzt und den Nachwuchs großgezogen, ist die Aufgabe im Sinne der Konstrukteure erledigt. Tier und Sonde verschwinden aus den Blicken ihrer Erschaffer, aber nicht von der Bildfläche, jedenfalls nicht sofort. Die Sonde fliegt weiter durch das äußere Sonnensystem, das Tier nimmt weiter am Leben teil. Doch einige Zeit nach Erfüllung der Mission machen sich erste Schwächen bemerkbar, die Systeme leiden zunehmend unter Funktionseinbußen, Pannen und Patzern. Tier und Sonde beginnen zu altern, weil beide nicht für die Unsterblichkeit gebaut sind. Andererseits ist beiden aber auch nicht bewußt die Sterblichkeit eingebaut. Sie sterben, weil ein Systemversagen mit der Zeit immer wahrscheinlicher wird. Spezielle Selbstzerstörungsmechanismen – zum Beispiel Programme im Computer oder in der DNS, die Alterungsbefehle geben oder das Leben nach Plan abbrechen lassen – sind völlig überflüssig.

Nachdem Tier und Sonde ihre Mission erfüllt haben, werden sich degenerative Veränderungen und Ausfallerscheinungen häufen. Anfangs haben die Pannen vielleicht noch keine bedrohliche Qualität: Der Außenanstrich der Sonde verfärbt sich, ein paar Kabelisolierungen fransen durch die Sonnenbestrahlung aus; das Augenlicht des Tieres, seine Hörschärfe, sein Lauftempo lassen etwas nach, sein Immunsystem verliert ein wenig an Leistungsfähigkeit. Minimale Einbußen, die ein Wildtier jedoch bereits zu einer leichteren Beute für Räuber und anfälliger für Krankheiten machen. Diese Tiere leben in der Regel nicht mehr lange genug, so daß weitergehende Altersveränderungen nicht mehr eintreten. Menschen aber – und die Tiere, die der Mensch hütet – leben über diese Grenze hinaus, bei ihnen treten Altersveränderungen extremerer Art auf. Auch das Raumschiff wird die ersten trivialen Altersveränderungen überstehen. Im Lauf der Zeit mögen die ausgefransten Kabel die Anfälligkeit der Sonde für Kurzschlüsse erhöhen, verhärteten Arterien beim Menschen gleich, in denen sich irgendwann vielleicht ein lebensbedrohliches Blutgerinnsel festsetzt.

Auch wenn die Hauptstromversorgung der Sonde ausfällt, ist noch nicht alles verloren, denn jetzt schaltet sich das Notstromaggregat ein. Beim Menschen fängt im Falle einer Erkrankung des einen Lungenflügels der andere die Fehlfunktion auf; bei einem Gefäßverschluß am Herzen können andere Adern die Versorgung des betroffenen Bereichs mit übernehmen. Kurz: Es springen die Reservemechanismen ein, die der Raumsonde eingebaut und dem menschlichen Organismus im Verlauf der Evolution zugewachsen sind. Doch unsterblich wird man auch durch noch so große Redundanzen nicht. Hinzu kommt, daß der zelleigene Reparaturservice – den es, wie wir wissen, gibt – seinerseits auch nicht ewig fehlerfrei funktioniert. Irgendwann erschöpfen sich alle Backup-Systeme und Ersatzkapazitäten beim unerbittlichen Voranschreiten des Alterungsprozesses. Eines Tages kommt es unvermeidlich zum großen Kollaps: Die Raumsonde fliegt als funktionslose tote Masse aus dem Sonnensystem hinaus; das Tier verliert seine physiologische Top-Kondition, altert, fällt Räubern, Unfällen oder Krankheiten zum Opfer und stirbt.

In der auf dem Prinzip der Zuverlässigkeit basierenden Technik wird die Zeit, die durchschnittlich vergeht, bis ein Bauelement versagt, mit »mittlerer Versagenszeit«, »Ausfallwahrscheinlichkeit« oder »Erwartungswert« umschrieben. Autos fahren – wie so mancher frustrierte Käufer bereits erfahren mußte – nur bis zu dem Tag, an dem die letzte Rate bezahlt wurde, einwandfrei. Bei einem billigen Auto mag nach zwei Jahren die erste größere Reparatur fällig sein, bei einem teureren nach fünf Jahren. Die mittlere Versagenszeit bzw. die »mittlere Lebenserwartung« definiert sich als die Zeit, nach deren Ablauf von einer Gruppe identischer Systeme oder Organismen die Hälfte nicht mehr einwandfrei funktioniert. Für Neugeborene liegt sie bei 75 Jahren; von 100 heute Geborenen wird die Hälfte in 75 Jahren noch leben. Die eigene mittlere Versagenszeit bzw. Lebenserwartung können Sie der Tabelle 5.1 entnehmen.

Sowohl bei der Raumsonde als auch beim Tier stößt man auf drei Aspekte der Endlichkeit des Lebens: Altern, Lebensdauer und Tod. Wenn die Lebensdauer (indirekt) von unseren Genen bestimmt wird und das Altern nicht, wer oder was verursacht dann die Altersveränderungen, die bei uns letztendlich zum großen Systemabsturz, zum Tod, führen?

13 Alternstheorien, Teil I: Das gesteuerte Altern

Wir sind uns einig, daß unsere Theorie verrückt ist.
Strittig ist unter uns nur noch, ob sie verrückt genug ist,
um, eventuell, wahr zu sein. Ich persönlich glaube,
daß sie nicht verrückt genug ist.
Niels Bohr

Es mutet wie eine Binsenweisheit an: Wenn man den Ablauf eines biologischen Phänomens – ob fetale Entwicklung, ob Verlauf einer Krankheit, ob Einsetzen von Altersveränderungen – zum Wohle des Menschen ändern will, muß man erst einmal das Phänomen selbst verstehen. Frühe Theorien über eine vermeintliche Einflußnahme auf den Alterungsvorgang entbehrten jeder empirischen Grundlage und blieben reine Spekulation. Erst später setzte sich im Zuge des methodisch-naturwissenschaftlichen Denkens die Erkenntnis durch, daß man einen Prozeß, in den man eingreifen will, vorher möglichst vollständig erforschen sollte. Allerdings gab und gibt es bemerkenswerte Ausnahmen, zum Beispiel die Pockenimpfung mit Rinderpockenlymphe und Aspirin gegen Kopfschmerzen. Beides wurde entdeckt und eingesetzt, noch bevor die biologischen Grundlagen dieser Therapien vollständig bekannt waren.

Dennoch, der Eingriff in einen biologischen Prozeß hat viel mehr Erfolgsaussichten, wenn wir den Prozeß selbst genau verstehen (genauer: wenn wir *glauben*, ihn genau zu verstehen). Die (natur)wissenschaftliche Methode, die wir heute anwenden, hat vier Hauptschritte:

1. Beobachtung eines Phänomens;
2. Formulierung einer Hypothese oder Theorie, die die Beobachtung stichhaltig erklärt;
3. Überprüfung der Theorie durch Experimente;
4. Bestätigung der Resultate (Wiederholbarkeit der Experimente).

Bestätigen sich die Resultate nicht, ist man möglicherweise gezwungen, bei Schritt 2 oder 1 neu zu beginnen, also neue, genauere Beobachtungen anzustellen oder die Hypothese um- oder neuzuformulieren – solange, bis man überzeugt ist, die Wahrheit gefunden zu haben.

Heute würden die meisten Gerontobiologen sagen: Wir haben genug Beobachtungsdaten über das Altern, um Theorien endlich auch experimentell überprüfen zu können. Tatsächlich sind bisher Dutzende von Theorien entwickelt worden, und Labors für gerontobiologische Tests sind zu einer Wachstumsbranche avanciert. Neue Versuchsergebnisse wirken sich entsprechend auf bestehende Theorien aus, so daß an der »Theorienbörse« sehr lebhafte Bewegungen beobachtet werden können. Zyniker unter den Gerontobiologen behaupten, es gebe bereits so viele Alternstheorien wie Alternsforscher.

Aus der Fülle der Theorien habe ich eine gewisse Auswahl getroffen und stelle nur diejenigen vor, die experimentell gesichert sind oder im Augenblick in der wissenschaftlichen Fachwelt besondere Beachtung finden.

Frühe Vorstellungen über das Altern

Mehrere moderne Alternstheorien gehen auf alte Vorstellungen zurück, und was die Pioniere auf diesem Gebiet postulierten, lohnt sich zu rekapitulieren, weil es unser heutiges Denken beeinflußt.

■ Die »Vitalsubstanz«-Theorie

Eine frühe und auch heute noch verbreitete Vorstellung besagt, daß den Organismen ein begrenztes Maß an Vitalsubstanz zur Verfügung steht. Beim Aufbrauchen dieser eher hypothetischen Substanz entstehen Altersveränderungen, die die Vitalität zunehmend abbauen. Ist der Stoff schließlich aufgebraucht, stirbt der Organismus. In der Antike wurde die Vitalsubstanz bisweilen auch zu den »Humores« gezählt, den Körpersäften, die für die menschliche Biologie als bestimmend galten.

Francis Bacon stellte im 16. Jahrhundert diese Ansicht in Frage; er behauptete, das Altern könne abgestellt werden, wenn die Reparaturprozesse, die bei Mensch und Tier ablaufen, vervollkommnet und ihrerseits zum ewigen, fehlerfreien Funktionieren gebracht werden könnten. Als Beispiele solcher Prozesse führte er die Wundheilung, die Geweberegeneration und die Fähigkeit des Körpers, von Krankheiten zu genesen, an.

Nach einer modernen Variante der Vitalsubstanz-Theorie wird der Mensch mit einem bestimmten »Vorrat« an Herzschlägen oder Atemzügen geboren, und wenn sich der Vorrat erschöpft, altert und stirbt er. Unterschiede in der Lebensspanne werden damit erklärt, daß den Individuen unterschiedlich viel Vitalsubstanz in die Wiege gelegt wird. So attraktiv diese Vorstellung sein mag – es gibt keine Beweise dafür.

Eine noch modernere Variante vertritt Bernard Strehler. Er meint, als Vitalsubstanz könne man vielleicht die DNS essentieller Gene betrachten, die in vielfacher Kopie in postmitotischen Zellen vorhanden ist. Kopien dieser wichtigen Gene gehen im Lauf der Zeit verloren (die DNS-Reparatur ist nicht unfehlbar), wodurch die Synthese lebenswichtiger Proteine Schaden leidet. Im Verlust an Vitalsubstanz – Kopien essentieller Gene – sieht Strehler die Grundursache des Alterns.

Die »Genmutationstheorie«

Um die Jahrhundertwende entdeckte man, daß in Zellen Mutationen erfolgen, und in den 50er Jahren begann die Genetik das gerontologische Denken zu bestimmen. Mutationen sind sprunghafte Veränderungen im Erbgut (in den Genen). Man kennt mehrere Arten von Mutationen. Manche sind schädlich, und wenn sie bei Ungeborenen auftreten, kommt es meist zu einem Spontanabort. So erklärt man sich die hohe Zahl von Spontanaborten beim Menschen, die sich häufig vollziehen, ohne daß die Mutter es merkt; der Abgang einer wenige Wochen alten Leibesfrucht ist von einer verspäteten Menstruation kaum zu unterscheiden. Neben schädlichen gibt es jedoch auch nützliche Mutationen. Mutationen sind die Triebfeder der Evolution und der natürlichen Auslese. Weil sie für die Entstehung von Lebensvielfalt und für die Anpassung von Organismen eine so ausschlaggebende Rolle spielen, liegt der Gedanke nahe, in ihnen den vielgesuchten »universellen Alternsmechanismus« zu vermuten.

Ende der 40er Jahre begannen sich mehrere Wissenschaftler mit der Rolle der Mutationen für das Altern zu befassen. Paul Henshaws erste Hypothesen (1947) wurden später von Howard Curtis (Brookhaven National Laboratories, Upton, New York) überprüft. Weitere Beiträge kamen von G. Failla, Bernard Strehler, Arnold Clark (University of Delaware), John Maynard Smith (University of Sussex, Brighton, England) und Leo Szilard (der dadurch bekannt wurde, daß er Einstein überredete, an Franklin D. Roosevelt den berühmten Brief zu schreiben, in dem er die Möglichkeiten der Atomkraft schildert).

Erste Hinweise, daß Mutationen hinter der Alterung stecken könnten, erhielt man durch Bestrahlungsexperimente. Bestrahlung, die bekanntlich die Mutationsrate steigert, schien zugleich auch die Alterungsrate zu beschleunigen. Später stellten sich die strahlungsinduzierten Veränderungen jedoch nicht als echte, sondern als »scheinbare« Altersveränderungen heraus, an Progerie (Kapitel 6) erinnernd, die von vielen Gerontologen ebenfalls nur für ein »scheinbares«, kein echtes Altern gehalten wird. Rattenexperimente lieferten bald den Beweis: Strahlungsdosen, die so hoch waren, daß sie der Strahlung eines kompletten Lebensquantums entsprachen, vermochten die Lebenserwartung der Ratten nicht nennenswert zu verkürzen. George Sacher fand im Gegenteil heraus, daß mäßige Strahlendosen die Lebenserwartung sogar erhöhten! Darüber hinaus wurde die Hypothese durch Clarks Versuche an der Wespe *Habrobracon* widerlegt. Wie die meisten anderen Tiere ist diese Wespe diploid, d. h. sie hat zwei volle Chromosomensätze. Im Gegensatz zu den meisten anderen Tieren gibt es bei dieser Wespe aber auch Exemplare, die haploid, also mit nur einem Chromosomensatz ausgestattet sind. Clark spekulierte: Wenn man beide Typen *Habrobracon*, die eine identische Lebensspanne haben, derselben Strahlendosis aussetzte, müßte das haploide Tier eine kürzere Lebensspanne haben als das diploide, weil zwei Chromosomensätze eine höhere Redundanz haben und somit ausgefallene oder mutierte Gene besser ersetzen können. Diese Vermutung erwies sich als richtig; allerdings hatten unbestrahlte Insekten identische Lebensspannen. Schlußfolgerung: Normale Hintergrundstrahlung beschleunigt das Altern nicht. Weil man aber heute auch Mutationen kennt, die nicht durch Strahlung beschleunigt werden, darf die Möglichkeit, daß diese letzteren Mutationen Altersveränderungen erzeugen könnten, nicht ausgeschlossen werden.

Anfang der 60er Jahre kam Sir MacFarlane Burnet (Australien) auf eine originelle Variante der Mutationshypothese. Er vermutete den Ursprung der Mutationen in den sog. Vorläuferzellen. Solche Zellen existieren in vielen Geweben; sie sind die primitiven Urzellen, aus denen durch vielfache Teilung die ausdifferenzierten, reifen, funktionierenden Zellen der einzelnen Gewebe entstehen. Nach Burnets Vorstellung kann eine Mutation in einer einzigen Vorläuferzelle beispielsweise im Immunsystem Millionen von Tochterzellen mit der gleichen Mutation zur Folge haben. Mutationen müssen also nicht unbedingt in vielen reifen Zellen stattfinden. Auch diese These hat sich experimentell nicht nachvollziehen lassen und bleibt daher unbewiesen.

■ Die Theorie »Erschöpfung durch Fortpflanzung«

Eine alte Theorie, die immer noch Anhänger hat, geht von einer explosionsartigen Verausgabung reproduktiver Energie aus, die im Organismus ein schlagartiges Altern auslöst, dem ein schneller Tod folgt. Am Pazifiklachs und einigen Mollusken – den erwähnten »Urknall«-Tieren – und bestimmten Blumen und einjährigen Pflanzen läßt sich dies gut demonstrieren. Allerdings kann die Theorie keinen Anspruch auf Allgemeingültigkeit erheben, weil diese schlagartige Erschöpfung in der Natur nicht die Regel ist – viele Tiere wie auch der Mensch pflanzen sich mehr als einmal fort.

Warum moderne Alternstheorien noch spekulativ sind

Als junger Wissenschaft fehlt der Gerontobiologie noch eine feste, experimentell gesicherte Faktengrundlage, was das Entwickeln von ungesicherten Alternstheorien leicht macht. Viele davon appellieren mehr an das Gefühl als an den Verstand, und manche sind von der ideologischen Sichtweise ihrer Urheber geprägt. Paradoxe Folge: Wo sich Hypothesen nicht nachprüfen lassen, hat im Prinzip jeder recht. Alex Comfort faßt treffend zusammen:

»Auf fast jedem anderen bedeutenden biologischen Forschungsfeld außerhalb der Seneszenz ist es möglich, die Haupttheorien historisch darzustellen und ein stetes Fortschreiten von einer großen Zahl spekulativer zu einigen wenigen fundierten Haupthypothesen zu zeigen. Nur bei der Seneszenz geht dies nicht ... Auffallend an diesen Theorien ist, daß sie wenig oder gar keine historische Entwicklung zeigen; sie lassen sich praktisch nur in Katalogform nebeneinander aufzählen, ohne daß ein Fortschreiten des wissenschaftlichen Kenntnisstandes sichtbar würde.«

Noch an einem weiteren Problem kranken praktisch alle Alternstheorien: Jede angenommene Ursache des Alterns kann ihrerseits das Resultat einer tieferen, vorgeschalteten Ursache sein. Deshalb muß man sich bei jeder Alternstheorie nicht nur fragen, ob sie überprüfbar ist, sondern ob ihr Mechanismus nicht die Manifestation eines tieferen Mechanismus sein kann.

Was das Aufstellen von Alternstheorien darüber hinaus verführerisch leicht macht, ist die Tatsache, daß praktisch alles Biologische, was sich messen läßt, sich mit der Zeit verändert, und die meisten (wenn auch nicht alle) Altersveränderungen sind Abbauvorgänge. Daher läßt sich im Prinzip jede Veränderung als Ursache aller anderen Altersveränderungen ansehen. Ein Beispiel: Das Immunsystem verliert an Leistungsfähigkeit, und tatsächlich gibt es eine Theorie, die Immunverluste als den entscheidenden Alterungsauslöser ansieht. Aber ähnliche Verluste erleiden auch andere Vitalsysteme; wie kann man darunter zielsicher *den* großen »Altmacher« herausfinden? Andere Verluste haben offensichtlich kausal mit dem Altern nichts zu tun. So ergraut zum Beispiel das Haar der meisten Menschen mit dem Alter. Eine ungefähre zeitliche Korrelation mit dem Altern ist gegeben, und doch würde wohl jeder ausgelacht, der die Theorie »Altern wird durch graue Haare verursacht« vertritt. Auch andere zeitabhängige Veränderungen kommen als Ursache für die gesamte Konstellation der weniger augenfälligen Altersveränderungen wohl nicht in Frage. Wahrscheinlicher ist es, daß die Ergrauung der Haare, die Einbußen in der Immunabwehr und andere physiologische Verluste alle von irgendeiner fundamentaleren Veränderung abhängen. Dieser gemeinsame Nenner dürfte in den Molekülen zu finden sein, die die Grundbausteine unseres Körpers – die Zellen – bilden oder von diesen hergestellt werden. Die meisten Gerontobiologen glauben heute, daß es nicht eine Generalursache des Alterns, sondern viele Ursachen gibt und daß wahrscheinlich mehrere Mechanismen gemeinsam wirken.

Hundertprozentig schlüssige Beweise für »den« Alternsmechanismus gibt es bisher nicht, aber es gibt verschiedene glaubwürdige Theorien. Unser empirisches Datenfundament ist noch nicht stabil genug, als daß wir alle Fragen definitiv beantworten könnten. Doch dies ist kein Ausnahmefall. Wir wissen zum Beispiel, daß die Entwicklung von der befruchteten Eizelle bis zum reifen Organismus durch ein genetisches Programm gesteuert wird, aber das »Wie« liegt noch weitgehend im dunkeln, trotz eines kompletten Jahrhunderts Forschungstätigkeit. Sieht man von deskriptiven Studien ab, ist die moderne gerontobiologische Forschung erst rund 40 Jahre alt, daher darf es nicht verwundern, wenn die Beweisbasis bisweilen noch nicht so gesichert ist, wie man sich das wünschen würde.

Die Gerontologie berührt – im Gegensatz zu anderen biologischen Forschungsbereichen – zwei existentielle, sonst der Theologie und Philosophie vorbehaltene Fragen. Erstens: Sind lebende Organismen, insbesondere der Mensch, prinzipiell unsterblich oder prinzipiell sterblich? Und zweitens: Ist das Altern gut oder böse? Praktisch jeder Autor einer Alternstheorie bezieht hierzu Stellung, wenn auch meist nur indirekt.

Spielregeln

Bernard Strehler hat in den 60er Jahren vier Kriterien, gewissermaßen Qualitätsmerkmale, für Alternsprozesse aufgestellt (mit denen sich indirekt auch Alternstheorien überprüfen lassen). Das Phänomen muß (a) *universal* sein, d. h. alle Lebewesen der Spezies betreffen; es muß *irreversibel*, d. h. nicht wieder rückgängig zu machen sein; es muß *schädlich* sein und es muß *intrinsisch* sein, d. h. im wesentlichen »von innen« und nicht »von außen« verursacht sein. Strehlers Kriterien sind nützlich, weil sie ziemlich genau definieren, was mit biologischem Altern gemeint ist, und weil sie biologische Phänomene ausschließen, die häufig mit Altersveränderungen verwechselt werden. Krankheiten fallen beispielsweise aus dem Raster heraus, weil keine Krankheit alle Mitglieder einer Spezies erfaßt.

Zwei Faktoren gilt es zu beachten, wenn wir nach den möglichen Ursachen von Altersveränderungen fahnden. Erstens müssen wir zwischen normalen Alterserscheinungen und Alterskrankheiten unterscheiden. Viele Krankheiten sind irreversibel, schädlich und intrinsisch, aber keine ist universal. Zweitens müssen wir zwischen Altern und Langlebigkeit unterscheiden. Die Lebensspanne einer Spezies gilt allgemein als genetisch determiniert, wenn auch indirekt. Die Abbauvorgänge, die nach der Geschlechtsreifung einsetzen, heißen Altersveränderungen. Altersveränderungen – nicht die Determinanten der Lebensspanne – sind Gegenstand der folgenden Theorien.

Ist das Altern zufällig oder programmiert?

Die Alternstheorien lassen sich grob in zwei Gruppen einteilen: Programmtheorien und Zufalls- oder »stochastische« Theorien. Unter den ersteren ist das Postulat einer biologischen Uhr, basierend auf einer Kette chemischer Vorgänge oder physikalischer Veränderungen in spezifischen Molekülen, recht populär. Auf diesem Denkmodell beruht zum Beispiel die Vorstellung von der Aktivierung eines »Todes-Gens« oder der Ausschüttung von »Todeshormonen« durch Hypothalamus oder Hypophyse. Die zweite Theoriegruppe vermutet ein Altern durch zufällige, also nicht gesteuerte Ereignisse. Dazu zählen Fehlertheorien (Fehleranhäufung bei so wichtigen Molekülen wie der DNS-Replikation), Abnutzungstheorien und Akkumulationstheorien (Altern durch Ansammlung schädlicher Stoffe in der Zelle).

Zunächst zu den Theorien, die vom Vorhandensein eines uhrwerkartigen Mechanismus ausgehen.

Altern nach Plan

1908 schrieb der amerikanische Anatom Charles Sedgwick Minot: »Was wir im Alter sehen, ist lediglich die Kulmination von Veränderungen, die schon bei der Befruchtung angefangen haben und die bis ins Alter weiterlaufen. Das ganze Leben lang setzen sich diese Veränderungen fort. Das Resultat ist Senilität.«

Minot artikuliert eine verbreitete Vorstellung: Eine gerade, ununterbrochene Entwicklungslinie verläuft von der Zeugung bis zum Tod. Implizit darin steckt der Gedanke, daß ein und derselbe genetische Ablaufplan alle Entwicklungen steuert, daß ein Generalprogramm von A bis Z für alles verantwortlich ist. Minot läßt das Altern schon bei der Geburt beginnen – die nachgerade konservativste Position, die sich denken läßt. (Sein Postulat vom programmierten Altern läßt sich noch vertreten. Die Vorstellung, daß Altersveränderungen auf jeden Fall zu Senilität führen, jedoch nicht. Wenn es eine wichtige neue Erkenntnis gibt, die die Gerontobiologen in den letzten ein, zwei Jahrzehnten gewonnen haben, dann die, daß die Mehrheit von uns *nicht* dazu verurteilt ist, senil zu werden. Hierzu später mehr.)

Minots Ansicht, die Altersveränderungen von der Wiege bis zur Bahre seien unseren Zellen einprogrammiert und die Alterung setze bereits bei der Zeugung ein, ist mit folgender Argumentation verteidigt worden. Etwa zur Zeit der Geburt sinkt die spezifische Wachstumsrate. Vorher ist sie explosiv: In den neun Monaten im Mutterleib wachsen aus einer Zelle Milliarden, aus dem Bruchteil eines Gramms werden sieben, acht Pfund. Nie wieder im Leben nimmt das Körpergewicht so stark und so schnell zu. Nach der Entbindung fällt die Wachstumsrate langsam ab und kommt Anfang der 20er Jahre zum Stillstand. Würde sie dies nicht tun, so wäre – selbst wenn man davon ausginge, daß das befruchtete Ei 30 Gramm (es wiegt viel weniger) und das Neugeborene sieben Pfund wiegt – das Kind vor seinem ersten Geburtstag bereits 700 Pfund schwer! Für Minot stellte der Knick in der Wachstumsrate nach der Geburt den Beginn des Alterungsprozesses dar.

Manche Gerontobiologen nehmen eine etwas weniger konservative Haltung ein und sehen den Beginn der Alterung nicht mit der Geburt, sondern im »statistisch besten Lebensalter«, an dem Zeitpunkt, an dem die Mortalität am niedrigsten ist. Dieses Mortalitätstief liegt in den USA und den meisten anderen entwickelten Ländern zwischen fünf und zehn Jahren, also im Mittel bei sieben Jahren. In diesem Alter liegt die Wahrscheinlichkeit, daß man noch einen weiteren Tag, Monat oder ein weiteres Jahr lebt, höher als je zuvor oder danach. Weil Altern oft als Anstieg der Mortalitätsrate definiert wird, behaupten einige Gerontologen, daß deshalb an diesem Punkt das Altern einsetzt.

Abstrakt gesehen, hat die Hypothese vom programmierten Altern viel für sich. Sie scheint gut zum programmierten Zelltod – einem von Biologen universell anerkannten Phänomen – zu passen. Ein Beispiel hierfür ist der Prozeß, durch den sich beim Embryo Finger und Zehen ausbilden. Das Gewebe für diese Regionen beginnt als geschlossene Zellmasse; die Zellen, die dort sitzen, wo einmal die Zwischenräume sein werden, sind selektiv zum frühen Absterben programmiert. So formen sich die einzelnen Finger und Zehen. Kerngesunde Zellen sterben also gezielt und gesteuert ab, um Leerräume und damit Formen und Strukturen zu schaffen. Wir wissen, daß dies genetisch gesteuert ist, wir wissen aber nicht, ob der gleiche Mechanismus auch den Alterungsprozeß steuert. Ich bin sicher, daß wir nicht an einem massiven Zellsterben zugrunde gehen, sondern daß höchstwahrscheinlich die komplexen molekularen Veränderungen, die dem Zelltod vorausgehen, zu Altersveränderungen und zum Tod des Gesamtorganismus führen, lange bevor die Zellen selbst sterben.

Einer modernen Interpretation von Minots These zufolge enthält die DNS in jeder unserer Zellen den Ablaufplan nicht nur für das, was von der Befruchtung bis zur Geschlechtsreife, sondern auch für das, was anschließend bis ins hohe Alter vor sich geht. Die These wirkt so bestechend, weil sie ganz dem Geist des derzeitigen Dogmas entspricht, welches der DNS und dem genetischen Apparat praktisch ein Monopol bei der Determinierung fast sämtlicher biologischer Vorgänge einräumt. Gleichwohl hat sie einen Haken. Wie wir in Kapitel 12 sahen, haben nie genug Mitglieder einer Spezies lange genug gelebt, als daß die Evolution per Auslese direkten Einfluß auf den Alterungsprozeß hätte nehmen können. Aus diesen und anderen Gründen ist die Programmtheorie in der hier vorgestellten Form heute nicht mehr sehr populär. »Urknall«-Tiere wie der Pazifiklachs könnten eine Ausnahme sein, aber sie sind dazu programmiert, rasch zu sterben. Ob die Veränderungen, die vor ihrem Tod eintreten, Altersveränderungen sind, ist strittig.

Die Neuroendokrin-Theorie

Die endokrinen Drüsen schütten chemische Botenstoffe ins Blut aus, Hormone genannt, die gezielt auf bestimmte Zellen im Körper einwirken. Hormone regeln viele Vorgänge beim Stoffwechsel, bei der Fortpflanzung, bei der Proteinsynthese, bei der Immunfunktion, beim Körperwachstum, im menschlichen Verhalten. Kurz, sie spielen eine absolut lebenstragende Rolle. In starken Dosen können sie manche Alterungsvorgänge beschleunigen, andere verlangsamen. Nicht verwunderlich also, daß man schon vor langer Zeit auf den Gedanken kam, das gesamte Altern könne endokrin gesteuert sein. Zwar experimentiert man bereits seit 1899 mit Hormonen als Verjüngungsmittel, doch seriöse Geronto-Endokrinologen betrachten heute die Hormone eher als mögliche Verursacher von Altersveränderungen denn als Jungbrunnen.

Eine der Hauptveränderungen, durch die sich das herannahende Alter ankündigt, ist der Rückgang der Vermehrungsfähigkeit. Bei Tieren, die ihren Nachwuchs in »Würfen« hervorbringen, ist die verringerte Kopfzahl der Würfe ein Frühzeichen für das Herannahen gravierender Altersveränderungen. Ein Leghorn-Huhn legt, wie bereits beschrieben, im ersten Jahr mehr Eier als in jedem späteren Jahr. Nach dem ersten Jahr nimmt die Produktion kontinuierlich ab.

Gesteuert wird der Rückgang des Fortpflanzungsvermögens vom neuroendokrinen System, das auch mit einer Ansammlung verschiedener biologischer Uhren verglichen wird – Grund genug, zu prüfen, welche Rolle das neuroendokrine System für das Altern spielt, und zu untersuchen, ob hier nicht vielleicht auch andere Altersveränderungen ihre Wurzel haben. Erst in den 60er und 70er Jahren nahm man das neuroendokrine System näher unter die Lupe. In den frühesten Studien wurde der Einfluß des Hypothalamus – einer von mehreren Kandidaten für die Rolle einer biologischen Uhr – auf die schwindende Vermehrungsfähigkeit alter weiblicher Ratten untersucht. Man wußte bereits, daß weder die Eierstöcke noch die Hypophyse für den Stopp der Ovulation bei alten Ratten verantwortlich waren. Joseph R. Meites von der Michigan State University fand schließlich das Steuerzentrum: Es saß im Hypothalamus.

Der Hypothalamus ist jedoch auch aus anderen Gründen studiert worden. Wenn Tiere beispielsweise eine Futterzusammensetzung erhalten, die alle notwendigen Nährstoffe enthält, aber sehr kalorienarm ist, kann sich ihre Lebensspanne stark erhöhen, bisweilen sogar verdoppeln. Wie hemmt die Kalorienreduktion das Altern? Es wurde vermutet, daß der hypothalamische Chronometer im Gehirn gebremst wird. Kalorienreduktion ist einer der wenigen sicheren Wege, in den Alterungsprozeß einzugreifen (siehe Kapitel 16). Umgekehrt könnte die schlagartige Beschleunigung einer vermeintlichen biologischen Uhr jene seltenen Fälle erklären, von denen die medizinische Literatur berichtet – daß Menschen nach einem heftigen Kopftrauma oder einem seelischen Schock plötzlich typische Alterszeichen aufweisen, zum Beispiel graues Haar und allgemeine physiologische Abbauerscheinungen.

Vor einigen Jahren stellte man fest, daß das bisher wenig erforschte Hypophysenhormon Dehydroepiandrosteron (DHEA) eventuell im Zusammenhang mit Alterungsprozessen steht. In jungen Tieren tritt es in größeren Mengen auf, im Alter nimmt die Hormonkonzentration ab. Bei DHEA-behandelten Mäusen reduziert sich das Auftreten von Brustkrebs, die Immunsystem-Dysfunktion wird hinausgeschoben, die Lebensspanne wird verlängert, und die Tiere sehen allgemein »jünger« aus. Allerdings: DHEA-behandelte Mäuse fressen auch weniger – vielleicht schmeckt ihnen das Hormon nicht, wenn es dem Futter zugesetzt wird, oder sie verlieren den Appetit, wenn es ihnen eingeimpft wird. Einige Gerontobiologen glauben, daß die dem DHEA zugeschriebene höhere Langlebigkeit wahrscheinlich eine Folge der verringerten Kalorienaufnahme ist. Andere Forscher glauben an eine ursächliche DHEA-Wirkung. Mehrere Forschergruppen untersuchen derzeit den DHEA-Effekt, doch die Erkenntnisse reichen bisher nicht aus, um eine fundierte These zu formulieren.

Wie die Vertreter der Immuntheorie (siehe Kapitel 14) führen die Vertreter der Neuroendokrin-Theorie ins Feld, ein Körpersystem, das so immensen Einfluß auf den ganzen Organismus habe, müsse auch beim Altern eine gewichtige Rolle spielen. Zwischen Neuroendokrin- und Immunsystem bestehen zudem enge Wechselwirkungen. Daß sie einander und den Gesamtorganismus beeinflussen, ist unbestritten; nicht um die Fakten geht der Streit, sondern, wie so oft in der Wissenschaft, um ihre Interpretation.

Kaum ein Lebensvorgang im Organismus spielt sich ohne eine nervliche oder hormonelle Mitwirkung ab. Störungen im Hormonhaushalt und der Nervenzellfunktion haben gravierende Auswirkungen auf die Gesundheit und vielleicht auch auf den Alternsprozeß. Wie erwartet, gibt es einen umfangreichen Katalog hormonell-neural bedingter altersspezifischer Veränderungen. Ein anschauliches Beispiel für altersabhängige hormonelle Umstellungen, die den ganzen Körper in Mitleidenschaft ziehen, ist die Menopause. Auch beim Mann sinken im Alter diverse Hormonspiegel, doch man sollte sich hüten, diese Zusammenhänge überzuinterpretieren. Schließlich tritt die Menopause nur bei Frauen auf; der Mann, ebenso alternd, bleibt fruchtbar. Fazit: Trotz der hohen Bedeutung des neuroendokrinen Systems gibt es keinen schlüssigen Beweis dafür, daß es der Generalverursacher sämtlicher Altersveränderungen ist.

Die kleinen grauen Zellen

Gerontobiologen streiten immer wieder um die Frage, ob der Mensch im Alter Nervenzellen verliert oder nicht. (Die Frage stellt sich eigentlich für alle Zellen, nicht nur für Neuronen.) Wie viele andere Teile unseres Körpers schrumpft im Alter das Gehirn, und zwar sowohl an Größe als auch an Gewicht. Das Gehirngewicht (siehe Kapitel 9) nimmt um ca. 10 Prozent ab, die Gehirnwindungen werden dünner, die Furchen breiter. Hinter dieser Schrumpfung kann ein Neuronenverlust, ein Wasserverlust oder beides stehen; die genauen Ursachen und die Tragweite der Schrumpfung sind noch unklar.

Seit kurzem wird die Vorstellung, daß sich Neuronen bei erwachsenen Tieren nicht mehr vermehren können, bezweifelt. Forschungen am Gehirn erwachsener Singvögel ließen saisonale Zyklen absterbender und sich neu bildender Neuronen erkennen. Wir wissen zwar nicht, inwieweit diese Erkenntnisse Bedeutung für den Menschen haben. Doch zweifellos stellen sich im Gehirn im Alter gravierende Veränderungen ein, und es ist durchaus denkbar, daß dadurch im Körper weitere Altersveränderungen ausgelöst werden.

In den 70er Jahren behauptete Donner W. Denckla (Roche-Institut, Nutley, New Jersey), das Steuerzentrum für die Alterung sitze im Gehirn. Die Hypophyse schütte ein Hormon aus, »Decreasing Oxygen Consumption Hormone« genannt, kurz DECO, das die Alterung in Gang setze und die einzelnen Prozesse koordiniere. DECO zirkuliere im Körper, störe die Proteinsynthese und die Zellteilung und richte dadurch mannigfachen Schaden an. Diese Theorie fand in den Medien starke Beachtung (vorschnell war schon von einem »Todeshormon« die Rede), doch sie war faktisch unbewiesen. Zwar legte Denckla einige Beweise für die Existenz von DECO vor, doch darüber hinaus blieben die behaupteten Zusammenhänge im dunkeln, niemand vermochte die Studien zu bestätigen und Denckla selbst stellte die Forschungsarbeit in dieser Richtung irgendwann ein.

Gleichwohl bleibt das Gehirn ein potentieller Kandidat für die Rolle des »Dirigenten« der normalen Altersveränderungen. Einige Experimente deuten in diese Richtung: Tieren, denen man die Hypophyse entfernte, zeigten beispielsweise Ansätze einer Verjüngung. Die Hypophyse, die in der Hierarchie der endokrinen Drüsen weit oben steht, schüttet viele Hormone aus, die lebenswichtige Vorgänge beim Wachstum, der Reifung und der Fortpflanzung steuern.

Das Hirn kontrolliert oder beeinflußt praktisch jedes andere Organ im Körper, entweder durch Nervenverbindungen oder durch hormonelle Botenstoffe. Es verbraucht für sein Gewicht mehr Energie als jedes andere Organ (es repräsentiert nur 2 Prozent des Körpergewichtes, beansprucht aber 20 Prozent des gesamten im Körper verbrauchten Sauerstoffs). Darüber hinaus sollte man auch an die geheimnisvolle Beziehung zwischen Gehirngewicht, Körpergewicht und Lebensspanne (siehe Kapitel 12) denken, die ebenfalls dafür spricht, daß im Gehirn eine Steuerzentrale für Altersveränderungen sitzt.

Wie die Immuntheorie leidet auch die Neuroendokrin-Theorie an einem Mangel an Universalität, d. h. nicht alle Tiere, die altern, weisen das komplexe neuroendokrine System der höheren Wirbeltiere auf. Außerdem können die altersspezifischen Defizite, die im neuroendokrinen System eintreten, auch auf elementarere Veränderungen zurückgehen, die in allen oder den meisten Zellen des Körpers eintreten. Dann gäbe es keinen zwingenden Grund mehr, das neuroendokrine System mehr als andere Systeme als den großen »Dirigenten« der Altersveränderungen anzusehen.

Die modernen Alternstheorien, die im nächsten Kapitel vorgestellt werden, gehen nicht von einer genetischen Programmierung aus, sondern von Zufällen, Unfällen und sich häufenden Schäden bis hinab auf die molekulare Ebene. Sie erscheinen vom Grundmuster die attraktiveren Hypothesen zu sein.

14

Alternstheorien, Teil II: Altern als Zufallsprodukt

Eine Theorie ist ein Klumpen von Konklusionen auf der Suche nach einer Prämisse.
N. R. Hanson

Die Verschleißtheorie

Eine der frühesten Alternstheorien, die Verschleißtheorie, wurde in ihrer Urform 1882 von dem großen deutschen Biologen August Weismann aufgestellt. Weismann zufolge tritt der Tod ein, weil verschlissenes Gewebe sich nicht unendlich oft erneuern kann. Der Organismus altert, weil seine Vitalsysteme durch fortwährende alltägliche Abnutzung (»Streß«) Schäden erleiden, die sich allmählich anhäufen. Schleichend unterminiert der Verschleiß die normalen biochemischen Vorgänge, die sich in Zellen, Geweben und Organen abspielen. Daß normale Zellen sich nicht ewig weiter teilen und -funktionieren können, hatte Weismann wohl richtig erkannt, aber das erklärt nicht, *warum* Altersveränderungen eintreten.

Verschleiß mag zwar viele Altersveränderungen (mit-)bewirken, doch man sollte sich vor Überinterpretationen hüten. In Kapitel 2 wurde auf einen spezifischen Verschleiß verwiesen, der unter anderem bei Pferden eintritt: Ihre Zähne nutzen sich in relativ konstantem Tempo ab. Je mehr das Gebiß verschleißt, desto größere Schwierigkeiten hat das Tier bei der Nahrungsaufnahme, bis es schließlich verhungert. Pferdekenner können anhand der Zahnabnutzung ziemlich genau bestimmen, wie alt ein Pferd ist (»Einem geschenkten Gaul schaut man nicht ins Maul«). Doch abgenutzte Zähne sind weder eine Ursache noch eine Wirkung des Alters. Die Abnutzung vollzieht sich durch eine Traumatisierung der Zähne; es liegt ein Zeitbezug, aber kein Kausalbezug zum Altern vor. Verschlissene Zähne beeinflussen den Alterungsprozeß nicht kausal (bestenfalls indirekt durch eine Verringerung der Kalorienaufnahme; siehe Kapitel 16), und der Alterungsprozeß beeinflußt umgekehrt den Zahnverschleiß nicht kausal. Dies sei als warnendes Beispiel für die Gefahren bei der Interpretation von Abnutzungen, die in zeitlicher Korrelation zum Altern eintreten, angeführt.

Die vielleicht besten Beispiele von Altersverschleiß liefern erwachsene Insekten. Die Zellen, aus denen der Körper der meisten erwachsenen Insekten besteht, teilen sich nicht, ausgenommen die Geschlechtszellen und – vielleicht – einige Zellen im Darmtrakt. Bei der erwachsenen Taufliege teilen sich überhaupt keine Zellen. Interessant sind besonders die Flugmuskelzellen bei Insekten, nicht nur, weil sie sich nicht erneuern, sondern weil Flugmuskelzellen einen außerordentlich hohen Energiebedarf haben und deshalb einen guten Indikator für Altersveränderungen darstellen. Der schwirrende Flügelschlag des Kolibris, 70mal in der Sekunde, beeindruckt uns, was aber relativ wenig gegen die Leistung der jungen Taufliege ist, die es auf 300 Flügelschläge in der Sekunde bringt. Eine junge, nur eine Woche alte Taufliege kann zwei Millionen Flügelschläge hintereinander ausführen und 110 Minuten ohne Unterbrechung in der Luft bleiben. Ist sie einen Monat alt, schafft sie nur noch 19 Flugminuten und 170 000 Flügelschläge ohne Unterbrechung. Wir wissen nicht, warum es mit der Zeit zu einer Reduktion der Flügelschlagfrequenz kommt und ob durch diese Reduktion andere Altersveränderungen hervorgerufen werden oder ob die Reduktion ihrerseits auf eine tiefere Ursache zurückgeht. Alte männliche Stubenfliegen haben zerfranste Flügel und können zwei Wochen, nachdem sie erwachsen geworden sind, schon nicht mehr fliegen – ein Beispiel für Abnutzungserscheinungen, die durch den Alterungsprozeß zustande kommen und am Ende zum Tod führen. Aber dies ist ein Ergebnis, nicht eine Ursache des Alterns der Fliege; werden einer jungen Fliege die Flügel entfernt, altert sie deshalb nicht schneller.

Das Problem der Verschleißtheorie liegt vor allem darin, daß sich Verschleiß bei den meisten Tieren nur sehr schwierig messen läßt. Bei den Flügeln der Fliegen oder bei Autoreifen läßt er sich noch ziemlich genau bestimmen; bei den meisten biologischen Systemen ist er nur mit großen Problemen beschreib- oder quantifizierbar. Bei den meisten lebenden Zellen, bei ihren Bauteilen und bei den Molekülen, aus denen sie bestehen, wissen wir einfach nicht, was normaler Verschleiß ist. Und was nicht definiert werden kann, läßt sich auch nicht messen; daher findet die Verschleißtheorie zur Zeit nur wenig Befürworter.

Von dem Gerontobiologen Jaime Miquel von der Universität Alicante in Spanien wurde jüngst behauptet, der Verschleiß in einzelnen Zellen könne darauf zurückzuführen sein, daß sich durch normale Stoffwechselvorgänge freie Radikale bilden. Diese hochaktiven Chemikalien schädigen, wie man weiß, andere Moleküle, und Miquel vermutet, eine Häufung solcher Schäden führe mit der Zeit zu Altersveränderungen. Wenn Miquels Theorie stimmt, dann ist die Grundursache von Altersveränderungen nicht der Verschleiß, sondern, diesem vorgeschaltet, die Bildung freier Radikaler.

Ist Verschleiß aber doch die Grundursache von Altersveränderungen, dann findet er am wahrscheinlichsten auf der molekularen Ebene statt. Es könnte sein, daß wichtige Moleküle im Lauf der Zeit Schaden nehmen und nicht so schnell ersetzt werden, wie sie verlorengehen, oder sogar überhaupt nicht ersetzt werden. Zwar gibt es für bestimmte Arten molekularer

Defekte Reparatursysteme, doch diese Systeme sind nicht unfehlbar. Zellen, Gewebe, Organe und Reparatursysteme können mit der Zeit an physiologischer Leistungsfähigkeit verlieren, können degenerieren und irgendwann ihren Dienst verweigern.

Nach Miquels Ansicht könnte der Verschleiß vor allem die Mitochondrien betreffen, die »Kraftwerke« der Zellen. Defekte hätten hier ebenso verheerende Folgen wie der Ausfall eines Kraftwerks, das eine Stadt mit Strom versorgt. Die Mitochondrien – sie liegen etwas außerhalb des Zellkerns – enthalten ihren eigenen kleinen DNS-Strang, der Anweisungen zur Herstellung von 13 zur Energieerzeugung nötigen Proteinen enthält. Die mitochondriale DNS, die nahe am Produktionsort der Energie sitzt, scheint schadensanfälliger als die Zellkern-DNS zu sein. Außerdem besitzen die Mitochondrien, anders als der Zellkern, offenbar kein Reparatursystem für defekte DNS. Bei vielen Tieren nehmen in alten Zellen die Mitochondrien zahlenmäßig ab, die verbleibenden Mitochondrien schwellen aber an und entwickeln diverse Abnormitäten im Bauplan. Veränderungen dieser Art zeigen auch Kulturzellen, wenn ihr Leben dem Ende zugeht. Es ist durchaus vorstellbar, daß die Kraftwerke mit der Zeit Fehler aufweisen und diese Defekte auf Lebensvorgänge in der Zelle weiterwirken. Miquel glaubt, dies könne eine Grundursache des Alterns sein.

Weil Mitochondrien DNS enthalten und ausschließlich weiblicher Abstammung sind, stehen sie auf der Fahndungsliste nach Verursachern von Altersveränderungen ziemlich weit oben. Sowohl bei Tieren als auch beim Menschen gibt es Hinweise darauf, daß die Lebensdauer mehr von der Langlebigkeit der Mutter als von der des Vaters beeinflußt wird. Bei der Befruchtung dringt nur der mitochondrienlose Kern der väterlichen Samenzelle in das Ei ein und verschmilzt mit dem Zellkern des Eies. Daher stammt, vom väterlichen Kern abgesehen, das gesamte Zellmaterial in der befruchteten Eizelle von der Mutter. Bei allen folgenden Zellteilungen wird nur noch von der Mutter ererbte mitochondriale DNS weitergegeben.

Bei Interpretationsversuchen auf molekularer Ebene sind aber ähnliche Vorbehalte geboten wie bei den Pferdezähnen. Denn der Verschleiß auf molekularer Ebene hat vielleicht, wie die Abnutzung der Pferdezähne, gar keinen Kausalbezug zum Alter, das heißt er wird vom Alter weder verursacht noch verursacht er selber Alterung. Bis sich mit Hilfe von Experimenten ermitteln läßt, ob Mitochondriendefekte Altersveränderungen tatsächlich verursachen, können wir nur den Einfallsreichtum der Gerontobiologen bewundern, die eine so interessante Theorie aufgestellt haben.

Die »Rate-of-Living«-Theorie

Diese Theorie geht von der Grundannahme aus, daß dem Organismus eine endliche Menge einer Lebenssubstanz, einer potentiellen Energie oder physiologischen Kapazität in die Wiege gelegt ist, die er langsam oder schnell aufbraucht. Wird sie schnell aufgebraucht, setzt das Altern früh ein. Wird sie langsam aufgebraucht, verzögert sich das Altern.

Im Kern geht die Theorie auf die Ideen des deutschen Physiologen Max Rubner (1908) zurück, der die Beziehung zwischen Stoffwechselrate, Körpergröße und Lebensspanne entdeckte (siehe Kapitel 12). Rubner fand heraus, daß die Vertreter mehrerer Tierarten unterschiedlicher Größe und Lebensspanne im Lauf ihres Lebens ca. 200 Kilokalorien pro Gramm Gewebe verbrauchen. Größere, langlebigere Spezies verbrauchten pro Jahr weniger Kalorien pro Gramm Gewebe als kleinere, kurzlebigere. 1928 griffen Raymond Pearl und Ruth DeWitt Pearl, zwei amerikanische Gerontologen der ersten Stunde, diese Theorie auf und fanden dafür die Formel, daß sich »die Lebensdauer im allgemeinen umgekehrt proportional zur Energieverausgabung verhält«. Diese wurde als »Rate-of-living«-Theorie bekannt. Wie Rubner gingen die Pearls von einer endlichen metabolischen Kapazität aus; wenn diese sich erschöpfe, komme es zu Alterserscheinungen. Der Organismus komme mit der Fähigkeit auf die Welt, eine vorgegebenene Menge Energie zu verausgaben. Er kann sie schnell verbrauchen, rasch altern und früh sterben; oder er kann sie gemächlicher verbrauchen, langsam altern und spät sterben.

Es gibt noch weitere »Rate-of-living«-Theorien, die von anderen begrenzenden Faktoren ausgehen, zum Beispiel von einer endlichen Menge an Sauerstoff, die aufgenommen werden kann (= einer endlichen Zahl von Atemzügen), oder von einer endlichen Zahl von Herzschlägen. In beiden Fällen spielen aber vielleicht der Stoffwechsel-Umsatz oder die Körpertemperatur die entscheidende Rolle – ein weiteres Beispiel für die Schwierigkeit, zwischen Ursache und Wirkung zu differenzieren. Das Herz der Maus schlägt in dreieinhalb Lebensjahren ungefähr gleich viele Male wie das des Elefanten in 70 Lebensjahren: eine Milliarde Mal. Das menschliche Herz dagegen schlägt in 75 Jahren an die drei Milliarden Mal. Nur wenige Gerontobiologen würden der Behauptung zustimmen, das Reservoir an Herzschlägen habe irgend etwas mit dem Alterungsprozeß zu tun. Wenn ja, dann würde ein junges Herz, einem alten Empfänger eingepflanzt, bei diesem die Alterung hemmen und den Tod hinauszögern. Dafür gibt es jedoch keinerlei Beweise (anderenfalls würde wahrscheinlich mit fürchterlichen Konsequenzen eine Jagd nach »jungen Herzen« einsetzen).

Vielleicht wirken Verschleiß und »Rate of living« beim Menschen zusammen. Die mechanistische Vorstellung, die hier zugrunde liegt, veranschaulicht ein Vergleich zwischen Mensch und Auto: Angenommen, die Verausgabung der Lebenskapazität setzt erst ein, wenn das Auto gebaut und der Mensch voll ausgereift ist. Weiter angenommen, das Auto hat nur 20 000 Liter Benzin zur Verfügung, mit denen es, bei zehn Litern pro 100 Kilometer, auf gerader Strecke und mit nur wenigen Zwischenstopps 200000 Kilometer schafft. Dies entspräche im Vergleich der Fähigkeit eines Menschen, in 100 Jahren streßfreien, geruhsamen Lebens eine spezifische Zahl von Kalorien zu verbrennen. Fährt das Auto wöchentlich 2000 Kilometer, wird der Spritvorrat rasch abnehmen, der Verschleiß setzt zügig ein, desgleichen die Alterung, und ohne Reparaturen kommt es in ca. zwei Jahren zum Systemversagen. Verbrennt ein Mensch sein gesamtes Kalorienreservoir in 45 Jahren, ist auch er früh gealtert und rasch gestorben. Wird der Wagen zusätzlich noch im Stadtbereich und in bergigem Terrain gefahren, erhöhen sich Verschleiß und Spritverbrauch um ein weiteres, die Alterung intensiviert und das Systemversagen beschleunigt sich. Und so mag es auch bei einem Menschen der Fall sein, dessen Stoffwechsel ständig auf Hochtouren läuft. Fährt der Wagen dagegen pro Woche nur 200 Kilometer auf ebener Strecke, altert er langsamer, braucht weniger Reparaturen und läuft 20 Jahre, bis der Sprit verbraucht ist. Ähnlich verhält es sich bei einem Menschen mit einem gebremsten Grundumsatz: Er lebt, bei verringertem Verschleiß, länger.

Zwei Lebensstile stehen sich gegenüber, das hochtourige Leben »auf der Überholspur« und ein streßarm-entspanntes Leben. Sowohl nach der »Rate-of-living«- als auch nach der Verschleißtheorie sollte man erwarten dürfen, daß ein entspannter Lebensstil die Alterung verzögert und den Tod hinausschiebt. Ein bestechender Gedanke, aber wie bei vielen bestechenden Gedanken in der Gerontobiologie fehlen leider die faktischen Beweise.

Nicht nur, daß die ominöse Substanz, die sich da erschöpft, unbekannt ist und ihr Vorhandensein noch nie überzeugend nachgewiesen werden konnte. Das Herz eines 100jährigen Menschen hat vier Milliarden Mal geschlagen – viermal mehr als das des ältesten Elefanten und der ältesten Maus. Der Mensch verbrennt in seinem Leben pro Gramm Gewebe rund 800 Kilokalorien, ebenfalls viermal mehr als der Wert, den man von Tieren kennt. Es gibt keinerlei Beweis dafür, daß sich bei Menschen, deren Energieumsatz hoch ist, der Altersprozeß beschleunigt, ganz gleich, wie die Theorie definiert ist. Vögel weisen eine relativ lange Lebensspanne *und* einen hohen Grundumsatz auf. Und beim Menschen gibt es keinerlei Anhaltspunkte, daß Schwerarbeiter, Holzfäller, Sportler oder gestreßte Geschäftsleute schneller altern als Menschen mit sitzend-geruhsamer Lebensweise. Bei Zentenaren gibt es beides, ehemals physisch Aktive und ehemals physisch Inaktive; ein gemeinsamer Nenner läßt sich nicht erkennen. Die »Rate of living«, wie immer auch definiert, bietet keine befriedigende Erklärung für die Langlebigkeit bei Mensch und Tier.

Die Akkumulationstheorie (»Die Zelle als Müllhalde«)

Wenn sich in einer Zelle mehr Abfall sammelt, als sie entsorgen kann, kommt es zu einer Art Müllstau. Im Lauf der Zeit, so besagt die Theorie, können die angehäuften Toxine und Abfälle die normale Zellfunktion stören und die Zelle langsam töten.

Daß sich Abfälle in der Zelle ansammeln, ist mehr oder weniger befriedigend nachgewiesen. So sammelt sich bei Mensch und Tier im Alter in vielen Zellen Lipofuszin (Alterspigment) an, und zwar bevorzugt in Nerven- (speziell Gehirn-) Zellen und Herzmuskelzellen. Dies sind sicherlich wichtige Zellen, und Funktionsbeeinträchtigungen können hier schwere Folgen haben. Das bräunliche Pigment entsteht durch eine komplexe Reaktion, die in den Zellen Fette an Proteine bindet. Es lagert sich in Gestalt kleiner Körnchen ab, die in hautähnlichen Säckchen abgekapselt sind und sich bei zunehmendem Alter vergrößern. Es wird spekuliert, ob bei der Entstehung nicht auch freie Radikale eine Rolle spielen. Ein wortgewaltiger Kollege fand für Lipofuszin die treffende Metapher »Asche unseres verlöschenden Stoffwechselfeuers«.

Für die Lipofuszin-Hypothese spricht, daß sie, im Gegensatz zu anderen Theorien, das Kriterium der Universalität erfüllt. Zweifellos ist das Alterspigment in postmitotischen Zellen in fast allen alternden Organismen vorhanden. Eine Beeinträchtigung der Zellfunktion konnte allerdings bisher nur vermutet, nicht nachgewiesen werden. Die Substanz kann auch – häufig in großen Mengen – in Zellen beobachtet werden, aber die Zellen zeigen keine Anzeichen von Streß. Außerdem enthalten nicht alle Nerven- und Herzmuskelzellen Alterspigmente, und bei einigen alten Tieren enthalten sie nur sehr wenig oder gar kein Alterspigment. Allerdings ist es nicht möglich, alle Zellen zu untersuchen. Trotz des unbestreitbaren Vorhandenseins von Alterspigment in manchen alten Zellen glauben nur wenige Gerontobiologen, daß es eine entscheidende Rolle bei der Alterung spielt.

Vor längerer Zeit erregte ein Wirkstoff Aufsehen, der bei Labortieren die Lipofuszinbildung zu verlangsamen schien: Zentrophenoxin. Die Sensationspresse sah in ihm bereits eine Art Wunderdroge gegen das Altern. Beim Menschen reduziert der Wirkstoff den Blutzucker und steigert die Sauerstoffaufnahme. Freilich hat sich auch hier wiederum nie nachweisen lassen, daß dieser (oder ein anderer) Wirkstoff den fundamentalen Alterungsprozeß zu bremsen vermag.

Die Cross-linking-Theorie

Abgesehen von Wasser, bestehen unsere Zellen zum größten Teil aus Proteinen, die mit höhermolekularen Kohlenwasserstoffen (Lipiden) verbunden sind. Ähnliche Stoffe bilden die Substanzen, die unsere Zellen zu Geweben »verkleben«. Die nächsthöhere Organisationsstufe sind Organe, die jeweils aus mehreren Geweben zusammengesetzt sind. Eines der wichtigsten, in Sehnen, Bändern, Knochen, Knorpeln und Haut vorkommenden Proteine heißt Kollagen. Es macht bis zu einem Drittel unseres gesamten Körperproteins aus. Es hat eine wichtige gewebestützende Funktion und wird daher auch »Gerüsteiweiß« (Skleroprotein) genannt. Seine Funktion im Knochen könnte man mit der Funktion der Armierungen im Stahlbeton vergleichen. Kollagen läßt sich in Form von Gelatine gewinnen, wenn man Tierknochen und -gewebe auskocht.

Das Kollagenprotein ist komplex, besteht aber hauptsächlich aus parallel angeordneten Molekülen, die wie Leiterstangen durch Sprossen (engl. »cross-links«) miteinander verbunden sind. Doch es sind nicht jeweils nur zwei Leiterstangen, sondern gleich mehrere untereinander quervernetzt. Beim jungen Organismus hält sich die Zahl der Cross-links zunächst in Grenzen, so daß die Leitern relativ frei gegeneinander beweglich und das Kollagen elastisch ist. Beim alternden Organismus vermehren sich die Brückenbildungen, so daß immer dichtere »Gitter« entstehen, immer größere Systeme miteinander vernetzter Leitern. Dadurch wird das Gewebe immer unelastischer, und es schrumpft auch ein wenig an Größe. Gut zu beobachten ist dieser Versteifungseffekt an unserem größten Organ, der Haut. Junge Haut ist weich und geschmeidig aufgrund der geringen Quervernetzung; alte Haut hat mehr Cross-links und ist daher deutlich unelastischer.

Die Cross-linking-Theorie geht davon aus, daß im Alter in manchen Proteinen, darunter auch im Kollagen, die Quervernetzungen dichter werden und dadurch den Stoffwechsel, d. h. den Nährstofftransport in die Zelle und die Müllabfuhr aus der Zelle, zunehmend behindern. Dies erinnert an die Akkumulationstheorie, doch bei dieser findet der Stau-Effekt intrazellulär und nicht, wie bei der Cross-linking-Theorie, hauptsächlich extrazellulär statt. Die Cross-linking-Theorie hat noch eine auf die DNS-Stränge bezogene Variante, nach der sich die Sprossenbildung in der DNS-Kette im Lauf der Zeit verändert und Fehler in unseren Erbinformationen erzeugt, die schwerwiegende Konsequenzen haben könnten. Auf diesem Weg, so glauben manche Verfechter der Cross-linking-Theorie, entstehen im Lauf der Zeit Altersveränderungen.

Es gibt in unserem Körper viele Chemikalien, die, jedenfalls theoretisch, die Quervernetzung in Proteinen und Nukleinsäuren verdichten können. Das vielleicht bekannteste Beispiel ist die Gerbsäure, der in der

Lederverarbeitung verwendete Stoff, der Leder zäh und fäulnisbeständig macht. Der Cross-linking-Theorie zufolge machen die Proteine und Nukleinsäuren in unserem Körper einen der Ledergerbung nicht unähnlichen Prozeß durch.

Fritz Verzár, der Gründer des berühmten Instituts für experimentelle Gerontologie in Basel, entwickelte eine raffinierte Methode, die Schrumpfung von Kollagen messen zu können. Als Verzár seine Experimente durchführte, war das Cross-linking-Phänomen noch unbekannt. An Kollagenfasern aus den Schwänzen von Ratten verschiedenen Alters (Schwänze sind reich an Sehnenfaserbündeln, die Kollagen enthalten) stellte Verzár im Laborversuch fest: Je älter die Ratte, desto länger brauchte das Kollagen zum Schrumpfen. Mit dieser Methode konnte Verzár das relative Alter von Ratten messen.

Warum ist die Cross-linking-Theorie nicht populärer? Sie mutet sehr einleuchtend an, fußt aber mehr auf deduktiven Schlüssen denn auf einer experimentellen Beweisführung. Daß eine Quervernetzung im Kollagen und anderen Proteinen stattfindet, ist weitgehend gesichert, aber daß sie auch in der DNS lebendiger Organismen vorkommt, ist reine Spekulation. Und selbst wenn – es gibt keinen greifbaren experimentellen Nachweis, daß sie tatsächlich Stoffwechselvorgänge stört oder zur Bildung defekter Moleküle führt. Vielleicht ist Cross-linking nur einer von zahlreichen biochemischen Vorgängen, die zu Alterserscheinungen *beitragen* – aber ein zentraler Mechanismus ist es wahrscheinlich nicht.

Freie Radikale

Freie Radikale sind hochreaktive, instabile, durch Oxidation entstandene Molekülbruchstücke. Sie verbinden sich wahllos und gewissermaßen brachial mit Makromolekülen, die sie in der Umgebung vorfinden. Dabei kann das betroffene Molekül Schaden nehmen: Es kann deaktiviert oder in seiner Funktion gestört werden. Hierin sieht die Freie-Radikale-Theorie einen – wenn nicht *den* – Mechanismus des Alterns. Ihr Hauptvertreter ist Denham Harman von der Universität Nebraska. Ansatzweise hat sie bereits 1954 R. Gerschman beschrieben.

Die Entstehung freier Radikaler und ihre anschließenden Reaktionen mit anderen Molekülen sind komplex. Wie beim Cross-linking und bei der Abfalleinlagerung ist das Phänomen als solches – daß es freie Radikale gibt – nicht strittig. Strittig ist nur, ob sie eine zentrale Rolle beim Altern spielen.

Es spricht auf den ersten Blick einiges für diese Theorie. Freie Radikale tragen zur Bildung von Alterspigmenten bei, ferner führen sie bei einigen Molekülen zu Cross-links, und sie können die DNS schädigen. Auch bei der Bildung seniler Plaque bei der Alzheimerschen Krankheit sollen freie Radikale eine Rolle spielen. Daß sie mit so vielen Stoffen, unter anderem auch mit der DNS, reagieren können, ist eine starke Indiziengrundlage für die Theorie der freien Radikalen als Alternsverursacher.

Überzeugende Anhaltspunkte dafür ergaben sich vor allem aus Experimenten mit Antioxidantien. Diese verhindern, daß sich Sauerstoff mit reaktionsbereiten Molekülen verbindet, und wirken dadurch als Hemmschuh für die Bildung von freien Radikalen. Man kennt viele Antioxidantien; manche, wie Vitamin E, sind Naturprodukte. Unser Organismus stellt auch selbst einige wichtige Antioxidantien her – für manche Gerontobiologen ein weiteres Indiz dafür, daß freie Radikale im Organismus Schadwirkung entfalten. Die bedeutendsten Antioxidantien sind Vitamin E und (möglicherweise) Vitamin C. Auch die Enzyme Superoxiddismutase (SOD), Katalase und Glutathionperoxidase zerstören manche freie Radikale. Tiere mit längerer Lebensspanne haben anscheinend einen höheren SOD-Spiegel gegen Peroxide (die zu den freien Radikalen zählen). Der Mensch zeigt von allen untersuchten Arten den höchsten SOD-Spiegel. SOD wurde auch bereits als Jungbrunnen-Medikament angepriesen, doch wenn SOD oral eingenommen wird, zerfällt es in die Aminosäuren, aus denen es besteht, und diese verbinden sich nicht wieder zu SOD.

Antioxidantien werden vielfach in der Lebensmittelkonservierung (zum Beispiel, um zu verhindern, daß Nahrung ranzig wird) und als Rostschutzmittel bei Metallen eingesetzt. Ähnlich verhindern sie auch im Organismus, daß freie Radikale entstehen, die wichtige Moleküle schädigen könnten. Ich empfehle Ihnen jedoch nicht, nun als Verjüngungsmittel mehr konservierte Lebensmittel oder die Antioxidantien selbst zu essen; es gibt nämlich keinerlei Beweis dafür, daß sie beim Menschen den Alterungsprozeß bremsen, und auch bei Tieren konnte ein derartiger Effekt nicht überzeugend nachgewiesen werden.

Die Hauptexperimente zur Überprüfung eines Effektes auf das Altern bestanden darin, daß man Labortieren große Mengen Antioxidantien ins Futter mischte. Anschließend wurde beobachtet, ob diese Tiere länger lebten als Tiere aus einer Kontrollgruppe, die keine Antioxidantien erhielt. Die Resultate waren nicht ganz unwidersprüchlich, zeigten aber, daß die mit Antioxidantien behandelten Tiere alles in allem länger lebten als die unbehandelten. Untersucht wurden Mäuse, Ratten, Taufliegen, Fadenwürmer (*Nematoda*), Rädertierchen (*Rotatoria*) und Schlauchpilze (*Neurospora).* Bei Mäusen wurden bis zu 30 Prozent längere Lebensspannen beobachtet.

Daraus darf jedoch nicht einfach der Schluß gezogen werden, daß freie Radikale das Altern verursachen. Einige Unwägbarkeiten sind in Rechnung zu stellen. Zunächst mögen – so glaubt man – Tiere den Geschmack von Futter nicht, dem große Mengen Antioxidantien zugesetzt sind. Sie fressen daher möglicherweise weniger als die Kontrolltiere und leben wegen der verringerten Kalorienaufnahme länger (siehe Kapitel 12), nicht wegen der Antioxidantien-Wirkung auf die freien Radikalen. Um diesen Unsicherheitsfaktor auszuschalten, wurde bei späteren Experimenten darauf geachtet, daß die behandelten Tiere genauso viel fraßen wie die unbehandelten. Auch unter diesen Bedingungen lebten die behandelten länger. Es ist jedoch auch möglich, daß die Antioxidantien die Verdauung oder die Resorption nachteilig beeinflussen und daß trotz gleicher Nahrungsaufnahme also immer noch die Kalorienzufuhr herabgesetzt ist. Dies könnte auf die Lebenserwartung die gleiche Wirkung haben wie eine kalorienreduzierte Kost.

Ein grundsätzlicherer Einwand besteht darin, daß zwar die Lebenserwartung der behandelten Tiere gegenüber den unbehandelten gestiegen ist, daß aber, um zu beweisen, daß Antioxidantien (oder auch x-beliebige andere Faktoren!) einen Einfluß auf den Alterungsprozeß haben, eine Zunahme der Höchstlebensdauer nachgewiesen werden muß. Warum ist das so?

Ich möchte dies an einem extremen Beispiel veranschaulichen. Angenommen, in Amerika würden alle Autos gesetzlich verboten. Welchen Effekt hätte dieses legislative Wunder auf Lebenserwartung und Lebensspanne der Amerikaner? Wie aus Tabelle 6.3 ersichtlich, stiege die Lebens*erwartung* bei der Geburt rechnerisch um 0,6 Jahre, d. h. bei Ausschaltung der tödlichen Verkehrsunfälle könnte ein Neugeborenes damit rechnen, 0,6 Jahre länger zu leben als heute. Dürfen wir daraus schließen, Autos hätten eine ursächliche Beziehung zum Alterungsprozeß selbst? Ich glaube nicht. Auf die menschliche Höchstlebensspanne von 115 Jahren hätte die Ausschaltung der Verkehrsunfälle keinen Einfluß. Autoverbote und Antioxidantien können das Leben statistisch verlängern, aber dies darf nicht ohne weiteres als Effekt auf den Alterungsprozeß interpretiert werden. Wer zeigen will, daß eine Substanz den Alterungsprozeß verändert, muß beweisen, daß sie die Lebens*spanne* verändert, nicht nur die Lebenserwartung. Daß freie Radikale die Moleküle affizieren, die für Altersveränderungen bedeutsam sind, ist nicht eindeutig bewiesen, und ebensowenig ist eindeutig bewiesen, daß eine Antioxidantien-Gabe die Lebensspanne verlängert.

Gleichwohl steht die Freie-Radikale-Theorie verdientermaßen hoch im Kurs, und viele Gerontobiologen forschen in dieser Richtung. Sie hoffen, kategorisch klären zu können, ob freie Radikale eine Hauptursache für Altersveränderungen sind oder nicht. Auftrieb hat ihnen die Entdeckung gegeben, daß kurzlebige Spezies mehr freie Radikale produzieren als langlebige. Vielleicht haben die langlebigen eine Methode entwickelt, mehr Antioxidantien herzustellen, sich also mit einer wirksameren »Radikalabwehr« auszustatten. Darüber hinaus gibt es Anhaltspunkte, daß in älteren Organismen die Radikalenproduktion steigt; von hier aus könnte ein direkter Bezug zum Altern bestehen. Ferner kann die Freie-Radikale-Theorie auch mit der »Rate-of-living«-, der Mutations- und der Abnutzungstheorie in Verbindung gebracht werden, weil freie Radikale in allen vier Fällen eine Rolle spielen könnten.

Welcher Mechanismus auch immer dahintersteht, Antioxidantien erhöhen jedenfalls die Lebenserwartung. Vielleicht kommt die Erhöhung nicht dadurch zustande, daß die Antioxidantien den Alterungsprozeß selbst beeinflussen, sondern dadurch, daß sie das Einsetzen von Alterskrankheiten hinauszögern. Faszinierend an den Studien über freie Radikale ist womöglich gar nicht so sehr, was sie uns eventuell über das *Altern* sagen, sondern das, was sie uns tatsächlich über *Krankheiten* sagen. Allem Anschein nach bremst die Gabe von Antioxidantien bei Tieren nämlich das Entstehen von Krebs, Herz-Kreislauf-Erkrankungen, degenerativen Erkrankungen des Zentralnervensystems und eine Schwächung des Immunsystems. Der wahre Grund, daß mit Antioxidantien behandelte Tiere länger leben, mag somit darin liegen, daß die Krankheiten, an denen die Tiere sonst gestorben wären, hinausgezögert wurden.

Weil aber dieselben Krankheiten auch durch eine Kalorienreduktion hinausgezögert werden können, glauben Skeptiker immer noch, daß die Antioxidantien-Experimente auf eine mysteriöse Weise Kalorienreduktionsversuche simulieren. Welche Rolle die Antioxidantien bei den biologischen Grundvorgängen des menschlichen Alterns auch spielen: Sie senden uns, wie die Kalorienreduktion, eine unzweideutige Botschaft, daß sie nämlich helfen, Alterskrankheiten vorzubeugen – und diese Botschaft sollten wir ernst nehmen.

Die Immuntheorie

Weil in den meisten Organen im Alter Funktionseinbußen eintreten, gibt es eine eigene Gruppe von Alternstheorien, die von einem Altern auf Organebene ausgehen. Hauptsächlich zu nennen sind die Neuroendokrin-Theorie (siehe Kapitel 13) und die Immuntheorie.

Das Immunsystem ist unsere Hauptabwehr gegen Eindringlinge. Wie jede gute Abwehr verwendet sie mehrere verschiedene Waffen. Weiße Blutkörperchen können Bakterien und Viren außer Gefecht setzen und verschlingen. Andere weiße Blutkörperchen fabrizieren Munition in Gestalt von Antikörpern, die im Blut zirkulieren, Fremdstoffe unschädlich machen und zur Verdauung durch andere Zellen vorbereiten.

Die Immuntheorie des Alterns beruht auf zwei Hauptbefunden. Erstens verschlechtert sich im Alter die Fähigkeit des Immunsystems, Antikörper in ausreichender Zahl und von der richtigen Sorte herzustellen. Und zweitens wachsen im Alter die Fehlleistungen des Immunsystems, d. h. es produziert bisweilen Antikörper gegen körpereigene Proteine. Das Resultat sind die berühmten Autoimmunkrankheiten. Diese treten nicht nur im

Alter auf, sie nehmen jedoch im Alter stark zu, wie zum Beispiel bestimmte Formen der Arthritis.

Als das Autoimmun-Phänomen 1900 zum erstenmal beschrieben wurde, weckte es Angst, weil es die Schreckensvision heraufbeschwor, das Immunsystem eines Menschen könne sich komplett gegen ihn selbst richten, Amok laufen und ihn mit den eigenen Waffen töten. »Horror autotoxicus« nannte man dieses Phänomen treffend.

Vertreter der Immunthese verweisen auf die Tatsache, daß mit der sinkenden Leistungsfähigkeit des Immunsystems und der erhöhten Wahrscheinlichkeit von Fehlleistungen (Autoimmunreaktionen), die Chance, daß sich Alterskrankheiten einstellen, steigt. Ein Immunsystem, das in der Jugend Krebszellen und Mikroorganismen leicht in Schach hält, tut sich im Alter damit immer schwerer. Als potentieller Auslöser für den Leistungsschwund des Immunsystems gilt die Thymusdrüse, die wegen der Bildung von T-Lymphozyten eine tragende Rolle spielt. Nach der Adoleszenz beginnt sich der Thymus zurückzubilden, und dies, so wird vermutet, führe am Ende zur Dysfunktion des gesamten Immunsystems (siehe Kapitel 9).

Auf den ersten Blick leuchtet die Immuntheorie ein, doch sie leidet, wie andere Organtheorien, an mehreren prinzipiellen Schwächen. Zunächst einmal ist sie nicht universal; manche der Tiere, die altern, haben von vornherein gar kein besonders gut entwickeltes Immunsystem. Damit wird eine der vier Strehlerschen Kategorien schon nicht erfüllt. Zweitens ist die wahrscheinlichste Veränderung, die beim Nachlassen des Immunsystems im Alter eintritt, ein vermehrtes Auftreten von Krankheiten; Krankheit jedoch ist pathologisch, nicht normal. Ein Einfluß abnehmender Immunleistung auf die normalen Alternsvorgänge ist bisher nicht nachgewiesen.

Ferner ist das Immunsystem der Steuerung durch Hormone und durch das Nervensystem unterworfen; möglich daher, daß es für die Immunveränderungen, die man im Alter beobachtet, eine tiefere Ursache gibt. Ebenso könnten die Autoimmunreaktionen – die nach der Theorie darauf zurückgehen, daß das System Freund und Feind nicht mehr auseinanderhalten kann – eine Folge davon sein, daß manche unserer Proteine sich im Alter in ihrer Form oder ihrer Chemie verändern. Dann wäre das Aussenden von Antikörpern gegen die eigenen Proteine eine normale, angemessene Reaktion gegen Proteine, die das Immunsystem nicht mehr als körpereigen erkennt, und dementsprechend keine Fehlleistung. Wie so oft, ist es für Gerontologen auch hier wieder schwierig, zwischen Ursache und Wirkung zu unterscheiden. Gewiß zeigt die Immunabwehr, wenn wir älter werden, Leistungseinbußen, aber das Immunsystem genießt keine so herausragende Sonderstellung, daß es als *das* Lebenschronometer schlechthin angesehen werden könnte. Auch in den meisten anderen Systemen kommt es im Alter zu einem Leistungsabbau, so daß die Funktionseinbußen im Immunsystem unter Umständen nur einen Mosaikstein von vielen darstellen. Wie schon gesagt, wirken die vielen Systeme des Körpers auf komplexe Weise zusammen, und alle werden vom Altern in Mitleidenschaft gezogen; als einzelner »Generalverursacher« aller Altersveränderungen hat sich bisher keines überführen lassen.

Fehler- und Reparaturtheorien

Nichts arbeitet ewig perfekt. Jeder Autobesitzer weiß, daß alle Motoren irgendwann einmal versagen. Und auch Reparaturdienste arbeiten nicht immer ganz einwandfrei oder verwenden unzulängliche oder ungeeignete Werkzeuge. Restlos fehlerfreie und auf ewige Zeit narrensichere Reparaturprozesse gibt es auch in der Natur nicht, was erklärt, warum auch das »perfekteste« System altert und versagt.

Die Herstellung von Proteinen und die Reproduktion von DNS – Grundvoraussetzungen unseres Lebens – gehen nicht immer mit absoluter Präzision vor sich. Die Vertreter der verschiedenen Fehlertheorien behaupten, daß in der laufenden Eiweißfertigung des Organismus Ungenauigkeiten auftreten, und die natürlichen Reparaturprozesse nicht jedesmal eine lupenrein perfekte Korrektur zustande bringen, vielleicht sogar selbst fehlerhaft sind. So schleichen sich in die Moleküle, aus denen unsere Zellen bestehen oder die von unseren Zellen gebildet werden, Fehler ein, die sich im Sinne einer Kettenreaktion anhäufen und irgendwann Stoffwechselstörungen bewirken, die ihrerseits zu Altersveränderungen und schließlich zum Tod führen. Zweifelsohne eine attraktive Theorie. Es steht tatsächlich fest, daß Fehler auftreten, und auch daß Reparaturprozesse nicht perfekt sind und nicht ewig funktionieren, ist nachgewiesen.

Die Fehlertheorien gehen in gewisser Weise auf die (ältere) Mutationstheorie zurück. Mutationen sind Zufallsereignisse, Fehler, die im Erbgut von Zellen vorkommen. Wenn sie in Samen- oder Eizellen auftreten, können sie an den Nachwuchs weitergegeben werden und bei diesem minimale Veränderungen bewirken. Die natürliche Auslese kann dann die Veränderung entweder »begrüßen« und fortbestehen lassen oder sie »ablehnen« und den Organismus sterben lassen oder zumindest verhindern, daß er sich vermehrt. Schädliche oder lebensbedrohende Mutationen werden normalerweise nicht weitervererbt. Nützliche Mutationen bestehen fort, weil sie dem Träger im Sinne der Arterhaltung einen Vorteil verschaffen. Solche Mutationen treiben die Evolution voran und verfeinern die Anpassung einer Art an die Umwelt. Mutationen können auch neutral sein, d. h. sie haben keine weiteren Auswirkungen.

Neben Mutationen in den Keimzellen gibt es auch solche in den Körperzellen (somatische Mutationen). Nach der somatischen Mutationstheorie sollen diese den Alternsprozeß beeinflussen. Doch Mutations- wie Fehlertheorien haben sich experimentell nicht hinreichend absichern lassen, und wenn sie auch vor ein, zwei Jahrzehnten noch sehr beliebt waren, so haben sie mittlerweile an Popularität sehr eingebüßt.

1952 bereicherte Sir Peter Bryan Medawar, ein Brite, der 1960 für seine Arbeiten über erworbene Immunreaktionen gegen verpflanztes Gewebe den Nobelpreis erhielt, die Fehlertheorie des Alterns um eine sinnreiche Variante. 1957 wurde sie wiederum von dem Amerikaner George C. Williams ausgebaut. Demnach entstehen im Lauf der Evolution im Organismus neben »guten« Genen auch solche, die sich anfangs »gut«, später aber »böse« verhalten. Williams ging davon aus, daß erfolgreiche Spezies eine Methode entwickelt haben müßten, die dafür sorgt, daß die unmanierlichen Gene ihre Wirkung erst nach der Geschlechtsreifung entfalten. Dadurch leide die Art weniger Schaden; die verzögert wirkenden »bösen« Gene hemmten so die erfolgreiche Fortpflanzung nicht, sondern kämen erst später im Leben zum Tragen und verursachten dann physiologische Einbußen, die wir Altern nennen. Diese »Spätzünder«-Gene könnten mithin als Altersgene betrachtet werden.

Die Huntington-Chorea, eine sich dominant vererbende Krankheit, die im mittleren Lebensabschnitt auftritt und durch schnelle unwillkürliche Zuckungen und Bewegungsunruhe gekennzeichnet ist, veranschaulicht die Theorie. Meist bricht die Krankheit erst nach der Fortpflanzungsreife aus; die Kranken bekommen normale Kinder, die allerdings auch Träger des defekten Gens sein können. Nach diesem Muster wäre denkbar, daß sich auch andere Gene bis nach der Geschlechtsreifung »stumm« verhalten und erst in der postreproduktiven Lebensphase Veränderungen erzeugen – Altersveränderungen. Gene dieser Art werden von der natürlichen Selektion nicht mehr erfaßt. Michael Rose von der University of California meint, der nachlassende Selektionsdruck gebe diesen Genen quasi ein Signal, daß sie sich jetzt entfalten dürfen. Der Aufschub von Altersveränderungen, bis die Fortpflanzung vollzogen ist, hätte für die Art den Nutzen, daß die kostbarsten Zellen, die der Organismus besitzt – die Keim- oder Geschlechtszellen –, optimal geschützt werden. Bekommen diese keine Gelegenheit, mit Keimzellen des anderen Geschlechts zu verschmelzen, ist die Art zum Untergang verurteilt. Gene, die mithelfen, daß die Geschlechtsreife erreicht wird, könnte man als »egoistische« Gene betrachten: denn um ihrer Perpetuierung willen wird alles andere geopfert, auch die größere Lebenserwartung oder potentielle Unsterblichkeit ihres Besitzers.

Es ist nicht unberechtigt, daraus die – schon an anderer Stelle erwähnte – Vorstellung vom »Altern als Kulturprodukt« zu entwickeln, da das Phänomen Altern in der Natur ja kaum vorkommt, sondern hauptsächlich beim Kulturmenschen und seinen vor den Gefahren der Wildnis geschützten Haustieren. Kein Tier verbringt zwei Drittel seines Lebens damit, einen langsamen physiologischen Leistungsabbau durchzumachen. Wir haben gelernt, uns die Umwelt maßzuschneidern, so daß wir nach der Geschlechtsreifung noch lange weiterleben können und so das Phänomen »Altern« zu spüren bekommen, das zu entdecken uns vielleicht gar nicht zugedacht war. Medawars und Williams' Theorien sind einfallsreich und faszinierend, aber der experimentelle Nachweis ist bis heute nicht geführt worden; kein noch so erfahrener Experte konnte bisher eine geeignete Versuchsanordnung entwickeln.

Eine allgemeinere Fehlertheorie stellte 1961 Schores Medwedjew auf, der damals noch in der Sowjetunion lebte (durch eine Fügung des Schicksals arbeitet er heute am National Institute of Medical Research in London, das der inzwischen verstorbene Sir Peter Medawar einmal geleitet hat). Nach Medwedjew können Fehler entweder in dem Mechanismus, durch den sich selbstkopierende Moleküle vermehren, oder in der »Zellfabrik«, die neue Proteinmoleküle synthetisiert, auftreten. Er behauptete, daß die Fehler viele verschiedene Ursachen haben können, zum Beispiel freie Radikale, Cross-linking-Substanzen und andere Bestandteile komplexer chemischer Reaktionen. Die Reparaturprozesse würden es nicht schaffen, alle Fehler zu beheben.

1963 erweiterte Leslie Orgel vom Salk-Institut die Fehlertheorie zur sogenannten Fehlerkatastrophen-Theorie. Sie geht davon aus, daß Fehlerhäufungen in der empfindlichen Proteinsynthese am Ende zu einer Katastrophe (Zusammenbruch des Zellstoffwechsels) führen oder führen können. Proteine sind für fast alle Vorgänge in der Zelle lebenswichtig, verbrauchen sich ständig und müssen ständig erneuert werden. Ihre Synthese wird von der DNS gesteuert. Proteindefekte stehen bekanntermaßen hinter vielen Krankheiten. Könnten Proteindefekte auch die Ursache für das normale Altern sein? Welche Mechanismen könnten dabei mitspielen? Dazu ein kleiner Exkurs zu Herstellung und Bau der Proteine.

Die Proteinsynthese in der Zelle erfolgt mit Hilfe von Enzymen, die ihrerseits Proteine sind. Enzyme sind Katalysatoren: Ein einziges oder einige wenige Enzymmoleküle können Tausende von Kopien eines wichtigen Proteins fertigen. Enthält das Enzym nun einen Defekt, dann werden alle von diesem Enzym hergestellten Proteine ihrerseits defekt sein. Orgel nennt dies »Fehlerkatastrophe« und sieht hierin einen Mechanismus für Altersveränderungen. Eine analoge Fehlerkatastrophe geschähe, wenn am Werkzeug (Enzym) einer Werkzeugmaschine in einer Autofabrik ein kleiner Defekt aufträte – sämtliche Autoteile (Proteine), die damit gefertigt würden, wären fehlerhaft, und alle damit ausgestatteten Autos (Zellen) würden schlecht oder gar nicht fahren. Eine Kettenreaktion von defekten Teilen für *alle* hergestellten Autos also – das wäre wahrhaft katastrophal (und Grund für eine Rückrufaktion).

Zunächst erschien diese Theorie recht verheißungsvoll, vor allem weil sie testbar war. Doch leider wurde sie durch die Testresultate in der Regel nicht bestätigt. In untersuchten alten Zellen fand sich nicht ausreichend fehlerhaftes Protein, um Altersveränderungen zu erklären, und Versuche, die Zellen zur Herstellung defekter Proteine zu zwingen, vermochten den Altersprozeß nicht zu beschleunigen. Gleichwohl ist der Grundgedanke – Fehlerhäufung als Ursache für Altersveränderungen – nicht widerlegt, und es gibt einige vielversprechende Anhaltspunkte, daß Fehleransammlungen in Enzymen zum Altern beitragen kann.

Proteine bestehen aus langen Ketten von Aminosäuren. Wie Perlen auf der Schnur sitzen rund 20 Aminosäuren in tausendfacher Aneinanderreihung in den verschiedensten Kombinationen auf der Kette. Doch damit der Komplexität nicht genug. Wie eine Perlenkette, die auf den Boden gefallen ist, können Proteine in unendlichen Windungen gefaltet sein, und jeder Knick und jede Kurve ist für ihre Funktionstüchtigkeit absolut notwendig! Das bauliche Gesamtbild – geschaffen von den Kurven und Windungen – und nicht die Sequenz der Aminosäuren (Perlen) ist es, was am leichtesten durcheinandergebracht werden kann. Tatsächlich sind Defekte in den Faltungen gewisser Proteine in alten Zellen gefunden worden. Vielleicht sind diese Faltungsfehler die Wurzel mancher Altersveränderungen.

Bei den meisten Proteinen findet eine ständige Erneuerung (Turnover) statt, d. h. viele halten nicht sehr lange und müssen fortwährend ersetzt werden. Möglich, daß Proteine, hergestellt von den Zellen eines alten Organismus, strukturell durchaus noch einwandfrei sind, aber nicht mehr zügig genug erneuert werden. Ein Beispiel dafür ist das kristalline Protein in der Augenlinse. Es neigt im Lauf der Zeit zu Strukturveränderungen, die zu Linsentrübung und grauem Star, einer typischen Alterskrankheit, führen können. Könnte man bei diesem Protein den Turnover ankurbeln, den Austausch beschleunigen, ließe sich die Linsentrübung eventuell verhindern. Für andere Proteine im Körper ist es ebenfalls denkbar, daß ein schleppender Austausch im Alter schließlich dazu führt, daß sich verbrauchtes Protein ansammelt und Altersveränderungen hervorruft. Das sind interessante Gedanken, für die es bei alten Menschen und bei manchen Tieren gewisse Anhaltspunkte gibt. Doch das Beweisgebäude steht noch lange nicht auf festem Fundament.

Als wären die Proteine noch nicht kompliziert genug, teilen sich die Aminosäuren, aus denen sie bestehen, auch noch in zwei Gruppen, rechtsdrehende und linksdrehende. Wie unsere beiden Hände sehen sie ähnlich aus, sind aber nicht gleich; die rechte Hand kann eine rechte schütteln und die linke Hand eine linke, aber wenn sich zwei rechte Hände die Hand geben wollen, muß sich eine davon auf den Kopf stellen. Ansonsten sind unsere beiden Hände identisch. Linksdrehende Moleküle werden mit L (lat. *laevus*, links) und rechtsdrehende mit D (lat. *dexter*, rechts) gekennzeichnet.

Das Erstaunliche ist, daß fast alle Aminosäuren, die Tier und Mensch produzieren, der L-Form angehören. Auch in der Kulturschale stellen Zellen keine rechtsdrehenden Aminosäuren her. Aus bisher unbekannten Gründen haben wir eine »linkshändige« Biologie! *Nach* der Proteinsynthese jedoch können sich einige der beteiligten Aminosäuren langsam und spontan in ihr rechtsdrehendes Spiegelbild verwandeln. Diese Verwandlungen in rechtsdrehende Aminosäuren ändern meist auch das Verhalten des Proteins, das sie enthält: Zur Linsentrübung im Auge können zum Beispiel rechtsdrehende Aminosäuren beitragen.

Im Zahnschmelz und Zahnbein befindet sich eine Aminosäure namens Asparaginsäure (ASP). Natürlich gebildete ASP ist linksdrehend (L-Asparaginsäure). Mit der Zeit wandelt sie sich teilweise in rechtsdrehende (D-Asparaginsäure). Nachgewiesenermaßen geht die Umwandlung in ziemlich konstantem Tempo vor sich – etwa 0,1 Prozent pro Jahr –, so daß das Verhältnis L-Asp/D-Asp ein guter Parameter für das biologische Alter sein könnte. Patricia Masters vom Scripps Institute of Oceanography in La Jolla, Kalifornien, untersuchte die Zähne einer Eskimofrau, deren eingefrorener Leichnam 1600 Jahre im Permafrostboden der St.-Lawrence-Insel gelegen hatte. Anhand der rechtsdrehenden Asparaginsäure im Schmelz einer ihrer Zähne schätzte Masters ihr Alter auf ca. 53 Jahre. Vom allgemeinen Aussehen ihres Körpers ausgehend, hatte man sie auf 50 bis 60 Jahre geschätzt. Bei einem nach seinem Geburtsschein 93 Jahre alten Mann ergab sich nach der oben beschriebenen Methode ein Alter um die 96 Jahre. Diese Resultate sind noch kein Beweis dafür, daß für den Menschen ein biologischer Altersmarker gefunden ist, aber sie sind vielversprechend.

Eine Entdeckung von Ronald Hart (Ohio State University) und Richard Setlow (Brookhaven National Laboratory) verlieh vor einigen Jahren Orgels Fehlerkatastrophen-Theorie zusätzlich Gewicht. Man wußte bereits, daß Zellen Mechanismen für die Reparatur gewisser Fehler in der DNS besitzen, dem Basismolekül unseres Lebens, das Bau- und Ablaufpläne für alle Lebensvorgänge enthält und außerdem die wunderbare Fähigkeit aufweist, von sich selbst exakte Kopien herstellen zu können (»identische Reduplikation«). Die präzise Erhaltung seiner Struktur ist so wichtig, daß die Zellen Methoden entwickelt haben, immer wieder auftretende Schäden in der DNS zu beheben. DNS-Schäden können zustande kommen durch normale Hintergrundstrahlung, ultraviolette Strahlung, krebsverursachende Stoffe und durch normale Stoffwechselprozesse. Auch Cross-linking und freie Radikale können DNS-Schäden erzeugen. Man kennt mindestens sechs verschiedene Arten von DNS-Reparatursystemen. Gäbe es sie nicht, würden sich die Defekte schnell häufen, und die Zelle wäre in schätzungsweise einem Jahr funktionuntüchtig.

Mit modernen molekularbiologischen Techniken machten Hart und Setlow die Entdeckung, daß die DNS-Reparaturfähigkeit, der sogenannte

DNS-Repair-Index, bei langlebigen Tieren besser funktioniert als bei kurzlebigen. Diese Beobachtung wurde sofort als Argument für die Fehlertheorie gedeutet. Wenn schlechtere Reparaturprozesse mit kürzerer Lebensspanne und bessere Reparaturprozesse mit längerer Lebensspanne Hand in Hand gehen, dann gibt es vielleicht einen direkten Zusammenhang zwischen Reparaturfähigkeit und Altern. Organismen mit längerer Lebensspanne hätten demnach vielleicht bessere Methoden entwickelt, Fehler in ihren lebenswichtigen DNS-Molekülen zu beheben.

So beeindruckend diese Ideen auch waren – der Originalbefund ließ sich in Wiederholungsexperimenten nicht immer bestätigen. Alles, was wir mit Sicherheit sagen können, ist, daß DNS-Reparaturen in der Zelle stattfinden, aber ob sie bei den langlebigeren Arten wirklich »effizienter« sind, wissen wir nicht mit Sicherheit. Auf diesem Teilgebiet der Gerontozytologie gibt es noch viel zu tun.

Die Keimzellen betreffend wurde bei den Experimenten eine hochinteressante Erkenntnis gewonnen. Fehler in Keimzellen sind für die Spezies folgenschwerer als Fehler in somatischen Zellen, denn sie können weitervererbt werden. Man fand heraus, daß Keimzellen einen extrem hohen Repair-Index haben. Jedwede Fehleransammlung in der Zellinie, aus der die Ei- und Samenzellen hervorgehen, wird entweder repariert oder per Selektion (Spontanabort des Embryo) ausgemerzt. So oder so, die Fehler werden aus der Welt geschafft, und jede neue Generation ist – in einem sehr realen Sinn – verjüngt.

1972 legte Medwedjew eine Fehlertheorie vor, die spezifischer ist als seine frühere von 1961. Er beschäftigte sich mit der Frage, inwieweit Redundanzen lebenswichtige Informationen oder Prozesse vor Entartung schützen können. Nach Medwedjews Ansicht sind Gene in vielfacher identischer Kopie vorhanden, worin er ein Reservesystem für Informationen sieht. Wird ein wichtiges Gen fehlerhaft, springt ein Backup-Gen ein und rettet die Zelle vor Tod oder Funktionsverlust. Diese Vielzahl von Genen, die alle die gleiche Botschaft enthalten und mithin die gleichen Aufgaben erfüllen können, stellt eine Reserve-Datenbank dar und schützt die Zelle vor Zufallsschäden, die jedes vitale Informationen tragende Gen erleiden kann. Am Ende aber, so Medwedjew, vermehren sich die Schäden derart, daß auch alle Backup-Gene defekt werden – damit setzt der Alternsprozeß ein. Freilich erklärt diese Idee wohl weniger Altersveränderungen als vielmehr Langlebigkeitsunterschiede zwischen Spezies: Je höher die Zahl redundanter Gene, desto länger die maximale Lebensdauer der Spezies.

Im letzten Kapitel zog ich, was Alterungsverlauf und Determinierung der Lebensspanne betrifft, den Vergleich zwischen Mensch und Raumschiff. Wenn wir Medwedjews These in diesen Vergleich einbauen wollen, hieße das: Die Konstrukteure haben dem Raumschiff mehrere Kopien der Software mitgegeben, mit der der Bordcomputer arbeitet. Wird das lebenswichtige Programm fehlerhaft, lädt der Computer eine neue Kopie und arbeitet mit dieser weiter.

Es gilt heute als sicher, daß mehrfach ausgelegte DNS-Sequenzen vorhanden sind, aber ein Effekt auf das Altern hat sich bisher nicht nachweisen lassen. Allerdings sind bisher auch kaum einschlägige Tests unternommen worden.

Es gibt vieles, was für Fehlertheorien spricht, und es steht zu erwarten, daß sie durch neue Forschungsergebnisse immer weiter modifiziert werden. Gut möglich, daß eine Fehlertheorie in irgendeiner Variante zu einer stichhaltigen Erklärung wichtiger Altersveränderungen wird. Für die Fehlertheorien spricht ihre Universalität und die Tatsache, daß Fehler in manchen der Moleküle, aus denen Zellen bestehen, tatsächlich auftreten. Vielleicht wird auch eine Theorie gefunden, die das unterschiedliche Tempo der Fehlerakkumulation und damit das unterschiedliche Alterungstempo verschiedener Spezies erklärt.

»Von Ordnung zu Unordnung« – Eine Leitvorstellung aus der Physik

Eine fundamentale Veränderung, die zum Altern führen könnte, ist mehr von Physikern denn von Biologen erforscht worden. Ihr Schlüsselbegriff heißt: Ordnung.

Vom Augenblick der Zeugung an sind die meisten Energien und Lebensvorgänge eines Organismus darauf gerichtet, ihn geschlechtsreif und erwachsen werden zu lassen. Wir haben gesehen, daß die Evolution per Auslese Faktoren begünstigt, die die Wahrscheinlichkeit erhöhen, daß dieses Ziel erreicht wird. Das heranreifende Tier richtet den größten Teil seiner Kräfte darauf, einen genetisch bestimmten Plan zur ordentlichen Herstellung und Verteilung einer enormen Menge unterschiedlichster Moleküle zu erfüllen. Aus diesen setzen sich die Milliarden Zellen zusammen, die, planentsprechend zusammengebaut, die Gewebe und Organe des heranwachsenden Tieres bilden. Nach der Geschlechtsreifung zerfällt die so erarbeitete und mühsam aufrechterhaltene Vollkommenheit, es kommt zu Abbauvorgängen und Leistungsverlusten, weil, wie Harold Morowitz von der George Mason University es formuliert, »vollkommene Ordnung unendliche Arbeit erfordert«. Kein System kann ewig »unendliche Arbeit« leisten, ein biologisches System schon gar nicht. Darüber hinaus beschleunigt sich der Verfall aus sich selbst heraus. Ist die molekulare Ordnung, die im reifen Organismus vorhanden war, einmal angeschlagen, weil die Betriebssysteme nicht mehr perfekt funktionieren, nimmt die Effizienz des gesamten betroffenen biologischen Systems ab.

Erklären läßt sich dies durch ein physikalisches Gesetz, den sogenannten zweiten Hauptsatz der Thermodynamik, auch Entropiesatz genannt.

Zufallsprodukt" Er besagt, daß jedes geschlossene strukturierte System mit der Zeit zu einem inneren Ausgleich (Entropie) neigt: Bestehende Ordnungen lösen sich auf wie ein durcheinandergeschütteltes Puzzle. Die Entwicklung tendiert von Ordnung zu Unordnung.

Manche Gerontobiologen glauben, daß die Effizienz von Systemen, die Energie verwenden und die biologische Entwicklung vorantreiben, nach der Geschlechtsreifung gesetzmäßig abnimmt und die Entropie in ihnen zunimmt. Sie glauben, daß die zunehmende molekulare Unordnung aus Defekten in den Molekülen resultiert (von solchen Grundannahmen gehen auch die eben dargestellten Fehlertheorien aus). Befürworter dieses Gedankens behaupten: Die Unordnung, die in bestimmten Molekülen beginnt, verursacht Fehler in anderen Molekülen, was dann zu der Kaskade von Veränderungen in Zellen, Geweben und Organen führt, die wir Altern nennen.

Allerdings tritt die zunehmende molekulare Unordnung – sollte sie denn eine Rolle beim Altern spielen – nicht in allen Zellen zur gleichen Zeit auf. Und sie schreitet in den Zellen, in denen sie auftritt, auch nicht überall im gleichen Tempo fort. Nicht weniger bedeutend als die »systemimmanenten« Vorgänge ist ja die Tatsache, daß Menschen und Tiere offene Systeme sind, durch die Materie und Energie fließen. Tausende von Umweltfaktoren wirken auf uns ein, von der Nahrung, die wir zu uns nehmen, bis zur Luft, die wir atmen. Gleichwohl trägt die zunehmende molekulare Unordnung zu den Altersveränderungen entscheidend bei. Eine unterschiedlich schnelle Zunahme der molekularen Verwahrlosung mag der Grund dafür sein, daß manche Gewebe und Organe schneller altern als andere und daß auch manche Menschen schneller altern als andere.

Noch einmal zurück zu dem Vergleich mit dem Uhrenladen, bei dem jedes Organ oder Gewebe einer Uhr entspricht, die separat vor sich hintickt. Wann jede Uhr beginnt, langsamer zu gehen, und wann sie stehenbleibt, hängt davon ab, wie gut sie gebaut ist, wie gut sie gewartet worden ist und wie die Feder erstmals aufgezogen wurde. Unsere Alterungsrate hängt davon ab, wie gut wir entwickelt sind, wie pfleglich wir mit uns umgegangen sind, wie leistungsfähig unsere Reparatursysteme sind – und sie ist abhängig von unserem genetischen Erbe.

Über unseren Alterungsprozeß dürfen wir uns bei der Natur nicht beklagen. Unsere Konstrukteurin hat uns nur dazu ausgelegt, die Geschlechtsreife zu erreichen. Wir sind es, die ihr ins Handwerk gepfuscht, unser Leben weit über die Geschlechtsreife hinaus verlängert und dadurch die Büchse der Pandora, auch »Funktionseinbußen im Alter« genannt, geöffnet haben. Nach der Reifung ist es uns bestimmt, daß in unseren Molekülen Unordnung um sich greift, wie es bei jeder Maschine, jedem komplexen System im Lauf der Zeit der Fall ist. Auch das Universum, so vermutet man, läuft auf einen Endzustand zunehmender Unordnung oder Entropie zu. Warum sollte es bei lebendigen Organismen anders sein.

Warum altern wir?

Nun, da wir alle großen Theorien kennen, die uns Erklärungen liefern könnten – was ist die Wahrheit? Hand aufs Herz: Wir kennen sie immer noch nicht. Einige Gerontobiologen machen es sich leicht und sagen, alle Theorien hätten etwas für sich, Altern habe viele Ursachen, und wahrscheinlich spielten Faktoren aus sämtlichen Theorien eine Rolle. Andere vertreten mit großer Leidenschaft nur eine Theorie und lassen keine andere gelten.

Bis vor kurzem wurde die Gerontologie als Wissenschaft von den »Mainstream«-Biologen nicht so recht ernst genommen, hauptsächlich wegen der Vielzahl unbewiesener Theorien. Darin unterscheidet sich die Gerontobiologie freilich nicht von anderen alteingesessenen Disziplinen, etwa der theoretischen Physik. Hier ist es jüngst gelungen, Theorien über die elektromagnetische und über die schwache Kernkraft zu einer Synthese zu verknüpfen, und nun versuchen die Theoretiker, dies mit der starken Kernkraft zur sogenannten Großen Vereinheitlichten Theorie des Universums zu verschmelzen. (Stephen W. Hawking: »Der Name ist leicht übertrieben: So großartig sind die resultierenden Theorien eigentlich nicht; sie sind auch nicht gänzlich vereinheitlicht, da sie die Gravitation nicht einbeziehen.«) Die Gerontologie ist mittlerweile so weit, mehrere ihrer Theorien zu einer einzigen zusammenzuführen, und obwohl viele wichtige Informationen in diese Synthese noch nicht eingebaut werden konnten, kommen wir doch derzeit gut voran auf dem Wege zu einer »Großen Vereinheitlichten Theorie« der Gerontobiologie.

Die ehrlichste Position, die man derzeit einnehmen kann, ist wohl, zuzugeben, daß es der Gerontologie als junger Wissenschaft noch an einer tragfähigen Erkenntnisbasis für eine kausale Erklärung des Alterns mangelt. Immerhin: Erstmals arbeiten genügend engagierte Wissenschaftler in der Alternsforschung, so daß wir Hoffnung schöpfen können, die Spekulation möge bald ein Ende haben.

Eine persönliche Ansicht

Früher war ich unentschlossen;
heute bin ich nicht mehr so sicher.
Boscoe Pertwee

Unter den genannten Vorbehalten möchte ich nun einige persönliche Überzeugungen zur Ursache von Altersveränderungen darlegen. Zwar stelle ich die folgenden Ideen als meine eigenen dar, doch sie basieren natürlich auf den Ansichten und Gedanken vieler meiner Vorgänger und heutigen Kollegen. Auch die Determinanten der Lebensspanne bringe ich noch einmal zur Sprache, weil sie so eng mit dem Altersprozeß zusammenhängen. Ein »Urheberrecht« an diesen Ideen zu diskutieren wäre unsinnig, weil in den meisten Fällen unbekannt oder umstritten ist, wer sie zuerst entwickelte.

Ich bin bei meinen Überlegungen von der Prämisse ausgegangen, daß das Überleben einer Art davon abhängt, ob eine genügende Anzahl von Artgenossen die Geschlechtsreife erreicht und genügend Nachwuchs zeugt und großzieht, um den Bestand der Spezies zu sichern. Natürliche Selektion – gelenkt durch nutzbringende Mutationen – hat die Biologie und die Überlebensstrategien aller Lebewesen darauf ausgerichtet, dieses fundamentale Ziel zu erreichen. Der beste Weg dazu besteht darin, den Vitalorganen eine höhere Kapazität zu geben als unbedingt notwendig. Dadurch wird für den Fall, daß ein wichtiges Organ vor der Geschlechtsreife einen Defekt erleidet oder erkrankt, die Chance erhöht, daß das Tier trotzdem überlebt und seine überlegene physiologische Kapazität an seine Sprößlinge weitervererbt. Diese allgemeine Strategie, unabdingbar für das Überleben aller Arten, hat sich bei den verschiedenen Lebensformen in unterschiedlicher Weise ausgebildet. Zielstrebig bündeln sich die Kräfte für den reproduktiven Erfolg, der die Unsterblichkeit der Gene garantiert. Den Fortbestand der Gen-Linie zu sichern, steht im Vordergrund dieses Systems. Die Lebensspanne des einzelnen Tieres ist von zweitrangiger Bedeutung.

Die Evolution bevorzugt Tiere mit physiologischen Reserven, die über dem Minimum liegen, das zum Erreichen der Geschlechtsreife und zum Großziehen des Nachwuchses nötig wäre; hat sich das Tier vermehrt und damit seinen entscheidenden Seinszweck erfüllt, bleibt ein Reserveüberschuß, der es dem Tier gestattet, noch eine Zeitlang »dahinzurollen«. Die Gesamtzeit seines Lebens, seine Lebensspanne, wird also indirekt genetisch determiniert. Während dieser Ausrollzeit lebt das Tier von seinem Kapazitätsüberschuß. Diese physiologische Reserve an Energie und Funktionskapazität erneuert sich nicht in dem Maße, wie sie sich verbraucht; molekulare Unordnung – Entropie – beginnt sich durchzusetzen. In bisher wohlgeordneten Molekülen tauchen Zufallsveränderungen und Fehler auf und führen zu den normalen physiologischen Abbauvorgängen, die wir Altersveränderungen nennen. Diese Veränderungen machen Mensch und Tier anfällig für Krankheiten und erhöhen das Risiko von Unfällen.

Was nach dem Fortpflanzungserfolg und dem Aufziehen des Nachwuchses passiert – Altern und Tod –, ist für den Fortbestand der Art nicht mehr wichtig. Das nun folgende Szenario ähnelt dem Ticken einer billigen Uhr nach Ablauf der Garantiezeit. Nach dem Ende der Garantiezeit »stirbt« die Uhr nicht sofort, weil es viel zu teuer käme, ihr einen Mechanismus einzubauen, der für ihren sofortigen Stillstand sorgen würde; gleichermaßen würde es zuviel Energie kosten, einem Organismus ein System einzubauen, das ihn pünktlich an dem Tag sterben läßt, da seine Nachkommen selbständig sind. Was nach Ablauf der Garantie bei Uhren und nach Ablauf der Fortpflanzungsperiode bei Menschen und Tieren eintritt, nennt man Altern – die Uhr beginnt falsch zu gehen und bleibt irgendwann stehen; Mensch und Tier sterben.

Der Theorie, daß nach der Geschlechtsreifung Entropie eintritt, will sich der bereits erwähnte George C. Williams nicht anschließen. Er hat eine Alternative formuliert: Das Überleben bis zur Geschlechtsreife wird dadurch gewährleistet, daß bestimmte Gene ihre Wirkung erst verzögert entfalten dürfen; daß bestimmte Gene sich in der Jugend »gut« und später »böse« verhalten. Nach ihrem Wechsel zum »Bösen« leiten sie Altersveränderungen ein.

Meine hier skizzierte persönliche Ansicht zu diesen Fragen erhebt natürlich keinen Anspruch auf Endgültigkeit, dafür ist die Grundlagenforschung noch nicht weit genug gediehen. Meine Meinung wird sich sicherlich mit zunehmendem Erkenntnisstand noch modifizieren. Wenn aber die allgemeine »Richtung« stimmt, in die unsere Erkenntnisse weisen, dann wäre es nützlich, das Altern von einer anderen Warte aus zu betrachten, als es gemeinhin geschieht. Experimente sollten helfen, Fragen zu beantworten. Seit langem ist der Wissenschaft klar, daß aufschlußreiche Resultate vor allem von der richtigen Fragestellung abhängen. Die richtigen Fragen zu stellen ist nicht immer ganz einfach. Sind die Fragen falsch, geben die Experimente sinnlose Antworten.

Bis heute haben wir zum Altern fast immer die Frage gestellt: »Warum altern wir?« Und Gerontobiologen haben ihre Experimente darauf ausgerichtet, diese Frage zu klären. Die Resultate waren, und sind, nicht beeindruckend. Abgesehen von der Entdeckung, daß Altersveränderungen auch innerhalb der einzelnen Zelle eintreten, wissen wir heute über die fundamentale(n) Ursache(n) des Alterns kaum mehr als vor einem Jahrhundert. Die meisten Erkenntnisse, die wir zusammengetragen haben, sind deskriptiv: Wir wissen heute viel besser, *was* passiert, aber immer noch herzlich wenig darüber, *warum* es passiert. Von der Molekül- bis zur Organismusebene haben Gerontobiologen jede Menge von Altersveränderungen beschrieben, aber diese Beobachtungen haben uns bei der Frage nach kausalen Zusammenhängen nicht weitergeholfen.

Deshalb meint George Sacher, wir hätten bisher immer die falsche Frage gestellt. Statt »Warum altern wir?« sollten wir fragen »Warum leben wir so lange?« Das könnte unser Denken in neue Bahnen lenken und Anstoß für neuartige Experimente sein, die zu grundsätzlicheren Erkenntnissen führen. Ich halte dies für einen verheißungsvollen Ansatz.

Mit der Frage »Warum leben wir so lange?« tragen wir der Erkenntnis Rechnung, daß unsere Lebenserwartung gestiegen ist und sich vielleicht noch weiter steigern läßt. Eine begründete Hoffnung, denn nachgewiesenermaßen ist die menschliche Lebensspanne von Anbeginn an beständig gewachsen. Wahrscheinlich hat sich damit auch der Beginn des Alterungsprozesses, dem neuen Zeitrahmen entsprechend, hinausgeschoben. Eine mögliche Schlußfolgerung: Der Alterungsprozeß ist dehnbar; wir können seine Mechanismen erforschen; und vielleicht können wir lernen, Einfluß auf ihn zu nehmen. Das Ziel von Experimenten zur Klärung dieser neuen Frage müßte sein, zu erkunden, auf welche Weise sich der Körper über lange Zeiträume derart verändert hat, daß die Lebensspanne gestiegen und der Alterungsprozeß verzögert worden ist. Im nächsten Teil geht es um die Versuche des Menschen, Alter und Tod ein Schnippchen zu schlagen, und wir werden sehen, wie erfolgreich er dabei war und ist.

Teil V

Jünger bleiben und länger leben

15

Der Traum vom Jungbrunnen: Kampf gegen Alter und Tod

Wie alt wir auch sind, unsere Sterbewahrscheinlichkeit in der nächsten Stunde beträgt niemals 100 Prozent. Insofern stoßen wir nie auf eine absolute Schranke.
A. Jacquard

Erst in jüngster Zeit ist das uralte Bedürfnis des Menschen, den Ursachen des Alterns auf den Grund zu gehen und es vielleicht beeinflussen zu können, in eine naturwissenschaftliche Disziplin gemündet. Zuvor wurden Fragen zu Altern, Sterben und Unsterblichkeit von der Philosophie und der Religion beantwortet.

Auseinandersetzung mit dem Tod

Alter und Tod – von Religion, Philosophie und Naturwissenschaft wurden und werden sie meist als Unausweichlichkeiten empfunden. Der ein oder andere sieht in ihnen sogar eine segensreiche Wirkung für die Spezies Mensch und behauptet, man dürfe der Natur nicht ins Handwerk pfuschen.

Schon früh spiegelt sich die Auseinandersetzung des Menschen mit den als schicksalhaft empfundenen Folgen des Alterns in Mythen und literarischen Zeugnissen. Eines der ältesten ist das Gilgamesch-Epos aus Babylonien (erhalten auf zwölf Tontafeln, um 650 v. Chr.). Gilgamesch, ein Herrscher aus Südmesopotamien um 3000 v. Chr., besessen vom Gedanken an Unsterblichkeit, berät sich mit einem Weisen, der ihm sagt: Um den Tod zu besiegen, mußt du erst den Schlaf besiegen und sieben Tage und Nächte wach bleiben. Gilgamesch besteht die Probe nicht. Selbst er, ein Halbgott, vermag den Schlaf nicht zu bezwingen, geschweige denn Altern und Tod.

Die griechische Legende von Tithonos, die in etwa zur gleichen Zeit wie das Gilgamesch-Epos entstand, wird von Aphrodite, der Liebesgöttin, erzählt. Tithonos, ein Trojaner, liebt Eos, die Göttin der Morgenröte. Eos erbittet von Zeus für ihn Unsterblichkeit, vergißt aber, auch um immerwährende Jugend zu bitten. Eine Zeitlang sind die Liebenden glücklich, doch langsam wird Eos' schrecklicher Fehler offenbar. Tithonos altert und altert, wird schwächer und schwächer, bis er sich nicht mehr rühren kann. Er wird in einen Raum eingesperrt, wo er ewig liegen und altern muß.

Die Vorstellung vom segensreichen Tod wurde methodisch entwickelt von Epikur (341–271 v. Chr.). Sie fand Eingang in Lukrez' »De rerum natura« (»Über die Natur der Dinge«), wo zu lesen ist, daß jede Generation notwendigerweise alt werden und sterben muß, um der nächsten Platz zu machen. Darin spiegelt sich keimhaft schon Thomas Malthus' Hypothese aus dem 19. Jahrhundert, daß die Bevölkerung geometrisch (1, 2, 4, 8, 16, 32 usw.), die Nahrungsmittelmenge jedoch nur arithmetisch wächst (1, 2, 3, 4, 5, 6 usw.), wodurch eine Übervölkerung unvermeidlich und somit eine Lebensverlängerung nicht wünschenswert sei. Lukrez bemerkt, der Tod treffe schicksalhaft alle Menschen, auch die größten. Daher sei es vermessen, wenn jemand, der keine Größe erreicht habe, damit rechne, etwas zu vollbringen, was auch den Größten nicht gelungen sei. Außerdem sagt Lukrez – das epikureische Lustprinzip vertretend –, es gebe nur eine begrenzte Anzahl von Wonnen, und wenn diese ausgekostet seien, habe es keinen Sinn, noch länger zu leben. Einen modernen Nachhall der epikureischen Klage findet man auf einem Autoaufkleber: »So many women – so little time!«

Im ersten Jahrhundert v. Chr. schrieb Marcus Tullius Cicero seine klassische Apologie des Alters und Todes »De senectute«. Darin bemüht er sich, dem Altern die Aura des Negativen zu nehmen, und preist die besonderen, namentlich geistigen Fähigkeiten des alten Menschen.

Auseinandersetzung mit dem Altern

Dem Altern vorbeugen zu können ist wahrscheinlich ein Wunschtraum, seit der Mensch sich bewußt wurde, daß das Altwerden seine Kräfte schwinden läßt und den herannahenden Tod ankündigt. Das wohl älteste schriftliche Zeugnis zum Altern gibt uns der ägyptische Papyrus »Buch über die Verwandlung eines alten Mannes in einen Jüngling von 20« (1600 v. Chr.). Er nennt das Rezept für eine Verjüngungssalbe, die schon »unzählige Male ihre Wirksamkeit bewiesen« habe.

In der Antike traute man dem Menschen allgemein noch nicht zu, tief in Naturprozesse einzugreifen, und machte sich um die Verlängerung des Lebens daher wenig Gedanken. Zudem war das Leben damals nur selten lebenswert und glücklich, schon deshalb drängte sich kein Wunsch nach Verlängerung auf. Aristoteles (384–322 v. Chr.) beschäftigte sich ausführlich mit Altern und Tod: Er akzeptierte beides als Teil der natürlichen und segensreichen Seinsordnung. So pries er die Weisheit der Natur, die genau in dem Alter die Zähne ausfallen lasse, da sie nicht mehr gebraucht würden und der Tod vor der Tür stehe.

Im Osten dominierte eine andere Haltung. Der Glaube, daß Unsterblichkeit und ihre Begleiterin – ewige Jugend – erreichbar seien, wurzelt in chinesisch-taoistischen Schriften aus dem sechsten Jahrhundert. Aus dem

Taoismus stammt die Vorstellung der beiden polaren Prinzipien, Yin und Yang, die das Universum und auch den menschlichen Körper beherrschen. Gestörtes Gleichgewicht zwischen diesen beiden Kräften läßt Krankheiten entstehen und läßt den Menschen altern. Bis heute durchdringen taoistische Ideen zur Lebensverlängerung die chinesische Wissenschaft und Medizin.

Im frühen Abendland gab es keine vergleichbare Tradition eines Strebens nach Lebensverlängerung. Das soll nicht heißen, daß keine Versuche unternommen wurden, das Altern hinauszuzögern, nur mangelte es ihnen, wie man heute sagen würde, an »kultureller Akzeptanz«.

Im 18. Jahrhundert vertrat Benjamin Franklin – das amerikanische Universalgenie, dessen Arbeiten unter anderem zur Erfindung des Blitzableiters sowie zur Entdeckung der Elektrizität und der Prinzipien der Dampfmaschine führten – die optimistische Auffassung, Lebensverlängerung werde durch den Fortschritt der Wissenschaft technisch machbar werden. Franklins Popularität verschaffte seinen Ideen enorme Breitenwirkung. Bis dato waren Versuche, das Höchstalter des Menschen hinauszuschieben, verlacht worden wie die Spekulationen über das Fliegen; der Aufstieg der ersten Montgolfiere ließ nun die Spötter verstummen. Franklins Glaube, es sei möglich, die menschliche Lebensspanne zu strecken, beeindruckte viele Zweifler seiner Tage.

Wie Franklin war auch Marie Jean Antoine Nicolas Caritat Condorcet, ein berühmter französischer Forscher und Sekretär der Pariser Académie des Sciences im 18. Jahrhundert, der Meinung, daß wissenschaftlicher Fortschritt eines Tages zu größerer Langlebigkeit führen werde. Er schrieb:

»Der Tag wird kommen, da man nur noch durch ungewöhnliche Unfälle oder langsamen Verfall der Lebenskräfte sterben wird; irgendwann wird die Spanne zwischen Geburt und endgültigem Verfall keine festliegenden Grenzen mehr haben. Unsterblich wird der Mensch zwar nicht werden; aber könnte das Intervall zwischen dem ersten Atemzug und der Zeit, da er durch den natürlichen Gang der Dinge, ohne Unfall oder Krankheit, den letzten Atemzug tut, sich nicht ins Unendliche vermehren?«

Nicht nur über ein Hinausschieben der Alterserscheinungen, sondern über eine reale Lebensverlängerung spekuliert Condorcet hier. Sein Optimismus gründet sich auf drei Grundannahmen: daß die Umweltbedingungen verbessert werden; daß erworbene Eigenschaften weitervererbt werden; und daß die Heilkunst gewaltige Fortschritte machen werde.

Ein Zeitgenosse Condorcets, der anglikanische Geistliche Thomas Robert Malthus, zu Ruhm gekommen durch seine Veröffentlichung »An Essay on the Principle of Population as it Affects the Future Improvement of Society«, bezweifelte alle drei Grundannahmen Condorcets. Malthus bestritt (a), daß eine Umweltverbesserung nennenswerte Auswirkungen auf die Lebensspanne haben könnte; (b) daß erworbene Eigenschaften dauerhaft im Erbgut verankert werden könnten; und er glaubte (c) nicht, daß es einen einzigen Fall gebe, wo menschliches Eingreifen nachgewiesenermaßen die Lebensspanne verlängert hätte. Bis heute hat Malthus in letzterem recht behalten; auch die Theorie von der Vererbung erworbener Eigenschaften (Lamarckismus) gilt modernen Genetikern als widerlegt; und schließlich ist nach heutiger Ansicht die Lebens*spanne* durch Umweltverbesserungen nicht verschiebbar, wohl aber die Lebens*erwartung*, d. h. das Maß, wie nahe wir der zugemessenen Höchstgrenze kommen.

Für die Grundhaltung, daß eine Lebensverlängerung machbar und wünschenswert ist, hat Gerald Gruman 1956 den Begriff »Prolongevity« geprägt. Gruman sieht in der Aufklärung die Trennlinie zwischen einer Ära unwissenschaftlicher Positionen zum Altern und einer Ära revolutionären biologischen Fortschritts, der die Grundlage gelegt habe oder legen werde für eine möglicherweise radikale Ausweitung der menschlichen Lebensspanne.

Verjüngende Substanzen

Ein uralter Traum, der sich bis heute gehalten hat, ist der vom Jungbrunnen – einer Substanz, meist Wasser oder wasserähnlich, mit verjüngenden Eigenschaften. Berühmtester Exponent dieses Traumes: der Konquistador Ponce de León, der auf der Suche nach dem Jungbrunnen 1513 Florida entdeckte.

Der literarisch älteste Jungbrunnen taucht in hinduistischen Schriften um 700 v. Chr. auf; erwähnt wird er auch im Alten und Neuen Testament, im Koran und in griechischen und römischen Schriften. Das heutige Interesse an Mineral- und Thermalquellen rührt sicher noch zu einem großen Teil aus dem alten Jungbrunnen-Mythos her.

Neben Wasser ist auch vielen anderen Substanzen eine verjüngende Wirkung zugeschrieben worden. »Essen und Trinken hält Leib und Seele zusammen« – konnte es dann nicht höhere, vollkommenere Wunderspeisen oder -getränke geben, die das Leben verlängerten? Beispiele sind die Götterspeisen Ambrosia und Nektar, der Soma der Hindus und *octli* aus dem alten Peru und Mexiko. Im Garten Eden verlieh die Frucht vom Baum des Lebens Unsterblichkeit. Neben Eß- und Trinkbarem galten Edelsteine, Feuer, Amulette und magische Zeremonien als Heilkräfte gegen das Altern.

Alchimie

Der erste großangelegte Versuch im Abendland, das menschliche Leben zu verlängern, wurde im Mittelalter mit Hilfe der Alchimie unternommen, die ursprünglich aus China kam. Im ersten Jahrhundert vor Christus riet ein chinesischer Alchimist dem Han-Kaiser, Quecksilber in Gold zu verwandeln und daraus Tischgeschirr herzustellen. Wer daraus aß oder trank, sollte Unsterblichkeit erlangen. Im heutigen Japan findet man Badehäuser mit massiv goldenen Wannen; ein Bad darin soll gegen Krankheit und Altern helfen und ist sehr teuer. Ein Brauch, über den wir nicht vorschnell spotten sollten – Japaner haben heute die höchste Lebenserwartung auf Erden! Die alten Taoisten gingen von der Vorstellung aus, daß, wenn sich ein Stoff in einen anderen verwandeln läßt, sich auch menschliche Sterblichkeit zu Unsterblichkeit verwandeln läßt. Ziel der Alchimie war es, den Stein der Weisen (*Lapis philosophorum*), auch Elixier oder Lebenselixier genannt, zu finden. Unter taoistischer Dominanz hatte man damals im Osten schon jahrhundertelang versucht, die Lebensdauer zu erhöhen, während man im Westen gerade erst mit entsprechenden Versuchen begann.

Über die arabische Wissenschaft gelangte das chinesische alchimistische Denken ins Abendland. Hier hatte die Alchimie ab dem 13. Jahrhundert ihre Hochblüte als mystische Prä-Wissenschaft, die half, der späteren experimentellen Naturforschung und der modernen Chemie und Medizin den Weg zu ebnen. In ihr äußerte sich der revolutionäre neue Glaube, daß der Mensch durch experimentelle Wissenschaft lenkenden Einfluß auf die Natur nehmen könne. Bis dahin hatte das menschliche Schicksal als vorbestimmt und unverrückbar gegolten. Zwei Ziele hatte die Alchimie: eine Arznei zu finden, die alle Krankheiten heilen und das menschliche Leben verlängern konnte; und unedle Metalle in Silber oder Gold zu verwandeln.

Ihr lag der Glaube zugrunde, die Wandlung zu Unsterblichkeit wie auch die Verwandlung unedler Metalle in Gold komme – über lange Zeiträume – manchmal auch in der Natur vor. Alchimisten vermuteten eine quasi hierarchische Entstehung der Mineralien: Aus gemeinen Ausgangsstoffen wie eisen- und bleihaltigen Mineralien entstanden durch natürliche Prozesse in der Erdkruste schließlich edlere, silber- und goldhaltige Metalle. Bekannt war, daß in Lebewesen große Veränderungen vor sich gingen, daß Raupen zu Schmetterlingen und Kaulquappen zu Fröschen wurden. Man glaubte an Spontanentstehung, daß Würmer und Maden aus verrottenden Abfällen und Mäuse an dunklen Orten, wo Stroh oder alte Kleider lagen, entstünden. Viele Tiere wurden im Volksglauben Jahrhunderte, manche Jahrtausende alt. Wenn primitive Tiere so aus dem Nichts entstehen, sich so radikal verwandeln und in manchen Fällen länger leben konnten als der Mensch, dann, so dachte man, müßte doch auch der Mensch das Potential zu längerem, vielleicht ewigem Leben haben.

Der größte Anhänger der Alchimie als Mittel zur Lebensverlängerung war im 13. Jahrhundert der Oxford-Scholar Roger Bacon. In seinen Argumenten schwingen alle früheren Wünsche und Hoffnungen in puncto Langlebigkeit und Unsterblichkeit mit. Weil er der Überzeugung war, daß Menschen in ferner Vergangenheit und in fernen Ländern viel länger lebten, glaubte er, daß die Kürze des Lebens Zufall und mithin veränderbar sei. Sünde und Unmoral beschnitten seiner Meinung nach die menschliche Lebensspanne, doch dieser Prozeß lasse sich rückgängig machen. Gesundheitsschäden, verursacht durch schlechtes Essen, Atmen und Ausscheiden, durch Ausschweifung, Unruhe und Unbeherrschtheit verkürzten das Leben. Viele Tiere hätten gelernt, das Altern zu vermeiden. Außerdem hätten viele Menschen ihr Leben durch das Auffinden oder Herstellen geheimer Tränke oder Speisen verlängert. Mit dieser Überzeugung widersprach Bacon dem herrschenden medizinischen Dogma, das die Länge des menschlichen Lebens als unverschiebbar festgelegt ansah.

Die Gralssuche der Alchimisten nach dem Lebenselixier, dem allheilenden und transformierenden Stein der Weisen, blieb erfolglos. Doch sozusagen als Nebeneffekt legte die Alchimie den Grundstein für die pharmazeutische Chemie. Die Pharmakochemiker waren nicht mehr an der Umwandlung von Mineralien interessiert, sondern suchten die chemischen Vorgänge im menschlichen Körper zu ergründen. Und vor allem glaubten sie nicht mehr, ein einziges Allheilmittel könne alle Übel kurieren, sondern erkannten, daß man für jede Krankheit spezifische chemische Heilmittel finden müsse. Mit Fug und Recht kann man von einem Quantensprung im Denken sprechen, der die Medizin auf ein neues Niveau hob.

Die junge Frau als Jungbrunnen

Zu Bacons Zeit hatte man erkannt, daß viele Krankheiten ansteckend waren; im Umkehrschluß glaubte man, auch Gesundheit sei ansteckend. Junge Menschen besaßen nach dem damaligen Glauben den größten Vorrat des Vitalprinzips Gesundheit. Folgerichtig empfahl Bacon, alte Männer könnten ihre Gesundheit auffrischen und den Altersprozeß umkehren, indem sie sich neben eine Jungfrau legten und ihren »Odem« einatmeten. Diese Praxis wird schon im Alten Testament beschrieben (1. Könige 1,1-4; 2,1): »Als aber der König David alt war und hochbetagt ... sprachen seine Großen zu ihm: Man suche unserm Herrn, dem König, eine Jungfrau, die vor dem König stehe und ihn umsorge und in seinen Armen schlafe und unsern Herrn, den König, wärme. Und sie suchten ein schönes Mädchen im ganzen Gebiet Israels ... und brachten sie dem König. Und sie war ein sehr schönes Mädchen und umsorgte den König und diente ihm.« Doch wie bei modernen Joghurtessern und Frischzellenbehandelten kam schließlich die Zeit herbei, »daß David sterben sollte«.

Bis weit ins 18. Jahrhundert wurde (oft heimlich) alten Männern als Verjüngungskur empfohlen, sich zu einer Jungfrau zu legen. Marcilio Ficinos Langlebigkeitsrezept für Männer aus dem Jahre 1489 (zitiert von Alex

Comfort): »Finde ein junges, gesundes, fröhliches und schönes Mädchen, lege deinen Mund an ihre Brust und trinke ihre Milch, wenn der Mond zunimmt; anschließend nimm *pulv feoniculi* mit Zucker.«

Ähnliches empfahl der große holländische Arzt Boerhaave (1668–1738) – er riet dem alten Bürgermeister von Amsterdam, sich zwischen zwei junge Mädchen zu legen, und garantierte ihm, seine Kraft und seine Lebensgeister würden wiederkehren.

Einen Beweis für die Wirksamkeit der »Jungfrau als Jungbrunnen« gibt es nicht; im Tierversuch stellte sich immerhin heraus, daß regelmäßiges Paaren die Langlebigkeit männlicher Ratten steigert. Über die Langlebigkeit der Weibchen schweigen die Forscher – ebenso, wie die Historiker über die Wirkung jungfräulicher Jünglinge auf die Langlebigkeit mit ihnen kohabitierender alter Frauen schweigen.

Hormongaben: Sinn, Unsinn, Wahnsinn

Trugschlüsse über das Altern begleiten unsere Kultur seit Jahrtausenden. Über manche Absonderlichkeiten – wie die Suche nach dem Jungbrunnen – macht man sich heute lustig. Dabei ist so manches Universalmittelchen, das heute viel gepriesen wird, nicht minder absurd oder noch viel grotesker – zum Beispiel die Hormontherapien. Immer wieder wurden und werden Zusammenhänge zwischen Altern und Hormonhaushalt vermutet. 1889 berichtete der große französische Physiologe Charles Édouard Brown-Séquard – er war damals 72 Jahre alt –, er habe sich durch Einspritzen von Extrakten aus den zerquetschten Hoden von Haustieren revitalisiert. In den nächsten Jahren impften er und Tausende von Kollegen unzählige alte Leute. Die Presse brachte Sensationsberichte, während die medizinischen Fachzeitschriften die neue Therapie weitgehend ablehnten. Brown-Séquard behauptete, die Extrakte steigerten die Vitalität, oder, wie er sagte, die »Nervenkraft«, so daß die Behandelten widerstandsfähiger gegen Krankheiten würden. Über die ganze Welt verbreitete sich schließlich ein Injektionskult. Brown-Séquard verteilte seinen Extrakt kostenlos an Ärzte und untersagte den kommerziellen Verkauf. Er persönlich zahlte die Vertriebskosten. Bald stellten Nachahmer den Extrakt nach seinen Anweisungen, die in der Literatur publiziert waren, her und trieben schwunghaften Handel damit. Brown-Séquard legte Rechtsmittel ein, erfolglos: Man belehrte ihn, veröffentlichte wissenschaftliche Resultate seien Allgemeingut, und er habe auf sein Rezept kein Exklusivrecht mehr. Obwohl der Brown-Séquardsche Extrakt später als wirkungslos entlarvt wurde, wird seinem Erfinder doch das Verdienst zugeschrieben, daß er auf die therapeutischen Möglichkeiten von Gewebe- und Drüsenextrakten aufmerksam gemacht hat. Er gilt als »Vater« der Endokrinologie.

Berühmt-berüchtigt wurde der Russe Serge Veronov, der vom Beginn bis in die 20er Jahre dieses Jahrhunderts leichtgläubigen Männern Affenhoden einpflanzte; er versprach sich davon mehr Erfolg als Brown-Séquard, da Affen dem Menschen entwicklungsgeschichtlich näherstehen als Haustiere. Seine Behauptungen wurden bald widerlegt und seine Methode fallengelassen.

Niemand scheint auf die Idee gekommen zu sein, alten Frauen Eierstockgewebe von Affen einzuimpfen. Angesichts der Gefahren, die diese Prozedur mit sich bringen würde, können Frauen nur von Glück reden – die patriarchalische Ungleichbehandlung hat ihnen wenigstens hier viel Leid erspart.

In den frühen 20er Jahren wurde ein gewisser John R. »Doc« Brinkley durch bizarre Ziegenbock-Drüsentherapien zum Millionär. Brinkley, ein fundamentalistischer Prediger, machte ohne ärztliche Qualifikation in Kansas eine Klinik auf und behandelte dort mit seiner Frau im Fließbandverfahren Tausende von »Patienten« mit eingespritzten Hodenpartikeln von Ziegenböcken. Die Böcke wurden als Hodenspender gewählt, weil Brinkley sie für sexuelle Kraftprotze hielt. Brinkley gründete Rehabilitationszentren, hatte einen eigenen Rundfunksender, der für ihn warb, und vertrieb ein Sortiment von Pharma-Erzeugnissen. Sein Erfolg verführte ihn sogar dazu, für das Gouverneursamt von Kansas zu kandidieren, er verlor allerdings.

In den 20er und 30er Jahren pflanzten Gefängnisärzte in San Quentin 30 Gefangenen die Hoden von Hingerichteten ein, um die Virilität zu steigern und den Altersprozeß zu bremsen. Von den Gesetzen der Immunologie wußte man damals noch nicht sehr viel; wahrscheinlich sind die Implantate samt und sonders abgestoßen worden.

Die moderne Zellulartherapie (siehe unten) ist diesen Verjüngungstherapien sehr ähnlich, doch ihre Wirksamkeit konnte nie bewiesen werden. Die in der modernen gerontologischen Forschung tätigen Endokrinologen interessieren sich mehr dafür, ob (und wie) Hormone Altersveränderungen verursachen, und nicht, ob sie als Verjüngungsmittel taugen.

Zellulartherapie

In der gemeinhin »Frischzellenkur« genannten Zellulartherapie lebt das gedankliche Erbe der Hodenverpflanzungen bis heute fort. Frische oder eingefrorene Zellen von ungeborenen oder neugeborenen Schafen, Schweinen oder Kaninchen werden Patienten eingespritzt und sollen eine allgemeine Revitalisierung bewirken. Entwickelt wurde diese umstrittene Methode von dem Schweizer Arzt Paul Niehans, der 1971 mit 89 Jahren starb. Wie die Hodentransplantate werden die Tierzellen meist von den

Empfängern abgestoßen; die Patienten können sich glücklich schätzen, wenn sie die potentiell gefährliche Immunreaktion überleben. Trotz der Risiken und der fehlenden Wirksamkeitsnachweise ist die Zellulartherapie in vielen Ländern – unter anderem in der Schweiz, in Deutschland, Holland und auf den Bahamas – ein einträgliches Geschäft. In den USA ist sie verboten.

Ähnlich umstritten war die Verjüngungskur mit Bogomolez-Serum. Alexander Bogomolez, Präsident der Ukrainischen Akademie der Wissenschaften und Leiter des Instituts für Experimentelle Biologie und Pathologie in Kiew, entwickelte in den 40er Jahren ein sogenanntes »zytotoxisches« Serum als Verjüngungsmittel. Ein zytotoxisches Serum ist ein Antiserum gegen Zellen. Hergestellt wird es dadurch, daß man einem Tier menschliche Zellen einspritzt. Das Empfängertier entwickelt Antikörper gegen die Fremdzellen, und diese Antikörper, aus seinem Blut gewonnen, sollen beim Menschen revitalisierend wirken. Zur Bekämpfung und Verhütung mancher Humankrankheiten sind Antiseren – gewonnen aus Tieren, denen man Viren oder Bakterien eingeimpft hat – zwar sehr nützlich, doch daß Antikörper, die gegen komplette Zellen entwickelt worden sind, irgendeinen Nutzeffekt haben, ist unbewiesen. Es besteht sogar die Gefahr, daß Antikörper zum Beispiel gegen menschliche Lungenzellen eben diese Zellen im menschlichen Empfänger angreifen und eine schwere Reaktion oder sogar den Tod herbeiführen.

Joghurt

Wenn ein Nobelpreisträger ein Verjüngungsmittel anpreist, sorgt dies allenthalben für Aufregung. Im ersten Jahrzehnt unseres Jahrhunderts ließ Ilja Metschnikow, ein berühmter Mikrobiologe, Professor am renommierten »Institut de Pasteur« in Paris, die Welt mit der Behauptung aufhorchen, das Altern sei Folge einer langsamen Vergiftung des Organismus, und zwar durch Toxine von Darmbakterien. Sein Rezept dagegen: Sauermilch bzw. Joghurt; die darin enthaltenen Milchsäurebakterien hätten eine günstige Wirkung auf die Darmflora und verdrängten die schädlichen Mikroorganismen. Er verwies auf die legendären Greise in Südosteuropa und Südrußland, die viel Joghurt äßen. So wurde der Glaube geboren, Joghurt und andere Sauermilcharten könnten das Altern verzögern oder das Leben verlängern.

Selbst wenn der Verzehr von Joghurt eine Verbesserung der Darmflora zur Folge haben sollte – woran es erhebliche Zweifel gibt –, bleibt völlig unbewiesen, daß dadurch die Altersgrenze steigt. Sogar Nagetiere mit sterilem Darmtrakt, generationenlang unter keimfreien Bedingungen gehalten, zeigten keinen dramatischen Anstieg der Lebensdauer.

Ungefähr 20 Jahre lang waren Sauermilchprodukte als Verjüngungselixier große Mode – ein Trend, den besonders die Milchindustrie begrüßte. Für Metschnikows Behauptungen fehlt bis heute jedoch jeder Beweis. Moderne Joghurtliebhaber, die die Geschichte ihrer Lieblingsspeise meist nicht kennen, schätzen den Joghurt als fett- und kalorienarmen Proteinspender. Auch diesen Ruf trägt er nicht ganz zu Recht.

Sterilisation

Ein Buch mit dem Titel »Verjüngung durch experimentelle Neubelebung der alternden Pubertätsdrüse« machte 1920 den Autor Eugen Steinach, Professor für Physiologie an der Universität Wien, mit einem Schlag berühmt. In mancher Hinsicht erging es ihm anschließend wie Brown-Séquard und Voronov. Steinach führte an den Samenleitern von Männern eine Ligatur durch, wodurch der hormonproduzierende Teil der Hoden stimuliert und eine Verjüngung bewirkt werden sollte. Diese Operation führt zwar zur Unfruchtbarkeit, doch Steinach behauptete, mehrere Patienten damit revitalisiert zu haben. Mittlerweile weiß man, daß das Verfahren weder eine Revitalisierung noch ein Hinauszögern der Alterungsprozesse bewirkt. Eine Samenleiter-Unterbindung wird heute nur noch zur Sterilisation durchgeführt oder um das Fortschreiten von Prostatakrebs zu verhindern.

Procain

30 Jahre lang hat Ana Aslan, eine rumänische Ärztin, ein Präparat namens Gerovital als Mittel gegen das Altern propagiert, was ihr in Rumänien zu beträchtlichem Ansehen verhalf. Der entscheidende Wirkstoff in ihrem Präparat ist Procain-Hydrochlorid, Handelsname Novocain, ein örtliches Betäubungsmittel, das in der zahnärztlichen Praxis früher viel verwandt wurde.

1951 stellte Ana Aslan fest, daß Procain zu unbeständig war, deshalb erweiterte sie die Rezeptur um Benzoesäure und Kaliumbisulfit und gab ihrem Präparat den Namen Gerovital H3. Angeblich soll sie damit den Gesundheitszustand von alten Menschen beträchtlich verbessert haben. Die meisten der angeführten Nachweise waren unter unkontrollierten Bedingungen zustande gekommen oder beruhten auf subjektiven Einschätzungen. Dennoch fand Ana Aslan in westlichen Ländern eine Gemeinde gläubiger Abnehmer, und die Verkaufszahlen schnellten in die Höhe. Aus den Erlösen baute sie ein komfortables Forschungsinstitut, und als sie vor ein paar Jahren starb, galt sie in Rumänien als Nationalheldin. Schlüssige

Beweise für die Wirksamkeit von Gerovital H3 gibt es nicht. Studien in den USA und in England blieben ergebnislos. Von der FDA (Food and Drug Administration), der in den USA für die Zulassung von Medikamenten zuständigen Behörde, ist Gerovital H3 als Anti-Alterungs-Mittel nicht zugelassen.

Im nächsten Kapitel werden wissenschaftlich weitestgehend nachprüfbare Faktoren, die das Altern beeinflussen, behandelt sowie die Frage, welche Waffe gegen das Altern die verheißungsvollste ist.

Wie Körpertraining, Ernährung und Körpergewicht die Lebenslänge beeinflussen

16

Meide gebratenes Fleisch, das reizt das Blut. Wenn dein Magen rebelliert, lege dich hin und beruhige ihn mit kühlen Gedanken. Halte die Säfte im Fluß, indem du beim Gehen leicht murmelst. Sei sehr vorsichtig mit den Lastern, spiele nicht den Salonlöwen; gesellschaftlicher Rummel ist zu ruhelos. Und meide unter allen Umständen schnelles Laufen.
Satchel Paige

Der direkteste Weg, unsere Lebenserwartung zu erhöhen, wäre, die Todesursachen hinauszuzögern oder auszuschalten – eine Binsenweisheit. Die mit Abstand in der Statistik führenden Todesursachen in den Industrieländern sind Gefäßkrankheiten und Krebs, deren Hinauszögern oder Ausschaltung heute den größten Effekt hätte. Im Jahre 1900 waren noch Infektionskrankheiten die größte Lebensbedrohung; ihre erfolgreiche Bekämpfung in den entwickelten Ländern hat die Lebenserwartung seither um 25 Jahre steigen lassen.

Die Vorstellung, alle Todesursachen irgendwann besiegen zu können, ist natürlich utopisch. Ein realistischeres Ziel wäre, die Schwere und Häufigkeit der Krankheiten zu reduzieren und ihr Eintreten hinauszuzögern. Versuche in dieser Richtung beginnen gemeinhin bei Veränderungen im Lebensstil, namentlich mit Körpertraining und Ernährung.

Hält Sport jung?

Die meisten Menschen werden im Alter körperlich inaktiver. Nach dem 60. Lebensjahr kommt es zu einem beschleunigten Abbau von Muskelfasern; die Körperkraft sinkt; die Sauerstoffbindungskapazität nimmt um ca. 1 Prozent im Jahr ab. Auch die Bereitschaft zur körperlichen Aktivität läßt nach, unter anderem auch als Folge gesellschaftlicher Erwartungshaltungen: Noch bis vor kurzem »mußten« Alte auch körperlich aufs Altenteil. Seit einigen Jahren wird jedoch allenthalben zu sportlicher Aktivität animiert, und so sind viele Zeitgenossen, jung wie alt, zu begeisterten Freizeitsportlern geworden.

Ein weit verbreitetes Motiv für die Ausübung von Freizeitsport besteht in der Hoffnung, auf diesem Weg den Alterungsprozeß hinauszuzögern.

Doch dieses Ziel läßt sich nur in sehr begrenztem Sinn erreichen, weil die Ausübung von Sport keinen Einfluß auf die normalen Alterungsprozesse hat. Breitensport leistet sicherlich einen wertvollen Beitrag auf dem Bereich der Prophylaxe, insbesondere was die Kreislaufkrankheiten betrifft, für einen Einfluß auf den Alterungsprozeß an sich gibt es keinen Beweis.

Mit Körpertraining lassen sich aber diverse Krankheiten hinausschieben oder die Häufigkeit ihres Auftretens reduzieren, wie zum Beispiel Herzinfarkt, Angina pectoris, Diabetes Typ II, Osteoporose, Bluthochdruck. Es gibt auch Hinweise, daß körperliche Aktivität das Auftreten von Lipoproteinen hoher Dichte (*high density lipoproteins*, HDL, »gutes« Cholesterin) im Blut fördert und den Spiegel der Lipoproteine niedriger Dichte (*low density lipoproteins*, LDL, »schlechtes« Cholesterin) senkt. Je höher der HDL-Anteil, desto niedriger das Risiko von Gefäßkrankheiten. Wenn die Ausübung von Sport mit dazu beiträgt, Kreislaufleiden – die führende Todesursache – hinauszuzögern oder zu verhüten, dann steigt dadurch die Lebenserwartung. Außerdem fördert körperliche Aktivität das allgemeine Wohlbefinden, reduziert Ängste, Depressionen, Spannungen und macht widerstandsfähiger gegen Streß. Doch ein Einfluß auf den fundamentalen Alterungsprozeß bleibt, wie gesagt, unbewiesen.

Ein Sportunfall der ersten Stunde, der bei unseren Vorfahren viel Mißtrauen schürte, war der Zusammenbruch des griechischen Läufers Pheidippides, des Boten, der die Nachricht vom Sieg der Griechen über die Perser von Marathon nach Athen brachte und dort an Erschöpfung starb. Bis ins 19. Jahrhundert war die Ansicht, sportliche Anstrengung schade dem Körper und verkürze das Leben, weit verbreitet.

Im Tierversuch hat sich kein eindeutiger Zusammenhang zwischen Körperaktivität und Lebensspanne ergeben. Ratten, die man zu erhöhter körperlicher Bewegung zwang, wiesen eine höhere Lebenserwartung auf, vorausgesetzt, die Versuchsreihe wurde begonnen, als die Tiere noch jung waren; Versuchsreihen mit älteren Tieren wiesen nur sehr vage Ergebnisse auf. Bei Versuchen mit Taufliegen hatten die hochaktiven Gruppen sogar eine beträchtlich niedrigere Lebenserwartung und -spanne als inaktivere Kontrollgruppen.

Darüber hinaus gibt es eine Menge methodische Schwierigkeiten, den Zusammenhang zwischen einer körperlich aktiven Lebensweise und einer erhöhten Lebenserwartung nachzuvollziehen. Eine klassische Studie an Londoner Busfahrern und -schaffnern zeigte zwar, daß die sitzenden Fahrer früher starben als die körperlich aktiveren Schaffner. War es aber die mangelnde Bewegung, die sie umgebracht hat, oder vielleicht der Streß des Chauffierens im Londoner Stadtverkehr, oder das verstärkte Einatmen von Abgasen? Wie so oft, ist es schwierig, aus mehreren möglichen Ursachen *die* eine Ursache herauszufiltern.

Wenn Wissenschaftler die Zusammenhänge zwischen Sport, Altern, Gesundheit und Langlebigkeit untersuchen wollen, greifen sie gern auf College-Athleten zurück, unter anderem, weil diese – und ihre unsportlichen Kommilitonen, die meist die Kontrollgruppen bilden – für ihre hohe Kooperationsbereitschaft bekannt sind. Gleichwohl steht die perfekte Studie über den Zusammenhang zwischen Training und Langlebigkeit noch aus. Es müßte eine über Jahrzehnte dauernde Längsschnittstudie mit entsprechend enormen Kosten durchgeführt werden. Noch problematischer ist es, zwei Studiengruppen zusammenzustellen, die sich nur dadurch unterscheiden, daß die eine Gruppe Sport treibt und die andere nicht. Eßgewohnheiten, Gesundheitszustand und Erbanlagen der Sportler und der Mitglieder der Kontrollgruppe werden nie gleich sein. Und selbst zwei perfekt zusammengesetzte Gruppen würden sich ihrerseits wieder von der Gesamtbevölkerung unterscheiden durch Abweichungen im Gesundheitszustand, im motorischen Geschick, in Kraft und Ausdauer sowie in persönlichen Gewohnheiten, die ihrerseits wieder die Langlebigkeit und das Altern beeinflussen. Außerdem ist nicht zu garantieren, daß die Sportler sportlich bleiben und die Unsportlichen unsportlich. Mehrheitlich stellen die Sportler nach Beendigung der aktiven Laufbahn das Training ein. Die athletischen Fähigkeiten in der Jugend scheinen wenig damit zu tun zu haben, ob die körperliche Aktivität ins mittlere oder hohe Alter fortgesetzt wird. All diese Faktoren haben den treffenden Namen »Störvariablen« erhalten. Dennoch sollen an dieser Stelle die Resultate einiger Studien vorgestellt werden – wie aussagekräftig sie auch sein mögen.

Die Langlebigkeit von College-Sportlern

Im Jahre 1932 wurde berichtet, daß bei 40 000 untersuchten Männern, die zwischen 1870 und 1905 das College besucht hatten, die Lebenserwartung mit 25 Jahren 45,6 Jahre für Sportler und 47,7 Jahre für Nichtsportler betrug; bei einer durchschnittlichen Gruppe anderer Männer (Lebensversicherungsnehmer) betrug sie 44,2 Jahre. Später allerdings fiel auf, daß Sportler, die gegen Ende der untersuchten Periode – zwischen 1900 und 1905 – Examen gemacht hatten, eine niedrigere Mortalität aufwiesen als der Gesamtschnitt der Absolventen. Man erklärte sich den Unterschied damit, daß diese Männer, anders als ihre Vorgänger, medizinisch auf Herz und Nieren untersucht worden waren, ehe sie Sport treiben durften. Ob diese Erklärung befriedigend ist oder nicht, die Diskrepanz veranschaulicht, daß man immer wieder auf Abweichungen stößt, die man nicht voraussehen kann und die an Kontrollgruppen nicht mehr überprüft werden können. Die Aussagekraft so alter Studien wird noch durch weitere Störvariablen getrübt, zum Beispiel durch die Tatsache, daß die Lebenserwartung 1932 viel niedriger lag und daß die Todesursachen andere waren als heute.

In den frühen 50er Jahren wurde das »Alumni Cantabrigiensis« veröffentlicht, eine sich über mehrere Jahrhunderte erstreckende biographische Liste mit Angaben über alle bekannten Studenten, Absolventen und Amtsträger der Cambridge-Universität bis 1900. Von den in dieser Liste aufgeführten Personen wurden 772 Sportler, die zwischen 1860 und 1900 gegen Oxford angetreten waren, Gegenstand einer Studie. Eine Kontrollgruppe bestand aus 374 Männern, die mit besonderen Auszeichnungen Examen gemacht hatten, und eine weitere aus 336 zufällig ausgewählten Absolventen. Es ist möglich, daß die Kontrollgruppen einige Sportler enthielten und daß die Zufalls- und die Sportlergruppe einige Intellektuelle enthielten. Ungeachtet dieser Komplikationen wurde festgestellt, daß die Intellektuellen im Schnitt zwei Jahre länger lebten als die Zufallsgruppe und fast anderthalb Jahre länger als die Sportler. Diese kleinen Unterschiede können auch auf Zufälle zurückgehen, aber immerhin stellte sich grundsätzlich heraus, daß Sportler keine nennenswert höhere Lebenserwartung haben.

In einer Studie an der Michigan State University (1951) wurden 629 Uni-Sportler mit 583 Kontrollpersonen verglichen (Geburtsdaten 1855 bis 1919). Die Athleten wiesen keine höhere Lebenserwartung auf als die Mitglieder der Kontrollgruppe. Andere Studien, unter anderem an Harvard-und Yale-Studenten (mit Sportlergruppen, die ihrerseits teilweise in Hochleistungs- und Durchschnittssportler aufgeteilt waren), offenbarten widersprüchliche Resultate: Manchmal lebten die Sportler länger als die Kontrollpersonen, manchmal verhielt es sich umgekehrt. Bei der Häufigkeit der Todesursachen Infektion, Krebs, Selbstmord und Gefäßkrankheiten ergab sich kein signifikanter Unterschied.

1986 kam eine Studie an fast 17 000 ehemaligen Harvardstudenten im Alter von 35 bis 74 Jahren, durchgeführt von R. S. Paffenbarger Jr. und Kollegen (Stanford University), zu dem Schluß, daß die Mortalität parallel zum Anstieg der Energieverausgabung durch körperliche Aktivität fiel, und zwar bis zu einer Grenze von 3 500 Kilokalorien pro Woche; jenseits dieses Grenzwertes stieg die Mortalität wieder etwas an. Der Kalorienverbrauch wurde folgendermaßen berechnet: sieben Häuserblocks zu Fuß gehen = 56 kcal; 70 Stufen steigen = 28 kcal; leichter Sport = 5 kcal pro Minute; anstrengender Sport = 10 kcal pro Minute. Bei den Personen, die pro Woche mindestens 2000 kcal bei sportlichen Aktivitäten verbrannten, lag die Mortalität 25–33 Prozent niedriger als bei unsportlicheren Personen. Einer Gesamtschätzung zufolge hatten die Aktiven gegenüber den Inaktiven im Alter von 80 Jahren ein bis zwei Lebensjahre gewonnen.

Ein Spötter wandte ein, für die (je nach Sportart) bis zu 2,15 gewonnenen Jahre müßten die Aktiven, bei 2000 kcal pro Woche, vom Examen bis zum 80. Geburtstag 1,18 bis 2,37 Jahre für Sport aufwenden. Die gewonnenen Jahre hatten sie also in den Sport investiert! Natürlich ist die untersuchte Harvard-Gruppe nicht repräsentativ für die Gesamtbevölkerung, darüber hinaus widerspricht die Studie anderen oben zitierten Untersuchungen an Akademikern (unter anderem mehreren an der Harvard-Universität).

Die Lebenserwartung von Baseballspielern

Als die Metropolitan Life-Versicherung die Unterlagen von mehr als 1000 Oberliga-Baseballspielern, die in der Zeit zwischen 1876 und 1973 – meist weniger als fünf Jahre – gespielt hatten, überprüfte, stellte sich heraus, daß diese Spieler eine 25 Prozent niedrigere Sterblichkeitsrate als Männer aus der Gesamtbevölkerung aufwiesen. Man führte die höhere Lebenserwartung auf die allgemein bessere Gesundheit zurück, die man als Profi-Spieler hat, auf den sogenannten »healthy worker effect« (Epidemiologen wissen, daß Arbeitnehmer, die jederzeit Zugang zu einer guten medizinischen Versorgung haben, gesünder bleiben und eine niedrigere Mortalität aufweisen als die Allgemeinbevölkerung), bzw. auf erbliche Faktoren.

Baseballspieler sind eine handverlesene Gruppe, und diese Resultate können auch durch Umstände, die nichts mit dem Sport zu tun haben, zustande gekommen sein. Nach der Pensionierung stieg die Sterblichkeit der Baseballspieler steil an, blieb aber immer noch unter derjenigen vergleichbarer Kontrollgruppen aus der Gesamtbevölkerung.

Bei praktisch allen oben angeführten Studien über Sportler haben die Probanden nur in einem relativ kurzen Lebensabschnitt Sport getrieben. Die Kernfrage bleibt also unbeantwortet: Hat regelmäßiges, *lebenslanges* Sporttreiben bzw. Aktivsein eine positive Wirkung auf Gesundheit oder Lebenserwartung? Wieder einmal ist die Datenbasis viel zu schmal, als daß man fundierte Aussagen machen könnte.

Die Langlebigkeit alter Sportler

Mehrere Studien haben gezeigt, daß durchtrainierte Senioren, die regelmäßig Sport treiben, sich in vielen Disziplinen mit untrainierten Jüngeren messen können. Ein durchtrainierter 70- oder 80jähriger vermag einen 30jährigen Stubenhocker im sportlichen Wettbewerb zu schlagen. Natürlich können auch genetische Faktoren eine Rolle spielen. Gleichwohl: Mit 65 Jahren haben die meisten Männer 25–30 Prozent ihrer Muskelmasse und somit auch ihrer Stärke verloren.

Wie gesagt, man weiß bisher nicht, welchen Effekt eine gewohnheitsmäßige, lebenslange physische Aktivität auf die Lebenserwartung und das Altern hat. Erbfaktoren, allgemeiner Gesundheitszustand, sozioökonomische Verhältnisse und Bildungsgrad sind aber wahrscheinlich die wichtigeren Determinanten für das Altern. Wenn Körpertraining das Entstehen oder Fortschreiten einer lebensbedrohenden Krankheit bremst, kann man ihm allerdings eine indirekt steigernde Wirkung auf die Lebenserwartung zuschreiben.

Anti-Alterns-Diäten – gibt's die?

Von Wunderdiäten und magischen Verjüngungstränken träumt der Mensch seit Urzeiten. Beliebt waren und sind Wässer verschiedener Art, Ambrosia, Nektar, Joghurt, selbst Flüssigkeiten mit aufgelösten Perlen und Gold. Der Venezianer Cornaro (siehe Kapitel 11) nahm im 16. Jahrhundert mit seiner Überzeugung, daß eine spartanische Ernährung und Lebensweise lebensverlängernd wirkt, eine Entdeckung vorweg, die erst 400 Jahre später gemacht wurde.

Als vor 60 Jahren berichtet wurde, es sei ein Weg gefunden worden, die Lebensspanne von Tieren nicht nur zu verdoppeln, sondern zu verdreifachen, rief dies bei seriösen Gerontologen Skepsis hervor. Noch mißtrauischer wurden sie, als auch behauptet wurde, die Methode eliminiere auch Krebs und andere Krankheiten – und dies alles nur durch die Wahrung der schlanken Linie und eines jugendlichen Aussehens! Es klang wie Aufschneiderei, aber es stimmte.

Clive M. McCay und seine Kollegen von der Cornell University verblüfften 1934 die Fachwelt mit der Meldung, daß Laborratten, aufgezogen mit einer Kost, die alle notwendigen Vitamine, Proteine und Mineralien enthielt, aber extrem kalorienarm war, langsamer wuchsen und viel länger lebten als Ratten, die Normalkost bekommen hatten. In manchen Fällen lebten sie doppelt so lange. Diese Diät führte zu Unterernährung, nicht zu Fehlernährung. Bei einer Fehlernährung fehlen der Kost essentielle Nährstoffe mit der Folge von Mangelerscheinungen. McCay sorgte dafür, daß alle notwendigen Nährstoffe vorhanden waren, reduzierte aber den Kaloriengehalt drastisch. Die McCaysche Hungerkost wird von Gerontologen als »Unterernährung ohne Fehlernährung« oder auch einfach als »Kalorienreduktion« bezeichnet.

McCay schloß aus seinen Versuchen, daß eine reduzierte Kalorienaufnahme die biologische Entwicklung der Tiere bremst und dadurch das Leben verlängert. Es dehnt sich, McCay zufolge, durch die Kalorienreduktion wie ein Gummiband – die biologischen Meilensteine bleiben die gleichen, sie werden nur zeitlich auseinandergezogen. Noch ein zweiter Effekt war zu beobachten: Krebserkrankungen wurden seltener bzw. traten – wie der Alterungsprozeß selbst – zeitverzögert ein, desgleichen wurden sämtliche anderen nichtmikrobischen Krankheiten zeitlich hinausgeschoben.

Später glaubte McCay feststellen zu können, daß die Langlebigkeit um so spürbarer stieg, je mehr man Kohlehydrate durch Proteine ersetzte.

Bei dieser Interpretation mag McCay allerdings einem Irrtum erlegen sein. Laborratten bekommen normalerweise so viel zu fressen, wie sie wollen, und leben im Schnitt zwei Jahre, was dann als normale Lebensspanne ausgelegt wird. Eine Wildratte aber lebt ganz anders. Freß-Orgien wechseln sich bei ihr mit Hungerperioden ab. Es kommt also immer wieder zu – oft lang andauernden – wachstumsbremsenden Hungerzeiten. Durch die Hungerkost für seine Laborratten hat McCay also vielleicht nur den Zustand nachgeahmt, in dem eine Ratte in der freien Wildbahn von Natur aus häufig lebt.

Womöglich hat McCay das Gegenteil dessen entdeckt, was er gedacht hatte, entdeckt zu haben, nämlich keine Lebensverlängerung hier, sondern eine Lebensverkürzung da – daß Tiere, die ungehemmt fressen dürfen, rascher wachsen und altern und früher sterben als ihre unterernährten Vettern. Den Normalfall stellt unter den Bedingungen der freien Wildbahn das Tier dar, dessen Freßwünsche nur sporadisch gestillt werden. Obwohl es seine Lebensspanne nur selten ganz ausleben kann, hat es doch die Chance, seine im Schlaraffenland gehaltenen Genossen zu überleben. McCays Experimente zeigen eindeutig, daß der Kaloriengehalt der Nahrung so oder so die Langlebigkeit beeinflußt. Er hat vielleicht von der verkehrten Seite durchs Fernglas geschaut, aber das Fernglas selbst ist in Ordnung.

Ein wissenschaftliches Experiment zur Erforschung dieses Problems könnte darin bestehen, zunächst eine Anzahl Wildratten oder -mäuse zu fangen, zu markieren, wieder frei zu lassen und in periodischen Abständen wieder einzufangen. Weil die älteren Tiere, die gestorben sind, nicht mehr gefangen werden, könnten nach einem längeren Zeitraum Aussagen dazu getroffen werden, wie lange Wildtiere leben. Das Alter der Wildtiere ließe sich dann mit dem Alter einer Kontrollgruppe vergleichen, der es an nichts mangelt. Die zu beantwortende Frage ist schlicht: Die Tiere welcher Gruppe leben länger? Wenn Einwirkungen durch Raubtiere auszuschließen sind, werden die unterernährten Tiere wahrscheinlich länger leben, doch diese Vermutung ist bisher noch nicht durch Experimente bestätigt worden.

Die Theorie von der »Unterernährung ohne Fehlernährung« wurde vom Wissenschaftsbetrieb lange Zeit als Kuriosität betrachtet; erst vor einigen Jahren wurde ihre Bedeutung von den Biologen erkannt. McCays Experiment ist mittlerweile mit vielen anderen Tieren wiederholt worden, unter anderem mit Fischen, Mäusen, Seidenraupen, Spinnen, Taufliegen, Rädertierchen und Wasserflöhen. In allen Fällen das gleiche Resultat: Kalorienreduktion steigert die Lebenserwartung. Nagetiere, Insekten und winzige Wassertierchen sind nun aber nicht mit dem Menschen zu vergleichen, und ihre Lebenszeit ist wesentlich kürzer. Vor vier Jahren wurde deshalb ein Hungerkost-Experiment mit Affen begonnen, die dem Menschen auf der evolutionären Leiter sehr viel näher stehen. In dieser kurzen Zeit hat sich bereits gezeigt, daß die körperliche und sexuelle Entwicklung tatsächlich hinausgezögert wird und daß die schlankeren Affen offenbar gesünder bleiben. Für Erkenntnisse über ihre Lebenserwartung ist es noch zu früh; immerhin haben sich bisher eindeutige Zusammenhänge zwischen Schmalkost, gebremstem Altern und langem Leben einerseits sowie zwischen unbeschränktem Fressen, schnellerem Altern und kürzerem Leben andererseits ergeben. Es scheint sich hier ein vielversprechender neuer Forschungsbereich der Alternsforschung zu entwickeln.

Vielleicht ist die Unterernährung aber kein reiner Segen: Einige ältere Forschungsberichte geben an, die unterernährten Tiere seien generell kleiner, hätten veränderte Fortpflanzungszyklen und zeigten ein von der Norm abweichendes Verhalten. Bei jüngeren Experimenten hingegen schienen die Gesundheit kalorienreduzierter Nagetiere und ihre Fähigkeiten, zum Beispiel durch einen Irrgarten zu laufen, nicht beeinträchtigt zu sein; die Geschlechtsreifung wird allerdings eindeutig hinausgezögert.

Diese Differenzen weisen erneut darauf hin, wie wichtig es ist, zwischen chronologischem und biologischem Alter zu unterscheiden. Nirgendwo tritt dieser Unterschied deutlicher zutage als bei Kalorienreduktionsstudien. Auf Diät gesetzte Tiere können chronologisch genauso alt sein wie ihre verwöhnten Vettern, biologisch sind sie nur halb so alt.

Ungeachtet möglicher Nachteile liegen die Vorteile der Kalorienreduktion – höhere Lebensdauer, Hinauszögern von Krankheiten – auf der Hand. Vor allem den Menschen in den entwickelten Ländern, die gelernt haben, ihre Umwelt zu manipulieren und den Tisch überreich zu decken, sollten diese Resultate zu denken geben. (Viele Unterprivilegierte haben eine kürzere Lebenserwartung durch Fehlernährung, nicht durch Unterernährung. Aber auch bei vollem Teller und sattem Magen kann es zu Mangelerscheinungen kommen, wenn der Nahrung essentielle Nährstoffe fehlen.)

»Unterernährung ohne Fehlernährung« ist der bisher wirksamste Weg, um bei Warmblütern die Alterung zu bremsen und die Lebenserwartung zu erhöhen; es gibt keine wirksamere Methode, das Auftreten so vieler Krebsarten und auch anderer Krankheiten hinauszuzögern oder zu verhüten.

Frühere Experimente deuteten darauf hin, daß die Wirkung um so größer war, je früher nach dem Abstillen mit der Kalorienreduktion begonnen wurde. Man glaubte daher, die fundamentalen Altersvorgänge – und vielleicht auch die Determinanten der gesamten Lebensspanne – ließen sich wahrscheinlich nur in der Jugend manipulieren. Heute gibt es überzeugende Beweise, daß eine Unterernährung auch dann das Leben verlängert, wenn sie erst beim jungen Erwachsenen oder im mittleren Alter einsetzt.

Dies wiederum läßt die Schlußfolgerung zu, daß die Faktoren, welche die Langlebigkeit beeinflussen, vermutlich das ganze Leben über wirksam sind.

Wie wirkt die Kalorienreduktion?

Trotz ausgiebiger Forschungen liegt der Wirkmechanismus der Kalorienreduktion noch weitgehend im dunkeln. Anfangs glaubte man noch, eine Kalorienreduktion verlangsame einfach die Entwicklungsprozesse; eine »Diät«-Ratte konnte deswegen zum Beispiel doppelt so lange bis zur Geschlechtsreife brauchen wie ein Kontrolltier. Nun weiß man aber, daß die erst im Erwachsenenalter einsetzende Kalorienreduktion das Leben fast ebenso stark verlängert wie die schon in der Jugend beginnende. Seit mehr als einem Jahrzehnt sucht man intensiv nach einer Erklärung.

Ein neuer Frage-Ansatz hat sich in diesem Zusammenhang als vielversprechend erwiesen: Liegt der Zugewinn an Lebenserwartung an der allgemein reduzierten Energieaufnahme, oder liegt er an der reduzierten Aufnahme irgendeines speziellen Nahrungsbestandteils? Edward Masoro, Byung P. Yu und ihre Mitarbeiter (University of Texas) haben herausgefunden, daß die altershemmende Wirkung der Kalorienreduktion durch die verminderte Energiezufuhr zustande kommt, nicht durch die Minderaufnahme irgendeines Nahrungsbestandteils oder Schadstoffs. Den Schlüssel zum Verständnis des Mechanismus sehen diese Forscher im Blutzuckerspiegel. Glukose, ein Produkt des Kohlehydratstoffwechsels, ist die hauptsächliche Brennstoffquelle für alle tierischen Zellen. Masoro entdeckte, daß kalorienreduzierte und normal ernährte Tiere zwar die gleiche Menge Glukose pro Gramm Gewebe verbrennen, die kalorienreduzierten Tiere aber eine viel niedrigere Glukosekonzentration im Blut aufwiesen. Er ist der Überzeugung, daß dieser niedrigere Glukosespiegel sich positiv auf den Organismus auswirkt, weil gewisse Produkte des Glukosestoffwechsels mit wichtigen Proteinen, unter anderem mit Enzymen und sogar mit der DNS, reagieren und sie schädigen oder deaktivieren.

Als Nebenprodukt des Stoffwechsels entstehen hochreaktive freie Radikale (siehe Kapitel 14). Sie haben eine enorme Affinität zu vielen verschiedenen Arten von Molekülen und verbinden sich quasi gewaltsam mit dem nächsten anfälligen Nachbarn. Wenn die »Radikalenabwehr« einer Zelle durchbrochen wird und sich unreparierte Schäden an wichtigen Molekülen häufen, können chemische Vorgänge aus dem Gleis geraten und damit die Grundlage für Altersveränderungen legen. Der Glukosestoffwechsel könnte zur Produktion unheilstiftender freier Radikaler beitragen.

Alle Brennstoffe sind reaktiv und können Schaden anrichten. Benzin erzeugt Verbrennungsprodukte, die dem Motor schaden – von Mensch und

Umwelt ganz zu schweigen. Darum müssen Motoren entwickelt werden, die den Schaden überstehen und möglichst wenig Schadstoffe ausstoßen. Von Zeit zu Zeit sind Motorreparaturen nötig, bedingt durch die Verbrennung, und trotzdem altert und stirbt der Motor irgendwann. Auf vergleichbare Weise hinterläßt der Glukosestoffwechsel in den Zellen Schäden, die repariert werden müssen. Und wie in der Autowerkstatt sind die Reparaturen nicht perfekt, und die Zelle muß irgendwann altern und sterben.

Max Rubner behauptete mit seiner »Rate-of-living«-Theorie (siehe Kapitel 14), daß die meisten Tiere im Lauf ihres Lebens die gleiche Energiemenge pro Einheit Körpergewicht verbrauchen – Tiere, die sie rasch verbrennen, leben daher weniger lange als Tiere, die sie gemächlicher verbrennen. Rubner zufolge müssen Zellen Schaden nehmen als Folge des Tempos und des Umfangs ihres Stoffwechsels: Ohne Schaden an den Zellen zu verursachen läßt sich das Leben folglich nicht aufrechterhalten, wie niedrig der Grundumsatz auch immer sein mag. Man ist inzwischen der Überzeugung, daß das Tempo der Brennstoffverwertung nur einer von mehreren Faktoren ist, die das Tempo und den Umfang der Zellschädigung bestimmen. Auch Erb- und Umweltfaktoren spielen wahrscheinlich eine wichtige Rolle.

Nicht nur durch die Bildung freier Radikaler, sondern noch auf einem anderen Weg könnte Glukose Unheil stiften. Diese Möglichkeit wurde von Anthony Cerami und seinen Kollegen an der Rockefeller University in New York entdeckt. Seit Jahrzehnten ist bekannt, daß lebenswichtige Moleküle – Proteine und die DNS unserer Erbanlagen – chemisch mit Glukose reagieren. Deutlich nachvollziehbar wird dieser Prozeß bei Nahrungsmitteln, die lange gelagert oder gekocht worden sind. Die Glukose-Protein- bzw. Glukose-DNS-Reaktion erzeugt die goldbraune Farbe hitzebehandelter Nahrung und den Textur- und Geschmackswandel gelagerter Lebensmittel. Veränderungen in so essentiellen Molekülen wie den Proteinen und der DNS können für eine lebende Zelle bedrohlich sein, besonders wenn sie sich über längere Zeit anhäufen. Damit haben wir die Basis für eine weitere Hypothese, der zufolge die Anhäufung von Glukose-Reaktionsprodukten, im Fachjargon »advanced glycolysation end products« (AGE), für das Altern der Zellen verantwortlich sind.

Es wird behauptet, daß in den Zellen von Organismen, die sich kalorienreduziert ernähren, reaktive freie Radikale und AGE-Produkte in geringerem Ausmaß gebildet werden. Je weniger freie Radikale und AGE-Produkte vorhanden sind, desto mehr Chancen hat die Körperabwehr, und desto schneller können Reparaturen durchgeführt werden. Eine charakteristische Folge der kalorienreduzierten Ernährung ist, daß sich die Geschlechtsreifung hinauszögert, wenn die Unterernährung früh im Leben beginnt, und daß weniger Nachwuchs geboren wird, wenn die Unterernährung nach der Geschlechtsreifung beginnt – wer hungern muß, zeugt besser keinen Nachwuchs. Manche Gerontobiologen halten es für eine evolutionär erworbene Überlebensstrategie, der Fortpflanzung Energie zu entziehen, wenn wenig Nahrung vorhanden ist. Wenn dies stimmt, so wäre der Nutzen dieses Systems geklärt, aber damit wissen wir immer noch nicht, wie es funktioniert.

Lebensverlängerung durch Kalorienreduktion – beim Menschen machbar?

Die Taille geht mir auf den Geist.
Ziggy (The Palace Cafe, New Orleans)

Ein verführerischer Schluß drängt sich nun auf: Kann der Mensch seine Lebensspanne einfach dadurch erhöhen, indem er sich ausgewogen, aber sehr kalorienarm ernährt? Die meisten Gerontobiologen sind dieser Überzeugung. Obwohl die Entdeckung mehr als 60 Jahre alt ist, hat die Unterernährungs-Diät jedoch bisher nur wenig begeisterte Anhänger gefunden.

Warum nicht? Warum gibt es angesichts der unbestreitbaren Tatsache, daß sie Krankheiten hinauszögert und das Leben verlängert, noch keine Massenbewegung für kalorienreduzierte Diäten? Abgesehen davon, daß die letzten Kausalbeweise den Menschen betreffend noch fehlen, bin ich mir sicher, daß die meisten Menschen einwenden würden, daß ihnen ihre Lebensqualität wichtiger sei als die -quantität. Ein radikaler Wandel im Lebensstil, insbesondere eine Einschnürung der täglichen Kalorienaufnahme auf spartanische Hungerrationen, wäre den meisten Menschen ein zu hoher Preis für ein eventuelles Hinausschieben von Krankheiten und eine eventuelle Lebensverlängerung. Außerdem weiß man noch nicht, wie die Hungerkost sich langfristig auf die Kognition auswirken würde. Einige Studien an Nagetieren haben zwar nur eine minimale Verhaltensbeeinflussung gezeigt, aber Nagetiere haben kein Menschenhirn, und viele Gerontologen befürchten, die Kalorienreduktion könne beim Menschen mentale Prozesse stören, die sich bei Ratten und Mäusen nicht messen lassen.

Einer, der es genau wissen will, und zwar durch einen Selbstversuch, ist ein angesehener Gerontobiologe: Roy Walford von der Universität Kalifornien. Walford begann mit einer strengen kalorienarmen Diät, nachdem eigene und fremde Studien ergeben hatten, daß die Langlebigkeit von Mäusen auch dann gesteigert werden konnte, wenn der Versuch erst im mittleren Alter begann. Walford ist nicht der Meinung, daß eine Kalorienreduktion im Labor einfach nur das nachahmt, was draußen in der Natur passiert. Er betont, daß er nicht nur Kontrolltiere verwendet habe, die fressen konnten, soviel sie wollten, sondern auch solche, die einer abgestufter Reduktion unterworfen wurden: d. h. manche bekamen eine um 10 Prozent kalorienreduzierte Kost, andere eine stärker reduzierte usw. Walford fand heraus: Je stärker die Kalorienreduktion war, um so länger lebten die Tiere – bis zu einem bestimmten Punkt, der bei 40 Prozent Kalorienreduktion liegt. Darüber hinaus schlägt die Diät in gesundheitsschädliches Hungern um. Walford behauptet, daß Wildmäuse nicht so stark hungern müssen wie seine um 40 Prozent kalorienreduzierten Labortiere; Wildmäuse seien nämlich nicht so klein und nicht so leicht wie diese.

Ich stimme mit Walford darin überein, daß Wildmäuse sicherlich eine sehr unterschiedliche Kalorienaufnahme aufweisen. Mir ging es um den prinzipiellen Umstand, daß Wildmäuse grundsätzlich nicht immer so viel fressen können, wie sie wollen, und daher, je nach Höhe der Kalorienreduktion in der Wildnis (schließt man die Einwirkung durch Unfälle und Räuber einmal aus), eine höhere Lebenserwartung haben müßten als Labormäuse, die fressen können, was sie wollen. Meinen Haupteinwand gegen die Behauptung, Unterernährung verlängere das Leben, halte ich nach wie vor aufrecht. Ich sage lieber umgekehrt: Überernährung steigert die Krankheitshäufigkeit und verkürzt das Leben. Obwohl der Unterschied zunächst reichlich theoretisch anmutet, ist er doch wichtig, weil Überernährung bei Wildtieren die Ausnahme darstellt. Auch der überernährte Mensch ist, evolutionär gesehen, eine sehr junge Entwicklung. Die derzeitige menschliche Lebensspanne, ein Evolutionsprodukt von Jahrmillionen, hat sich wahrscheinlich überwiegend bei sehr schmaler Kost und nicht am reich gedeckten Tisch entwickelt.

Ein anderes Argument von Walford bezieht sich auf das Verhältnis zwischen Gehirngewicht, Körpergewicht und Langlebigkeit. Walford behauptet, die Langlebigkeit der Tiere, die ungehindert fressen, zeige die Korrelation am besten. Daher sei die Kalorienreduktion tatsächlich ein Mittel zur Streckung der Lebensspanne, weil kalorienreduziert lebende Tiere über den Punkt hinaus noch lebten, den das Verhältnis zwischen Gehirngewicht und Körpergewicht erwarten lasse. Der Normalfall bei Wildtieren liege irgendwo in der Mitte zwischen »Vielfressen« und »Hungern«. Wäre extreme Kalorienreduktion die Regel, würde sich die Entwicklung der Tiere so verzögern und die Kopfzahl des Nachwuchses so klein bleiben, daß Räuber die Spezies bald ausrotten würden. Dem stimme ich zu, würde aber einschränkend hinzufügen, daß es nur für Fälle extremer Hungerkost gilt. Und schließlich weist Walford darauf hin, daß, solle die Kalorienreduktion optimal wirken, die Kost alle notwendigen Vitamine, Mineralien und Spurenelemente enthalten müsse. Dafür könne man am besten im Labor sorgen, in der Wildnis sei eine solche Versorgung unwahrscheinlich.

Walford zitiert Berichte, wonach die Bewohner von Okinawa, die durchschnittlich 17–40 Prozent weniger Kalorien zu sich nehmen als die übrigen Japaner, anteilig mehr 100jährige aufweisen als die auf den Hauptinseln lebende Bevölkerung und 40 Prozent weniger Herzkrankheiten, Schlaganfälle und Krebs. Einem 30 Jahre alten Bericht aus Spanien zufolge wurde im Rahmen eines Experiments eine Gruppe klinisch normaler Altenheiminsassen kalorienarm ernährt und eine Kontrollgruppe normal. Nach drei Jahren waren von den kalorienarm Ernährten nur halb so viele ins Krankenhaus eingeliefert worden und nur halb so viele gestorben wie von den normal Ernährten.

Walford begann seinen Selbstversuch 1987. Er betrachtet ihn nicht als wissenschaftliches Experiment, weil er als Wissenschaftler weiß, daß man ein Einzelergebnis nicht verallgemeinern darf. Vielleicht wird er aus ebenso unbekannten Gründen wie andere, die nie gefastet haben, 100 Jahre alt. Erreicht er aber das Alter, was wir für die Höchstgrenze halten, 115 Jahre, so kann das Ergebnis selbst als Einzelfall nicht ignoriert werden. Walford verdient höchste Anerkennung für seinen Selbstversuch, und wir wünschen ihm alles Gute – möge er uns alle überleben.

Im Lichte der Ergebnisse, die Experimente mit dem Prinzip »Unterernährung ohne Fehlernährung« bisher erbracht haben, könnte man sagen: »Man ist, was man *nicht* ißt.« Abschließend sei im Zusammenhang mit lebensverlängernden Ernährungsweisen auf ein außergewöhnliches Beispiel verwiesen. Wenn Bienenlarven ca. drei Tage Gelée royale erhalten, werden aus ihnen Arbeiterinnen; wenn sie zeitlebens mit Gelée royale gefüttert werden, wird aus ihnen eine Königin. Arbeiterin und Königin entwikkeln sich aus befruchteten Eiern und sind weiblich. Aus unbefruchteten Eiern gehen männliche Drohnen hervor, die die Königin begatten. Die Arbeiterin erreicht ein halb so hohes Gewicht wie die Königin, lebt ca. einen Monat und legt keine Eier. Die Königin lebt fünf bis sechs Jahre und produziert täglich bis zu 3000 Eier – ihr ganzes Leben! Niemand weiß, warum die konstante Ernährung mit Gelée royale die Lebensspanne der Königin um das 60–70fache streckt. Ein extremeres Beispiel ernährungsbedingter Lebensverlängerung ist, soweit ich weiß, den Biologen nicht bekannt.

Idealgewicht und Langlebigkeit

Daß eine Fastenkost bei Tieren eine lebensverlängernde Wirkung hat, ist inzwischen unumstritten; ein Befund aus jüngerer Zeit hat aber die Hoffnung getrübt, daß sich die Erkenntnisse so einfach auf den Menschen übertragen lassen. Spielverderber ist die »Baltimore Longitudinal Study of Aging« (siehe Kapitel 8).

Von der Jahrhundertwende bis in die 60er Jahre wurden sogenannte Idealgewichtstabellen erarbeitet, und zwar überwiegend von Lebensversicherungsgesellschaften aus statistischen Daten ihrer Kunden. Die Gesellschaften wollten wissen, in welchem Zusammenhang Körpergröße, Gewicht und Lebenserwartung stehen. Aus mehreren Gründen lassen sich jedoch die Ergebnisse nicht ohne weiteres verallgemeinern. Erstens sind Lebensversicherte nicht repräsentativ für die Gesamtbevölkerung. Sie stellen im Durchschnitt eine gesündere, wohlhabendere Elite dar, die gesundheitsbewußter lebt und sich eine bessere ärztliche Betreuung sowie einen höheren Versicherungsschutz leisten kann als Nichtversicherte. Zweitens beruhen die Größen- und Gewichtsangaben der Tabellen, speziell im letzten Jahrhundert, häufig nur auf Angaben der Antragsteller, nicht auf tatsächlichen Messungen. Und drittens sagen Größen- und Gewichtsmessungen, selbst wenn sie genau sind, nichts über den Anteil des Körperfetts aus – Körper- und Knochenbau als unterschiedliche Faktoren werden erst seit jüngster Zeit berücksichtigt.

Trotz dieser Schwächen werden die Tabellen – besonders die 1959 von der Metropolitan Life erarbeiteten und 1960 modifizierten – von Ärzten, Gesundheitspolitikern, Ernährungswissenschaftlern und der breiten Öffentlichkeit in den Vereinigten Staaten gern angeführt. In den letzten Jahren sind sie in drei verschiedene Körperbau-Typen (leicht, mittelschwer, schwer) unterteilt worden, umfassen aber nach wie vor summarisch nur eine einzige große Altersgruppe, die der 25- bis 59jährigen.

Wissenschaftliche Berichte über den Zusammenhang zwischen Mortalität, Körpergewicht, Körpergröße und spezifischem Alter erschienen erstmals vor ungefähr zehn Jahren. 40 verschiedene Populationen wurden studiert. Die Ergebnisse widersprechen überzeugend früheren »Ideal«-Gewichtstabellen. Eine Studie (Reuben Andres und Kollegen, BLSA) kam entgegen der landläufigen Meinung zu dem Ergebnis, daß die niedrigste Sterblichkeitsrate im mittleren Alter nicht die Schlanksten haben, sondern diejenigen, deren Gewicht den Mittelwert der 1959er Tabelle um mindestens 20 Prozent überstieg. Die Versicherungswirtschaft nahm sich dies zu Herzen, überprüfte ihre Daten und bestätigte den Befund im großen und ganzen. 1983 wurden die alten Gewichtstabellen nach oben korrigiert.

Die an der BLSA beteiligten Wissenschaftler stellten fest, daß ein leichtes bis mäßiges Übergewicht als Risikofaktor für einen frühen Tod bisher überbewertet worden war. Extremes Über- und extremes Untergewicht bleiben allerdings auch nach ihren Unterlagen als Risikofaktor bestehen. Der erstaunliche Befund galt für beide Geschlechter, so daß die BLSA-Tabelle nicht nach Männern und Frauen aufgeschlüsselt werden mußte.

Die Metropolitan-Tabelle von 1983 gibt, wie gesagt, nunmehr höhere Werte an als die 1959er Tabelle. Trotzdem stimmt auch die neue Tabelle – aus Gründen, die bisher unklar sind – noch nicht mit den BLSA-Daten überein. Manche sehen den Grund darin, daß Versicherungs-Antragsteller und untersuchende Ärzte beim Körpergewicht immer noch etwas nach unten korrigieren, damit eine günstige Versicherungspolice ausgestellt wird. Bei der BLSA sind derartige Vorgehensweisen nicht möglich. In

Tab. 16.1:

Referenzgewichte: Versicherungsgesellschaft kontra BLSA-Statistik

Größe (cm)	Gewichtstabelle der *Metropolitan Life*, 1983 (kg, Alter 25–59)		Gewichtstabelle der BLSA für Männer und Frauen (kg, nach Altersgruppen)				
	Männer	Frauen	20 – 29	30 – 39	40 – 49	50 – 59	60 – 69
147		46 – 60	38 – 50	42 – 54	45 – 58	49 – 61	52 – 64
150		46 – 61	39 – 52	43 – 56	47 – 59	50 – 63	54 – 67
152		47 – 62	40 – 54	45 – 58	48 – 61	52 – 65	56 – 69
155	56 – 66	48 – 64	42 – 56	46 – 59	50 – 64	54 – 67	58 – 71
158	56 – 67	49 – 65	44 – 58	48 – 62	51 – 65	55 – 69	59 – 74
160	58 – 69	51 – 67	45 – 59	49 – 64	53 – 68	57 – 72	61 – 76
163	59 – 70	52 – 69	46 – 61	51 – 66	55 – 70	59 – 74	64 – 79
165	59 – 72	53 – 71	48 – 64	52 – 68	57 – 72	61 – 76	65 – 81
168	60 – 74	54 – 72	49 – 65	54 – 70	59 – 74	63 – 79	67 – 84
170	61 – 76	56 – 75	51 – 67	55 – 72	60 – 77	65 – 81	70 – 86
173	62 – 78	57 – 76	53 – 70	57 – 74	62 – 79	67 – 84	72 – 89
175	63 – 79	69 – 77	54 – 71	59 – 76	64 – 81	69 – 86	74 – 91
178	64 – 81	60 – 79	55 – 74	61 – 79	66 – 84	71 – 89	76 – 94
180	65 – 83	61 – 80	57 – 76	62 – 81	68 – 86	73 – 91	78 – 97
183	67 – 85		59 – 78	64 – 83	69 – 89	75 – 94	80 – 99
185	68 – 87		60 – 80	66 – 85	71 – 91	77 – 97	83 – 102
188	68 – 89		62 – 82	68 – 88	74 – 94	79 – 99	85 – 105
191	71 – 92		64 – 84	70 – 90	75 – 96	81 – 102	87 – 108
193			65 – 87	71 – 93	78 – 99	84 – 105	89 – 111

Quelle: Andres/Elahi/Tobin/Muller/Brant, »Impact of Age on Weight Goals«, *Annals of Internal Medicine*, 1985, S. 1030.

Tabelle 16.1 werden die empfohlenen Gewichte der Metropolitan Life und der BLSA zum Vergleich nebeneinandergestellt. Wenn man davon ausgeht, daß die BLSA-Tabelle die genauere ist, liegen die Metropolitan-Gewichtsangaben für die unter 40jährigen zu hoch und für die über 40jährigen zu niedrig. Für über 70jährige gibt die BLSA wegen der mangelhaften Datenbasis keine Gewichtsempfehlungen. Schwere Fettleibigkeit, wie gesagt, bleibt ein Risikofaktor. Für Personen, die weitere signifikante Risikofaktoren aufweisen, gelten unter Umständen andere Gewichtsempfehlungen.

Wie paßt nun die Erkenntnis der BLSA, derzufolge Dünnsein die Lebensspanne nicht erhöht, mit dem scheinbar gegensätzlichen Befund, daß eine Kalorienreduktion Tiere länger leben läßt, unter einen Hut? Roy Walford meint, etwas gewichtigere Menschen lebten vielleicht deshalb länger, weil man aufgrund der erbärmlichen amerikanischen Küche größere Nahrungsmengen und damit einfach mehr Kalorien zu sich nehmen *muß*, um die nötigen Nährstoffe, die für ein langes Leben nötig seien, zusammenzubekommen.

Vielleicht haben aber die alten Idealgewichtstabellen auch nur unsere kulturellen Parameter widergespiegelt, nach denen »dünn« gleich »schön« ist. Wenn allein die Lebenserwartung, nicht die Schönheit, ausschlaggebend ist, sollten wir, vor allem in den mittleren Jahren, mehr wiegen, als die alten Tabellen einst vorgaben. Dies »Übergewicht« zu nennen, ist eine ungerechte Verketzerung; vom Standpunkt der Lebenserwartung müßte eigentlich das höhere Gewicht das »Idealgewicht« sein.

Warum das leichte Mehrgewicht im mittleren Alter die Lebenserwartung erhöht, ist noch unklar; die Tatsache selbst steht aber inzwischen wohl außer Zweifel. Die größte Lebenserwartung scheint der Mensch statistisch zu haben, wenn er im mittleren Alter 10 bis 30 Prozent mehr wiegt als von den alten Tabellen empfohlen.

Die Diskrepanz zwischen der Diät-Theorie und den Ergebnissen der BLSA erklärt sich wahrscheinlich durch mehrere Faktoren. Man sollte zum Beispiel stets berücksichtigen, daß die BLSA-Teilnehmer überdurchschnittlich motivierte, gebildete und wohlhabende Menschen sind. Ihre durchschnittliche Lebenserwartung mag in allen Gewichtsklassen höher liegen als die der Gesamtbevölkerung, weil sie besser für ihre Gesundheit sorgen. Darüber hinaus erklärt sich die Diskrepanz vielleicht auch damit, daß eine Kalorienreduktion bei Ratten und anderen Tieren aus unbekannten Gründen eine andere Wirkung hat als bei Primaten. Deshalb ist die erwähnte Studie am National Institute on Aging, die an Affen durchgeführt wird, von hoher Bedeutung.

Wie Temperatur, Licht, Transfusionen und Dormanz die Lebenslänge beeinflussen

17

Ein Mensch mit einer Uhr weiß, was es geschlagen hat; ein Mensch mit zwei Uhren ist sich nicht mehr so sicher.
Anonym

Temperatur und Altern

Viele biologische Reaktionen – das weiß man seit Jahrhunderten – laufen bei kälteren Temperaturen gebremst ab. Deshalb haben Wissenschaftler untersucht, ob niedrige Temperaturen auch die Alterungsrate senken. In vielen Fällen tun sie es.

1917 entdeckten Jacques Loeb und John H. Northrop (Rockefeller Institut), daß die Lebensspanne von Taufliegen stieg, wenn man sie bei kühleren Temperaturen hielt. Die gleiche Wirkung wurde bei diversen Würmern, Wasserflöhen, Insekten, Rädertierchen, Blackfischen, Seehasen, Seescheiden und Fischen festgestellt. Kaltblütige Tiere konnten durch Absenken der Außentemperatur um fünf bis zehn Grad das Doppelte, Dreifache, ja bis zu Zehnfache ihrer normalen Lebensspanne erreichen; Warmblüter sind nicht so anpassungsfähig, reagieren aber in bescheideneren Grenzen ebenfalls auf eine Abkühlung der äußeren Temperaturen.

Bei manchen Fischen, die in der nördlichen Hemisphäre heimisch sind, haben sich diejenigen, die in südlicheren, wärmeren Gewässern leben, als wachstumsfreudiger, frühreifer und kurzlebiger als ihre Artgenossen im kühleren Norden erwiesen. Der Stichling, der in Südfrankreich ca. anderthalb Jahre alt wird, hat im Norden nach anderthalb Jahren nicht einmal die Geschlechtsreife erreicht. Solche Befunde dienten Raymond Pearl zur Untermauerung seiner »Rate-of-living«-Theorie: Bei höherer Temperatur läuft die ganze Bio-Maschine hochtouriger, der Stoffwechselumsatz steigt, die Eier reifen rascher, das Wachstum geht zügiger voran – die meisten biologischen Reaktionen beschleunigen sich. Wenn zwei kaltblütige chronologisch gleichaltrige Artgenossen bei unterschiedlichen Temperaturen gehalten werden, ist das bei kälterer Temperatur gehaltene Tier biologisch jünger.

Allerdings ist die auf einer simplen Beobachtung basierende Theorie, daß Kaltblüter in kälterer Umwelt verzögert altern, durch Experimente neueren Datums etwas ins Wanken geraten. Werden Taufliegen und andere Kaltblüter nur einen Teil ihres Lebens bei kalten Temperaturen gehalten, leben sie nicht länger. Vielleicht wirkt die Kälte nur in einem bestimmten Lebensabschnitt lebensverlängernd. Experimente zur Überprüfung dieser Hypothese haben zu widersprüchlichen Resultaten geführt. Wir wissen heute immer noch nicht genau, wie niedrige Temperaturen den Alterungsprozeß beeinflussen. Die Zusammenhänge sind wahrscheinlich nicht so einfach wie Pearl dachte, und vielleicht hat die Temperatur mit der »Rate of living« wenig oder gar nichts zu tun.

Wir wissen, daß mehrere Kaltblüter in höheren Breiten sogar ein Einfrieren lebend überstehen. Ein Reptil und vier Froscharten sollen dieses Zauberkunststück bereits vollbracht haben, und vor kurzem haben frisch geschlüpfte kanadische Schildkröten Wintertemperaturen unter Null Grad überlebt, wobei die Hälfte ihres Körperwassers zu Eis gefroren war. Nach dem Auftauen zeigten sie einen kräftigen Herzschlag sowie eine gute Blutzirkulation und atmeten und bewegten sich normal. Solche Gefrierschocks überleben Tiere teilweise durch ein selbstproduziertes Frostschutzmittel. Häufig ist es Glyzerin, manchmal auch Glukose. Eiskristalle, die sich in einer Zelle bilden, können wie winzige Nadeln die Innereien der Zelle zerstechen und ihren Tod herbeiführen. Bleibt die Eisbildung aber auf die Räume zwischen den Zellen beschränkt, bleibt der Schaden gering – das Tier überlebt. Offensichtlich wirken die Frostschutzmittel dadurch, daß sie intrazelluläre Kristallbildung verhindern.

Auf Warmblüter wie den Menschen, der seine innere Körpertemperatur weitgehend konstant hält, haben äußere Temperaturwechsel, wie gesagt, nicht so viel Einfluß. Ein Leben in der Kälte dürfte für den Menschen kaum altersbremsend wirken – es gibt keinen Hinweis, daß Eskimos beispielsweise länger leben als Äquatorialafrikaner. Aber auch Säugetiere haben nachgewiesenermaßen schon Kälteschocks überlebt. 1956 wurde von einer Gruppe von Goldhamstern berichtet, die eine Stunde Temperaturen von –5° C ausgesetzt wurde. 30 Prozent der Gruppe überstanden das Experiment unbeschadet. Fast die Hälfte ihres Körperwassers hatte sich zu Eis verwandelt. Wie die Hamster dieses Wunder vollbrachten, ist unklar. Eine arktische Erdhörnchenart hält acht Monate im Jahr Winterschlaf, wobei die Körpertemperatur mehrere Grad unter den Gefrierpunkt absinkt.

Möglich, daß der Alterungsprozeß bei Tieren, die im Zuge ihres normalen Lebens derartige Temperaturen überleben, eine Pause einlegt und sich ihre Lebensspanne erhöht; dies konnte jedoch durch Studien noch nicht nachgewiesen werden. Normale Zellen menschlicher Föten (siehe Kapitel 7) teilen sich in der Kultur rund 50mal. Friert man sie nach einer gewissen Zahl von Teilungen ein, scheinen sie sich diese Zahl offenbar unbegrenzt lange zu »merken« und machen nach dem Auftauen am selben Punkt weiter, bis die planmäßigen 50 Teilungen erreicht sind. Zellen erwachsener Menschen verhalten sich ähnlich, allerdings ist die Zahl der Teilungen je nach Alter des Spenders geringer. Wir wissen, daß auch normale Tierzellen diese Fähigkeit besitzen. Vielleicht wirken bei Tieren, die besonders niedrige Temperaturen überlebt haben, ähnliche Mechanismen, die bei ihnen das Altern verzögern und die Langlebigkeit steigern.

Dormanz

Zeus versetzte einen schönen Knaben in ewigen Schlaf, im Glauben, seine Jugend bleibe dadurch für immer konserviert. Im Märchen von Dornröschen schläft die Prinzessin ein ganzes Jahrhundert und erwacht durch den Kuß des schönen Prinzen – ungealtert. Ein ähnlicher literarischer Langschläfer ist der Titelheld in Washington Irwings Kurzgeschichte »Rip van Winkle«. Der Schlaf als Lebensverlängerung, ein Lieblingsmotiv der Literatur, läßt die Gerontologen ziemlich kalt: beeinflußt doch Schlaf, soweit man weiß, weder den Alterungsprozeß noch die Lebensspanne. Anders die sogenannte Dormanz, eine Entwicklungsruhe bei Tieren (und Pflanzen), die in vielerlei Formen vorkommt.

Bei niederen Tieren wird Dormanz oft von ungünstigen Umweltbedingungen ausgelöst. Insekten können ihr Wachstum stoppen (Diapause), Rädertierchen trocknen aus (Desikkation) oder hüllen sich wie andere Kleinsttiere in eine derbe Haut (Enzystierung). Rädertierchen, deren normale Lebensspanne je nach Art acht Tage bis fünf Monate beträgt, sind nach 27 Jahren aus desikkiertem Zustand noch zum Leben erweckt worden. Enzystierte Rädertierchen haben 55 Jahre überlebt. Gewisse desikkierte Wurmeier konnten nach 20 Jahren wiederbelebt werden. Bärtierchen (*Tardigrada*), kleine wasserbewohnende Gliedertiere, können viele Male austrocknen und bis zu sieben Jahre im Trockenzustand verharren, ohne zu sterben. Wespen können sich mehrere Jahre verpuppen. Dieser »Dornröschenschlaf« kann im Tierreich durch verschiedenste Faktoren hervorgerufen werden, unter anderem durch extreme Temperaturen, Wechsel der Luftfeuchtigkeit und der Tageslänge oder mangelndes Nahrungsangebot.

Man geht davon aus, daß Tiere in der Dormanz nicht altern oder daß der Alterungsprozeß zumindest in Zeitlupe verläuft. Nach dem Aufwachen nehmen sie ihr Entwicklungsprogramm wieder ungefähr dort auf, wo es stehengeblieben ist. Daß die Uhren des Alterungsprozesses völlig stehenbleiben, darf man bezweifeln, weil biochemische Reaktionen erst bei Temperaturen, die sich dem Nullpunkt nähern – also bei weitaus extremerer Kälte als bei Dormanz-Temperaturen – zum Stillstand kommen. Sie werden in der Dormanz wahrscheinlich gebremst, aber nicht völlig gestoppt.

Bei höher entwickelten Tieren, die einen Winterschlaf halten, wie zum Beispiel beim Bären, ist es schwierig festzustellen, ob in der Dormanz die Alterung weiterläuft. Es gibt guten Grund anzunehmen, daß sie sich verlangsamt. Wird der Winterschlaf von Tieren durch künstlich tiefgehaltene Außentemperaturen verlängert, verlängert sich häufig auch ihre Lebensspanne. Wird ihr Winterschlaf künstlich verkürzt, verkürzt sich auch die Lebensspanne.

Kryonik

Benjamin Franklin bedauerte das Fehlen einer Methode, »Ertrunkene derart einzubalsamieren, daß man sie zu jedem beliebigen, auch fernen Zeitpunkt wieder zum Leben erwecken kann; da ich den brennenden Wunsch habe, den Zustand Amerikas in 100 Jahren zu sehen und zu erleben, würde ich es jedem normalen Tod vorziehen, mit ein paar Freunden in ein Faß Madeira versenkt zu werden und dort zu warten, bis die Sonnenwärme meines geliebten Landes mich in 100 Jahren wieder wachküßt«. Auf sehr amerikanische Weise versucht die Cryonics Society heute Franklins Wunsch zu verwirklichen: Konservierungswillige werden nach dem Tod (oder unmittelbar davor: dieses Recht suchte sich neulich ein Todkranker juristisch zu erstreiten) in flüssigem Stickstoff tiefgefroren und aufbewahrt, bis die Krankheit, an der sie gestorben sind, geheilt werden kann. Dann sollen sie aufgetaut und kuriert werden. »Einfrieren – warten – reanimieren« heißt ihr Motto. (Wer sich das Tiefkühlen des ganzen Körpers nicht leisten kann, kann auch Teile, zum Beispiel nur den Kopf, konservieren lassen. Nach der Auferstehung wird sich schon ein gesunder Körper dafür finden!)

Eine zweifelhafte Prozedur – schon rein technisch. Organisches Gewebe läßt sich wie dargestellt nur mit Hilfe eines »Frostschutzmittels«, das in alle Zellen eingebracht wird, gefrierkonservieren. Gefriertolerante Tiere vermögen dieses Frostschutzmittel durch ein spezielles Kreislaufsystem zu verteilen. Ohne ein funktionierendes Kreislaufsystem gelangt das Schutzmittel nicht in alle Zellen. Im Labor bleibt die Gewebemenge, die relativ unbeschadet eingefroren und aufgetaut werden kann, auf Klümpchen beschränkt, nicht größer als ein Streichholzkopf. Außerdem erfordern die abertausend verschiedenen Zelltypen des Körpers wahrscheinlich ein jeweils unterschiedlich schnelles Einfrieren und Auftauen. Ein einheitlich schnelles Einfrieren des ganzen Körpers oder Kopfes (wie es gemacht wird) führt wahrscheinlich zum Absterben der meisten Zelltypen. Und schließlich: Wenn man – auch sehr kleine – Teile eines tierischen Gehirns mit den Methoden der Kryoniker einfriert und wieder auftaut, sind beträchtliche Zellzerstörungen zu beobachten.

Die modernen Kryoniker ähneln den alten Ägyptern in ihrem Glauben, die Mumifizierung und reiche Grabbeigaben verschafften dem Verstorbenen ein Weiterleben im Jenseits – und mit ihren Techniken dürften ihnen auch kaum mehr Erfolge beschieden sein als den Einbalsamierern der Pharaonen.

Wenngleich die Verlängerung des Lebens durch Gefrierkonservierung unmöglich ist, gibt es einige Kollegen, die glauben, das Leben verlängern zu können, wenn man den Thermostaten, den wir im Gehirn haben, etwas verstellen und so unsere Körpertemperatur absenken könnte. Man nimmt an, daß der Thermostat im Hypothalamus sitzt. Mit chirurgischen und chemischen Mitteln ist es bereits gelungen, ihn bei Ratten und Affen »herunterzudrehen«, und es soll hinsichtlich einer Lebensverlängerung tatsächlich ein gewisser Erfolg zu verzeichnen gewesen sein. Um eindeutige Resultate zu erzielen, ist aber noch viel Arbeit nötig. Selbst wenn sich dieser Weg als begehbar erweist – es ist zweifelhaft, ob Menschen die Nebenwirkungen einer solch heiklen Gehirnchirurgie riskieren würden, um ihr Leben zu verlängern.

Altern im Dunkeln

In Dauerfinsternis gehaltene Taufliegen leben länger als solche, die in Dauerhelle gehalten werden. Wechseln sich Licht und Dunkelheit ab, so leben sie am längsten, vorausgesetzt der Hell-Dunkel-Turnus entspricht dem 24-Stunden-Rhythmus. Man nimmt an, daß von Licht und Dunkelheit mitgesteuerte innere Uhren Einfluß auf die Lebensspanne haben. Kraken, Blackfische und Tintenfische leben, anders als Taufliegen, länger, wenn sie bei Dauerlicht gehalten werden. Die Erklärung für dieses Phänomen ist faszinierend: Diese Tiere vermehren sich normalerweise nur einmal und sterben dann. Licht stimuliert das Auge, welches durch den Sehnerv ein chemisches Signal an die optische Drüse im Gehirn sendet, die bei diesen Tieren die Ausschüttung eines Hormons unterbindet, das Eier und Samen reifen läßt. So verhindern lange Lichtperioden – wie lange Sommertage – das Laichen und verlängern das Leben des Tieres. Lange Nächte haben die gegenteilige Wirkung.

Nur bei wenigen primitiven Tieren hat sich bisher ein Lichteinfluß auf die Lebensspanne nachweisen lassen. Mehrere Forscher haben dahinterzukommen versucht, ob die Lebensspanne höherer Wirbeltiere durch künstlich veränderte Hell-Dunkel-Tageszeiten beeinflußt werden kann. Zu eindeutigen Ergebnissen haben die Studien nicht geführt; die normalen Interpretationsprobleme verschärften sich noch durch eine bisweilen bei solchen Experimenten auftretende Unterernährung. Wir haben keinen Grund zu glauben, daß man die Lebensspanne des Menschen durch Lichtmanipulation strecken könnte, und es gibt keinen Beweis, daß die Hell-Dunkel-Unterschiede im Jahresturnus, die in verschiedenen Breiten bestehen, irgendeinen Effekt auf die Länge der menschlichen Lebensspanne haben.

Längeres Leben durch Transfusionen?

Einem alten Mythos zufolge befindet sich im Blut alter Tiere irgend etwas, das bei jungen Tieren die Alterung beschleunigen kann. Oder, umgekehrt, im Blut junger Tiere befindet sich irgend etwas, das alte Tiere verjüngen kann. Bluttransfusionen konnten diese Vermutungen nicht bestätigen; einige Indizien lieferten aber sogenannte parabiotische Experimente. Parabiose ist eine Technik, bei der zwei miteinander verwandte Tiere chirurgisch wie siamesische Zwillinge verbunden werden, so daß sie mit einem gemeinsamen Kreislauf leben, obwohl ihre Herzen getrennt weiterschlagen. Die Verbindung wird so hergestellt, daß die Tiere (gemeinsam) umherlaufen können. Frederic C. Ludwig von der University of California führte ein Experiment mit mehr als 500 Rattenpaaren durch. Werden ein junges und ein altes Tier miteinander verkoppelt, lebt das ältere, verglichen mit einem normalen Kontrolltier, deutlich länger. Auf die Langlebigkeit des jüngeren Tieres gibt es keinen klar feststellbaren Einfluß.

Die Experimente haben darüber hinaus nicht nachgewiesen, daß es im Blut des jungen Tieres irgendeinen Verjüngungsfaktor gibt. Vielleicht produziert das alte Tier einen Alterungsfaktor, der durch das junge Tier neutralisiert wird. Vielleicht schützt das leistungsfähigere Immunsystem des jüngeren das ältere Tier, oder die vom jüngeren neuroendokrinen System hergestellten Hormone verzögern den Alterungsprozeß des älteren Partners. Parabioseexperimente sind technisch aufwendig und in der Alternsforschung derzeit nicht sonderlich beliebt. Auch Ludwigs Experimente wurden eingestellt und nicht wieder aufgenommen.

Eine Manipulation der Umweltbedingungen kann bei manchen Tieren den Alterungsprozeß beeinflussen, aber wir haben keinen überzeugenden Beweis, daß dies auch beim Menschen möglich ist. Seit langem gehen Gerontobiologen der Frage nach, ob die Umweltfaktoren, die bei Tieren den Alterungsprozeß beeinflussen, dies durch Verstellen einer inneren Uhr tun. Die Fahndung nach dieser Uhr und ihrer Funktionsweise hat zu einigen bemerkenswerten Resultaten geführt.

Die Uhren, die uns »timen«

18

3 155 414 400 Sekunden
52 590 240 Minuten
876 504 Stunden
36 521 Tage
5 218 Wochen
1 200 Monate
400 Jahreszeiten
100 Jahre
1 Leben

Angesichts der bekannten Probleme mit dem Jet-lag und den Umstellungsproblemen von Wechselschichtarbeitern ist es überraschend, daß die Biologen erst in den letzten 25 Jahren darauf gekommen sind, daß Pflanzen, Tiere und Menschen Biorhythmen haben. Noch bis in die jüngste Vergangenheit gab es unter den Ärzten Vertreter, die die Existenz von Biorhythmen und ihre medizinische Bedeutung bestritten. Und erst seit einiger Zeit hat es sich bei Gerontologen herumgesprochen, daß Biorhythmen zum Verständnis des Alterungsprozesses wichtig sein könnten. Biorhythmen spielen, wie man inzwischen weiß, bei der Entwicklung und beim Verhalten von Tieren eine wesentliche Rolle. Von den Biorhythmen – und den Uhren, die sie timen – vermutet man mittlerweile, daß sie Schlüsselrollen im Alterungsprozeß spielen.

Unsere Zeitwahrnehmung

Wohl jeder kennt die Erscheinung: Je älter man wird, desto schneller verfliegt die Zeit. Warum? Wir wissen es nicht genau, aber wundern sollte es uns nicht: Im zehnten Lebensjahr entspricht ein Jahr 10 Prozent der vergangenen, aber nur 1–2 Prozent der zukünftigen Lebenszeit; mit 60 haben sich die prozentualen Verhältnisse mehr oder weniger umgekehrt. Wenn wir uns die Zeit als Linie vorstellen, auf der wir uns aus der Vergangenheit in die Zukunft bewegen, so schneidet beim Älterwerden jede Bewegung ein Stück vom kostbaren Zukunftsfaden ab, verlängert aber die ohnehin schon lange Vergangenheit kaum noch. Die Zeit scheint sich zu beschleunigen, und doch prägt sich unserem Gedächtnis immer weniger Neues ein, die geistige Stimulation wird subjektiv geringer. Für ein Kind ist alles neu; dem älteren Menschen bieten sich nur noch wenige Überraschungen.

Einstein soll das Wesen der Relativität einmal so erklärt haben: »Wer zwei Stunden neben einem netten Mädchen sitzt, glaubt, es sei nur eine Minute. Wer eine Minute auf einer heißen Herdplatte sitzt, glaubt, es seien zwei Stunden. Das ist Relativität.« Weniger plastisch formuliert: In den schönen Stunden spüren wir weniger den »Zeit-Druck«, in schlechten mehr. Im Alter scheint das Angenehme noch schneller zu vergehen als in der Jugend, das Unangenehme scheint länger zu dauern. Es kommt ein Punkt – meist nach dem 50. Geburtstag –, da die Zeitperspektive der meisten Menschen umschlägt. Bis dahin mißt man die Zeit von der Geburt bis zur Gegenwart und richtet den Blick in die Zukunft. Nun kommt eine Übergangszeit, in der Früher, Heute und Morgen zusammenfließen. Dann wendet der Mensch den Blick zurück in die Vergangenheit, mißt aber die Zeit nach vorn, bis zum erwarteten Tod.

Der cirkadianische Rhythmus

Es wurden bisher mehrere Biorhythmen nachgewiesen; die verfügbare Nahrungsmenge und die Aktivität von Räubern zum Beispiel schwankt je nach Jahreszeit. Doch einer der bekanntesten und vertrautesten Rhythmen, der 24-Stunden-Zyklus, heißt im Fachjargon »cirkadianischer Rhythmus« (von lat. *circa* = herum; und *dies* = Tag; der Begriff wurde 1959 von Franz Halberg geprägt). Unser Stoffwechsel gehorcht diesem cirkadianischen Rhythmus, und cirkadianische Uhren beeinflussen Körperteile zum Beispiel durch die Ausschüttung von Hormonen. Zwar wird der cirkadianische Rhythmus wesentlich vom äußeren Tag-Nacht-Wechsel (Licht, Temperatur) mitbestimmt, aber biologische Rhythmen sind nicht nur passive Befehlsempfänger, die von einem Signalgeber, zum Beispiel der Sonne, an- und ausgeschaltet werden. Schottet man Tiere – und Menschen – von Umweltreizen ab, in Höhlen oder Labors, wo Licht, Nahrungsangebot, Temperatur und Geräusche konstant gehalten werden, dann leben sie auch hier nach einer inneren biologischen Uhr, die von der Sonne unabhängig ist. Diese »physiologische« Uhr hat eine Periode, die ungefähr, aber nicht ganz genau, 24 Stunden entspricht. Unter bestimmten Umständen schwankt die Periode.

Die erste Demonstration der physiologischen Uhr lieferte 1729 der französische Astronom Jean Jacques d'Ortous de Mairan. Er stellte fest, daß eine Pflanze, die ihre Blätter tags öffnet und nachts schließt, dies auch dann tut, wenn sie ins Dunkle gesetzt wird. Fast 250 Jahre dauerte es, bis die Tragweite dieser Entdeckung erkannt wurde.

1910 bemerkte der Schweizer Arzt August Forel, daß jeden Morgen Hunderte von Bienen aus einer Entfernung von mehr als 100 Metern heranschwirrten, um sich beim Frühstück seiner Familie auf der Terrasse ihres Sommerhauses an der Marmelade zu laben. Bald kamen sie schon, noch ehe der Tisch gedeckt war, und warteten ungeduldig; schließlich vertrieben sie die Familie ins Hausinnere. Dennoch kamen die Bienen weiterhin jeden Morgen zur Frühstückszeit. Forel schloß daraus, daß sie ein Zeitgedächtnis haben.

1929 markierten Karl von Frisch und sein Schüler Beling Bienen mit einem Farbklecks und boten ihnen jeden Tag zur gleichen Zeit Zuckerwasser. Eines Tages setzten sie ihr Zuckerwasserangebot aus. Die Bienen kamen trotzdem. Eine Wiederholung des Versuchs tief in einem Salzbergwerk, abgeschirmt von allen Umweltreizen, führte zu dem gleichen Resultat. Den Zeittakt der biologischen Uhr der Bienen erkannte man daran, daß die Bienen nur in einem ungefähren 24-Stunden-Rhythmus zum Zuckerwasserholen dressiert werden konnten. Bot man es ihnen in 19- und 48-stündigen Abständen, vermochten sie sich die Abstände nicht zu »merken«.

Das beeindruckendste Experiment machte 1955 ein Franzose. Er dressierte 40 Bienen, jeden Abend in einem geschlossenen Raum zwischen 8:15 und 10:15 Uhr Zuckerwasser zu trinken. Dann flog er mit den Bienen nach New York und baute dort seine Versuchsanordnung wieder auf. Am nächsten Tag kamen die Bienen pünktlich, um von 8:15 bis 10:15 ihr Zuckerwasser zu holen – nach französischer Zeit. Dies bewies, daß Außenreize keine Rolle spielen konnten. Die Bienen hatten ihre eigenen Uhren. Als waschechte Pariser Bienen ließen sie sich nicht auf die New Yorker Zeit umstellen.

Eine innere Uhr hilft den Bienen offenbar, Energie zu sparen, indem sie nutzlose Flüge zu Blumen verhindert, die Nektar und Pollen nach ihren eigenen cirkadianischen Rhythmen produzieren. Diese wurden bereits 1751 von Carl von Linné entdeckt, dem schwedischen Naturforscher, auf den die moderne biologische Systematik zurückgeht. Linné baute eine »lebende Uhr« aus Gartenpflanzen an, die ihre Blüten zu verschiedenen Zeiten öffneten und schlossen. Durch einen Blick in seinen Garten konnte er ziemlich genau die Tageszeit bestimmen.

In den 50er Jahren entdeckte Colin Pittendrigh (University of Pennsylvania), daß der cirkadianische Rhythmus, anders als andere metabolische Prozesse, nicht von Temperaturschwankungen beeinflußt wird. Es ist der Biene egal, ob die Sonne scheint oder nicht und welche Umweltreize sonst noch wirken. Sie besucht die Blumen ihrer Wahl zum Zeitpunkt der größten Nektarproduktion, geleitet von ihrer eigenen inneren Uhr.

Obwohl biologische Rhythmen nicht so präzise sind wie mechanische und elektronische Uhren, hat die Evolution per Auslese ihren Schwankungen (Oszillationen) hinreichend enge Grenzen gezogen. Entwicklungsingenieure verwenden viel Zeit darauf, Oszillationen auszuschalten. Genauigkeitsschwankungen im Zeittakt können Maschinen empfindlich aus dem Gleichgewicht bringen und müssen daher minimiert werden. Ist der Verteiler in unserem Auto nicht präzise eingestellt, stottert der Motor oder bleibt stehen. Ein anderes Beispiel ist der Jet-lag: Wer im Flugzeug mehrere Zeitzonen überquert hat, wird am Zielort ungewöhnliche Oszillationen in seinen Schlaf-Wach-Rhythmen erleben. Bald glätten sich die Oszillationen aber wieder, und die Rhythmen passen sich der neuen Zeitzone an.

Neben dem cirkadianischen Biorhythmus existieren aber noch eine

Menge andere Biorhythmen, einige mit Perioden von weniger als einer Sekunde, andere mit Perioden von mehr als einem Jahr. Unsere Hirnströme fließen im Rhythmus von einer Zehntelsekunde, unser Herz schlägt 70- bis 80mal in der Minute, und alle drei bis vier Sekunden atmen wir. Der Schlaf-Wach-Zyklus vollzieht sich innerhalb von 24 Stunden, desgleichen der leichte Anstieg der Körpertemperatur am Nachmittag und der Abfall am Morgen. Als Beispiele niederfrequenter Zyklen wären der Menstruationszyklus (28 Tage) und der Winterschlafzyklus hibernierender Tiere (1 Jahr, sog. circaannualer Rhythmus) zu erwähnen.

Wo sitzt die Uhr?

Wenn Tiere eine innere Uhr besitzen – und das scheint der Fall zu sein –, wo sitzt sie und wie funktioniert sie? In den letzten Jahren hat man herausgefunden, daß es mehrere selbständige – aber synchronisierte – Uhren gibt bzw. geben muß, und mit Akribie sucht nun die Forschung, ihnen auf die Spur zu kommen. Curt Richter hat 1972 im vorderen Teil des Hypothalamus an der Gehirnbasis etwas entdeckt, das vielleicht als oberste Instanz dieser Uhrenhierarchie anzusehen ist. Es handelt sich um eine kleine, paarige Gewebestruktur namens Nucleus suprachiasmaticus (SCN), die nur ein paar tausend Nervenzellen umfaßt. Sie sitzt genau über der Sehnervenkreuzung (Chiasma opticum). Als Richter den SCN bei Tieren entfernte, wurden ihr cirkadianischer Rhythmus zerrissen. Und als er diesen winzigen Neuronenklumpen aus dem Gehirn eines Hamsters gegen SCN aus einem Hamster mit einem abnormen cirkadianischem Rhythmus austauschte, übernahm der Empfänger den cirkadianischen Rhythmus des Spenders!

Alternde Uhren

Die Zeit ist aus den Fugen.
Shakespeare

Wie die inneren Uhren arbeiten, ist nach wie vor ungewiß. Die Gerontobiologen haben erst vor kurzem damit begonnen, sie zu studieren. Eine wichtige Aussage kann man aber jetzt schon machen: Beim Menschen verschlechtert sich, wenn er altert, die Abstimmung zwischen den Uhren. Die Schlafmuster ändern sich, man liegt länger wach (siehe Kapitel 10), die Temperaturregulation erfährt kleine Verschiebungen. Möglicherweise spielt die Desynchronisation unserer inneren Uhren eine Schlüsselrolle bei der Auslösung und beim Ablauf unserer Alterungsvorgänge. Daß mehr als eine Uhr das Altern beeinflußt, scheint inzwischen sicher, weil die verschiedenen Organe und Gewebe in unterschiedlichem Tempo altern.

Ein todsicheres Rezept gegen das Altern

Die Naturgesetze machen keinen Unterschied zwischen der Vorwärts- und der Rückwärtsrichtung der Zeit.
Stephen Hawking

Es gibt eine narrensichere, simple Methode, den Alterungsprozeß zu bremsen und unser Leben zu verlängern. Sie beruht auf Einsteins Relativitätstheorie. Nur zwei Dinge braucht man dazu: eine Uhr, die an der Wand hängt, und die Fähigkeit, mit Lichtgeschwindigkeit zu reisen. Stellen Sie sich mit dem Gesicht zur Uhr. Sie können die Zeit ablesen, weil Ihr Gehirn auf das Licht reagiert, das von den Uhrzeigern zu Ihren Augen reflektiert wird. Das Licht braucht eine gewisse Zeitspanne, bis es Ihre Augen erreicht – eine unendlich winzige Zeitspanne zwar nur, aber hier geht es ums Prinzip. Je weiter Sie von der Uhr entfernt stehen, desto mehr Zeit braucht das Licht. Nehmen wir an, in dem Augenblick, in dem Sie erfahren, daß es Mitternacht ist, bewegen Sie sich mit Lichtgeschwindigkeit von der Uhr fort, mit derselben Geschwindigkeit, mit der das reflektierte Licht von der Uhr auf Sie zukommt. Statt also das Licht – und die Zeit – passieren zu lassen, rasen Sie mit dem Lichtstrahl, der Ihnen Mitternacht verkündet hat, in dieselbe Richtung davon. Die Lichtstrahlen, die um 12:01 von der Uhr ausgehen, werden Sie nie erreichen. Die Zeit bleibt stehen um Schlag 12:00 Uhr Mitternacht.

Um den Alterungsprozeß umzukehren, braucht man also nur schneller zu reisen als das Licht – theoretisch. Praktisch umkreisten bisher nur im Film Helden wie Superman die Erde mit Überlichtgeschwindigkeit. Superman drehte so die Zeit zurück und konnte Lois Lane, die bei einem Erdrutsch verunglückt war, retten. Doch auch in einem Limerick wurde diese Methode bereits beschrieben:

Eine junge Dame, Frau Wicht,
Die reiste mal schneller als Licht.
Sie kam, o welch Glück!
Viel jünger zurück
Und wundert' sich darüber nicht.

Wer die Uhr nicht zurückdrehen, sondern nur ein wenig bremsen will, muß nicht mit Lichtgeschwindigkeit (300 000 km/sec) fliegen. Den Beweis erbrachte 1971 ein Versuch mit hochempfindlichen Cäsiumuhren. In vier Düsenflugzeuge montierte man jeweils eine der Uhren. Dann flogen die Flugzeuge um die Welt, zwei westwärts, zwei ostwärts. Verglichen mit einer Schwesteruhr, die am Boden blieb, verloren die westwärts fliegenden Uhren ein winziges Quentchen Zeit, die ostwärts fliegenden gewannen Zeit. Verlust und Gewinn bemaßen sich in Milliardstelsekunden, waren aber feststellbar.

Wenn Sie ostwärts fliegen würden, verlören Sie ebenfalls Zeit und würden langsamer altern, wenngleich in kaum wahrnehmbarem Ausmaß. Damit der Effekt spürbar wird, müßten Sie viel schneller reisen, als es heute möglich ist. Trotzdem altern Airline-Crews, die immer nur ostwärts fliegen, ein bißchen langsamer als ihre westwärts fliegenden Kollegen! Theoretisch ist die Wirkung um so größer, je höher die Geschwindigkeit ist. Reisende in einem Raumschiff, das mit 87 Prozent der Lichtgeschwindigkeit fliegen würde, könnten nach vier Jahren Flug feststellen, daß auf der Erde acht Jahre vergangen sind.

Natürlich wissen wir nicht, welche Wirkung lichtschnelles oder annähernd lichtschnelles Reisen auf die Moleküle hätte, aus denen wir bestehen. Theoretisch müßte ein lichtschnelles Objekt null Dicke und unendliche Masse haben. Eine Aussicht, die eigentlich alle Aspiranten auf eine solche Zeitreise abschrecken müßte!

Das Phänomen, daß man bei annähernder Lichtgeschwindigkeit nur noch gebremst altert, ist nur dann paradox, wenn man an eine absolute Zeit glaubt. Einstein hat uns gezeigt, daß es keine absolute Zeit gibt. Sie ist davon abhängig, wo wir uns befinden und wie wir uns bewegen. Aus der Physik läßt sich indirekt noch eine weitere Erkenntnis über das Altern ableiten: Das Universum selbst hat nach derzeitigem Kenntnisstand eine endliche Lebensspanne, also ein Ende, und man nimmt allgemein an, daß die meisten subatomaren Teilchen zerfallen. Wenn nun die größten und die kleinsten Dinge im Universum vergänglich sind, dann muß alles dazwischen ebenso vergänglich sein. Weder im Himmel noch auf der Erde existiert das Prinzip der Unsterblichkeit. 15 Milliarden Jahre, so alt ist unser Universum, mögen gegen die menschliche Lebensspanne ewig wirken, aber physikalisch gibt es keine Ewigkeit.

Ein leichtes Rezept zur Lebensverlängerung

Wenn Ihnen lichtschnelles Reisen zur Verlängerung des Lebens nicht zusagt, dann vielleicht der folgende Vorschlag. Sie brauchen lediglich die Einsicht, daß verschlafene Zeit vertane Zeit ist. Wenn Sie vom 25. bis zum 60. Lebensjahr den Wecker morgens eine halbe Stunde früher klingeln lassen, gewinnen Sie ca. 266 Tage an zusätzlichen Wachstunden bzw. »Leben«. Dieser Zugewinn an »Lebensdauer« entspricht dem Zugewinn, der statistisch durch eine Ausschaltung des Risikos von Autounfällen entstünde. Fahren Sie mit dieser Praxis bis zum 85. Lebensjahr fort, beträgt der Zugewinn sogar 1,25 Jahre – statistisch vergleichbar mit der Ausschaltung von Schlaganfällen als Todesursache!

Teil VI

Altern und Lebenserwartung in der Zukunft

19 Lebensverlängerung und Verjüngungskult

[Das Altern] ist das, was dir passiert,
wenn du mit anderen Plänen beschäftigt bist.
Frei nach John Lennon

Vieles in der Alternsforschung ist umstritten, doch zumindest ein Faktum steht unstreitig fest: Niemand hat je eindeutig nachgewiesen, daß eine medizinische Intervention, ein Wandel im Lebensstil, ein Ernährungsfaktor oder irgendein wie auch immer geartetes Arzneimittel oder Tonikum den grundlegenden Alterungsprozeß beim Menschen abzubremsen, zu stoppen oder umzukehren vermag. Der Grund dafür ist einfach. Nachweisen ließe sich die Wirksamkeit einer Maßnahme oder Substanz nämlich nur durch eine plazebokontrollierte Doppelblindstudie an einer genügend großen Anzahl Menschen über eine genügend lange Zeit; nur dadurch ließen sich statistisch aussagekräftige Resultate gewinnen. (»Plazebokontrolliert« heißt, daß eine Gruppe von Testteilnehmern den Wirkstoff und die Kontrollgruppe ein wirkstoffloses Scheinmittel bekommt. »Doppelblind« bedeutet, daß weder derjenige, der die Testsubstanz verabreicht, noch derjenige, dem sie verabreicht wird, weiß, ob es sich um das echte oder das Scheinmittel handelt.)

Trotzdem wird immer wieder von der Entdeckung irgendwelcher Anti-Alters-Substanzen berichtet. Hunderte von Kosmetika wollen Haut und Haar ein jugendlicheres Aussehen und mehr Spannkraft verleihen. Solche Mittelchen beeinflussen aber den grundlegenden Alterungsprozeß nicht, sie tarnen bestenfalls einige seiner unvermeidlichen Auswirkungen.

Die Verjüngungsbranche und ihre Profite

Die Consumer's Union in den USA schätzt, daß die Amerikaner 1990 drei bis vier Milliarden Dollar für die kosmetische Chirurgie – meist zur Wiedererlangung jugendlicheren Aussehens – und eine weitere Milliarde Dollar für Feuchtigkeitscremes ausgegeben haben. Rechnet man die unbekannten, aber sicherlich horrenden Summen für Vitaminkuren, Nährpräparate, Arzneien und Verjüngungstherapien dazu, wird verständlich, warum dieser Markt für Roßtäuscher eine so große Anziehungskraft besitzt. Die skurrilen und exotischen Behandlungsangebote früherer Jahrzehnte (Affen-, Ziegenbockhoden usw.) haben einer veritablen Lebensverlängerungsindustrie Platz gemacht, die über Versandhäuser, Reformläden und »Youth doctors« eine beeindruckende Palette von Substanzen vertreibt.

Plazebokontrollierte Doppelblindstudien über die Wirksamkeit von Verjüngungs-Wundermitteln werden nicht durchgeführt, weil sie unverhältnismäßig teuer wären. Solche – für seriöse Pharmaka durchgeführten – Studien können mehrere Jahre dauern, mehrere 100 Millionen Dollar kosten. Noch aufwendiger wäre der Test eines Anti-Alterungsmittels oder -programms: Er müßte sich über Jahrzehnte erstrecken, um eine spezifische Wirksamkeit nachzuweisen. Viele der angepriesenen Verjüngungsmittel sind allgemein zugängliche Substanzen, die kaum patentiert oder monopolisiert werden können, und niemand fragt ernsthaft nach aufwendigen Studien.

Hinzu kämen Schwierigkeiten grundsätzlicherer Natur – wir könnten nicht objektiv feststellen, ob das Mittel oder der Eingriff wirklich in die Grundursachen oder Grundprozesse des Alterns eingreift, weil wir die Grundursachen des Alterns nicht kennen und nicht mit letzter Sicherheit wissen, was unsere Lebensdauer determiniert.

Wie testen wir, was nicht gemessen werden kann?

Alex Comfort, der englische Gerontobiologe, glaubt, daß die Wirkung eines Anti-Alterungseingriffs sich mit einer großen Testbatterie in weniger als einem Jahrzehnt objektiv bestimmen ließe. Einen zuverlässig messenden Einzeltest gibt es nicht, doch Comfort und andere glauben, daß eine größere Anzahl Tests »gebündelt« zu einer objektiven Messung der Altersrate führen kann. Mittels einer solchen Testbatterie wurde in den 60er Jahren die Altersrate bei Hiroshima-Überlebenden bestimmt.

Das vorgeschlagene Testbündel müßte umfassen: anthropometrische Messungen (Sitzgröße, Rumpfgröße), klinische Messungen (Hautelastizität, systolischer Blutdruck, Lungenfunktion, Greifkraft, Augenfunktionen und Sehschärfe, Hörfunktion), chemische Messungen (Blutcholesterin, Bluteiweiß) und psychometrische Tests (Wortschatz, Reaktionszeit, Zahlen-Symbole usw). Mit Hilfe von Hautbiopsien könnte das Erlahmen des Teilungspotentials und die Rate der Zellmigration bestimmt werden.

Niemand hat bisher einen so umfassenden Wirkungsnachweis für ein Anti-Alterungsmittel oder -verfahren geführt. Der Geld- und Zeitaufwand wäre viel zu hoch.

Was geschähe, wenn wir lernten, die Lebenshöchstgrenze hinauszuschieben?

Was geschähe, wenn alle Todesursachen, die heute noch auf den Totenscheinen eingetragen werden, medizinisch eliminiert würden, habe ich zu Beginn bereits dargestellt. Die Überlebenskurve würde wahrscheinlich viel rechteckiger verlaufen, und die dann nur noch in Frage kommenden »natürlichen Todesursachen«, d. h. das normale Versagen eines wichtigen Organs, würden die Menschen erst wenige Jahre vor ihrer Lebensobergrenze vom irdischen Dasein abberufen. Natürlich haben wir diesen Punkt noch nicht erreicht, wir kommen ihm aber mit biomedizinischem Fortschritt immer näher. Was geschieht, wenn dieses medizinische Potential, mit dem Krankheiten irgendwann beherrschbar sein werden, ausgeschöpft ist; was, wenn darüber hinaus auch die Grundlagenforschung über das Altern und die Determinanten der Lebensdauer Fortschritte macht und es gelingt, die Uhren zu verstellen, die den Gesamtfahrplan des Alterns steuern?

Alex Comfort meint, es werde den Gerontobiologen wahrscheinlich eher gelingen, die Alterungsrate zu modifizieren als den Alterungsprozeß vollständig zu erforschen (und vielleicht zu beeinflussen). Welche Folgen eine Modifikation der Alterungsrate hätte, würde vom Umfang der Modifikation und vom Zeitpunkt, da sie einsetzt, abhängen. Vielleicht ist es gar nicht wünschenswert, die Alterungsrate schon vor dem 20. Lebensjahr zu bremsen, wenn noch Entwicklungsveränderungen stattfinden. Eine verlängerte Kinder- und Jugendzeit wäre vielen Menschen womöglich gar nicht lieb. Denkbar auch, daß eine Modifikation der Alterungsrate überhaupt erst nach dem 30. Lebensjahr machbar ist, wenn der exponentielle Teil der Gumpertz-Kurve beginnt (siehe Kapitel 5) und erste Altersveränderungen sichtbar werden. Als günstigste Zielvorstellung zeichnet sich also eine Modifikation der Alterungsrate im Erwachsenenalter ab.

Andererseits wären die meisten Menschen wohl dagegen, die Alterungsrate erst im fortgeschrittenen Alter zu bremsen, wenn die Kräfte schon nachlassen und Alterskrankheiten drohen. Am attraktivsten wäre ein Abfangen der Alterungsrate also im oder kurz nach dem mittleren Lebensabschnitt. Alex Comfort brachte das erstrebenswerte Ziel in einer Formel auf den Punkt: Ziel müsse es sein, 70 oder mehr Jahre damit zu verbringen, 40 oder 50 Jahre alt zu werden.

Nicht nur die Quantität, auch die Qualität der hinzugewonnenen Jahre gilt es in Rechnung zu stellen. Die meisten Menschen würden nicht für eine Lebensverlängerung optieren, die nur Krankheit, Leid und Unglück mit sich bringt. Was noch ein erträgliches Los ist und was nicht, würde von den Menschen natürlich unterschiedlich interpretiert. Gelänge es uns, die Alterungsrate zu bremsen, so könnten wir sie wahrscheinlich nur schwer wieder auf ihr natürliches Maß zurückführen, wenn jemand das verlangsamte Tempo, etwa wegen einer Krankheit, wieder beschleunigen wollte. Die Frage, wann man im Leben am glücklichsten ist, läßt sich leider immer erst im nachhinein beurteilen, wenn man sein Leben gelebt hat. Ein Zurück in glückliche Zeiten gibt es aber nicht. Dieses Thema hat viele Facetten der Betrachtung – einige davon möchte ich kurz skizzieren.

In welchem Alter sind wir am produktivsten?

Angenommen, wir könnten den Alterungsprozeß bremsen: Welches wäre die beste Zeit, um damit zu beginnen? Die meisten Menschen würden sagen: Dann, wenn meine Zufriedenheit am größten ist. Die Bestimmung dieses Zeitpunktes wäre natürlich sehr subjektiv. Ein wenig objektivieren ließe sie sich vielleicht durch die Überlegung, wann die Arbeitsproduktivität am größten bzw. am besten ist. Natürlich sind »Lebensglück« und »berufliche Befriedigung« nicht unbedingt deckungsgleich, aber die Produktivität kann wenigstens objektiv gemessen werden; die Resultate werden uns zu einigen erhellenden Einsichten verhelfen. Die vielleicht umfassendste Studie zu der Frage, wann der Mensch die größten Leistungen vollbringen kann, stammt von Harvey C. Lehman aus den frühen 50er Jahren. Seine monumentale Untersuchung »Age and Achievement« registrierte menschliche Spitzenleistungen in einem weiten Spektrum von Tätigkeitsfeldern.

Lehman fand heraus, daß kreative Spitzenleistungen meist zwischen dem 20. und 30. Lebensjahr erbracht werden und Spitzenleistungen, die mit Führungsqualitäten zusammenhängen, zwischen dem 50. und 60. Lebensjahr. Die Höchstleistungen in beiden Bereichen fielen zwar in relativ enge Zeitfenster, aber grundsätzlich sind Kreativität und Führungsstärke in fast jedem Alter abrufbar. Lehmans Studien sind wegen methodischer Mängel nicht zu Unrecht kritisiert worden, trotzdem verdienen seine Befunde Beachtung.

Sportler erreichen ihren Leistungsgipfel je nachdem, welche Teile ihrer Neuromuskulatur gefordert sind, zwischen dem 12. und 15. Lebensjahr (Turner), vor und kurz nach dem 20. Lebensjahr (Sprinter) oder zwischen dem 30. und 35. Lebensjahr (Marathonläufer).

Ein herausragendes Ergebnis der Studie von Lehman besteht in der Erkenntnis, daß hohe Leistungen nahezu im gesamten Leben erbracht werden können, von der blutjungen Turnerin bis zum 80- oder 90jährigen Papst und Bundesrichter. Allein schöpferische Höchstleistungen werden – egal ob der Betreffende mit 40 oder mit 85 Jahren stirbt – in der Regel nur zwischen dem 20. und 30. Lebensjahr erbracht.

20 Ausblick in das 21. Jahrhundert

Mach nie Voraussagen,
besonders nicht über die Zukunft.
Samuel Goldwyn

Zum erstenmal in der Geschichte können die Menschen in den entwickelten Ländern heute damit rechnen, lange genug zu leben, um alt zu werden. Die ungeheuren medizinischen, sozialen und wirtschaftlichen Fortschritte, die im 20. Jahrhundert in diesen Ländern erzielt worden sind, haben die Lebenserwartung bei der Geburt um 25 Jahre emporschnellen lassen. Dieser dramatische Anstieg wird sich nicht fortsetzen – die jährlichen Zugewinne sind kleiner geworden, in manchen Jahren gar auf Null geschrumpft –, doch die kumulative Steigerung der Lebenserwartung hat bereits tiefgreifende soziale Folgen. Matilda White Riley, namhafte Soziologin am National Institute on Aging in Bethesda, Maryland, hat beschrieben, mit welchen Riesenschritten die Lebenserwartung unserer Fähigkeit davongeeilt ist, die damit einhergehenden Veränderungen zu bewältigen.

Nach wie vor ist unsere Gesellschaft jugendorientiert. Bis vor kurzem war noch überall die Zwangspensionierung mit 65 üblich, obwohl zahlreiche Menschen in diesem Alter noch ihre volle Leistungsfähigkeit besitzen. Riley ist der Überzeugung, daß nach dem 20. Jahrhundert – der Ära der steigenden Lebensdauer – das 21. Jahrhundert älteren Leuten größere soziale Chancen bieten wird, »auf neue und bessere Art zu altern«. Sie meint, daß eine Abnahme der meisten körperlichen und geistigen Eigenschaften im Alter nicht, wie man früher glaubte, unvermeidlich ist. Bis zu einem gewissen Punkt stimme ich ihr zu. Wir wissen zum Beispiel, daß die meisten Menschen über 65 noch keinen signifikanten körperlich-geistigen Abbau aufweisen. Doch die Zahl derer, die einen Leistungsabbau verzeichnen, nimmt mit dem Alter ganz zweifellos zu.

Die Einführung des Pensionsalters von 65 Jahren mag 1870 in Deutschland angemessen gewesen sein. Damals betrug die Lebenserwartung knapp 49 Jahre. Heute, bei einer Lebenserwartung von über 75 Jahren, ist diese Altersgrenze in den Industrieländern fragwürdig geworden.

Der Einfluß der Erbanlagen auf die Lebenslänge

Zwei Drittel aller Menschen sterben heute in einem Alter über 65, und von diesen immerhin ein Drittel in einem Alter über 80. Nur bei 15 Prozent derer, die in einem Alter über 65 sterben, und bei 5 Prozent derer, die in einem Alter über 80 sterben, wird eine Leichenschau vorgenommen; daher ist die Todesursache in den amtlichen Papieren (außer in rechtlich fragwürdigen Fällen) häufig nur eine Mutmaßung. Ohne eine Autopsie kann man nur selten mit Sicherheit sagen, woran ein sehr alter Mensch gestorben ist.

Einer Studie zufolge fand man beispielsweise bei 30 Prozent der sezierten Toten über 80 Jahre keine greifbare Todesursache. Man schloß daraus, daß der Tod wahrscheinlich durch normalen, altersbedingten physiologischen Funktionsverlust eingetreten ist; früher nannte man dies »natürliche Ursachen«, eine Kategorie, die in den Unterlagen des amerikanischen National Center for Health Statistics heute allerdings nicht mehr auftaucht. Bei einer Studie an 280 Toten (Sterbealter null bis 95 Jahre) 1985 in Connecticut ergab die Autopsie, daß 29 Prozent der Toten an anderen Ursachen gestorben waren, als auf dem Totenschein vermerkt, und daß man bei weiteren 26 Prozent über die Autopsie zwar auf die gleiche Hauptkrankheit wie im Totenschein stieß, den Tod aber einer anderen spezifischen Erkrankung zuschrieb. Solche irreführenden und falschen Todesursachenstatistiken für die am schnellsten wachsende Bevölkerungsgruppe liegen noch heute wichtigen Forschungsentscheidungen und politischen sowie volksgesundheitlichen Maßnahmen zugrunde. Fast 10 Prozent der gesamten Ausgaben im Gesundheitswesen werden in das letzte Lebensjahr der Versicherten investiert; dies allein sollte Anlaß sein, die Todesursachen für alte Menschen besser zu erforschen.

Viele Indizien sprechen dafür, daß unsere Lebensdauer stark von unserem genetischen Erbe bestimmt wird. Die schon vorgestellte, mehr als ein halbes Jahrhundert alte Studie von Raymond und Ruth Pearl führte zu dem Ergebnis, daß 87 Prozent der über 70jährigen auch mindestens einen Eltern- oder Großelternteil hatten, der über 70 Jahre alt geworden war. Bei 48 Prozent der 90jährigen und 53 Prozent der 100jährigen waren beide Eltern so alt geworden. Diese Prozentzahlen sind signifikant höher als bei Menschen, die jünger sterben. Das Alter der Mutter macht sich wahrscheinlich etwas mehr bemerkbar als das des Vaters. Diese Korrelation muß aber nicht unbedingt genetisch bedingt sein; sie kann auch auf übernommene (wenn man will: »vererbte«) Lebensstile, Ernährungsgewohnheiten oder berufliche Parallelen zwischen Eltern und Kind zurückgehen. Wenn man mehr der genetischen Interpretation zuneigt, ist die Botschaft klar: Wähle deine Eltern und Großeltern mit Bedacht. Oder, wenn man mehr der Lebensstil-Hypothese zuneigt: Lebe wie die Langlebigen.

Wenn Erbanlagen die Langlebigkeit beeinflussen, wäre zu erwarten, daß eineiige Zwillinge, die in ähnlichen Verhältnissen leben, auch in ziemlich ähnlichem Alter sterben. Diese Vermutung hat sich, wie dargestellt, bestätigt. Bei eineiigen Zwillingen liegen die Sterbezeitpunkte maximal drei Jahre, bei zweieiigen jedoch mehr als sechs Jahre auseinander. Nun wird die Lebensdauer jedoch nicht von einem genetischen Programm gesteuert, das von der Geburt bis ins hohe Alter abläuft. Das genetische Programm lenkt die Entwicklung bis zum Erreichen der Geschlechtsreifung, beeinflußt von hier ab die Lebensdauer aber nur noch indirekt. Wie lange wir leben, hängt wesentlich davon ab, wie lange wir nach Erreichen der Geschlechtsreife noch von unseren Überschußkapazitäten und Redundanzen zehren können. Die Altersveränderungen, die während dieser »Ausrollzeit« eintreten, sind Zufallsereignisse und lassen sich der steigenden Wahrscheinlichkeit molekularen Chaos zuschreiben.

Auch andere Beobachtungen deuten auf einen starken indirekten Einfluß der Gene auf die Lebensdauer. Hervorzuheben sind die auffälligen Differenzen in der Lebensdauer von Tierarten. Die erwachsene Eintagsfliege lebt nur ein paar Stunden, die Stubenfliege ist nach 50 Tagen vergreist, die Maus nach drei Jahren, der Mensch mit 80. Indirektere Beweise für die Rolle der Gene lassen sich aus dem sogenannten Heterosis-Effekt herleiten. Wenn ein Männchen aus einer Inzuchtlinie mit einem Weibchen aus einer anderen Inzuchtlinie gekreuzt wird, leben die Nachkommen oft länger als beide Eltern, sind oft größer und pflanzen sich länger fort – ein Verbesserungssprung, der mehr ist als die Summe seiner Teile. (Eine Inzuchtlinie entsteht durch mindestens 20 aufeinanderfolgende Bruder-Schwester-Paarungen, meist mit Laborratten oder -mäusen. Die daraus hervorgehenden Tiere sind fast erbgleich und ähneln eineiigen Zwillingen.) Auch bei Taufliegen ist dieser Effekt nachgewiesen, desgleichen bei Mauleseln (Kreuzung zwischen Pferdehengst und Eselsstute).

Der Einfluß von Lebensgewohnheiten auf die Lebenslänge

Die potentielle Höchstlebensdauer ist also eindeutig genetisch mitbestimmt; ob und wie wir sie erreichen, hängt in gewissem Maß auch von unseren Lebensgewohnheiten ab. Die besten Erbanlagen können einen durch Leichtsinn verschuldeten Verkehrsunfall nicht wiedergutmachen, können eine verrauchte Lunge nicht heilen und eine leichtfertig zugezogene HIV-Infektion nicht kurieren.

Die Binsenweisheit »Lebensstil beeinflußt Lebenslänge« hat sich in mehreren Studien bestätigt (allerdings hat der Lebensstil keinen Einfluß auf den Alterungsprozeß oder die Höchstlebensdauer an sich). Es ist nicht möglich, die Wirkung hypothetischer Langlebigkeitsgene zu quantifizieren, aber es ist möglich, den Einfluß bestimmter Lebensstile auf die Langlebigkeit zu messen. Der Lebensstil X kann die Lebenserwartung einfach dadurch erhöhen, daß er das Risiko vermindert, sich die lebensgefährliche Krankheit Y zuzuziehen. Das ist etwas grundsätzlich anderes als ein Bremsen der Alterungsrate oder ein Eingriff in den Mechanismus, der indirekt die Langlebigkeit determiniert. Die Lebenserwartung von Rauchern liegt zum Beispiel so deutlich unter der von Nichtrauchern, daß Versicherungsgesellschaften in den USA Nichtrauchern Rabatte gewähren. Tabakgenuß steigert das Risiko für Lungenkrebs und Gefäßleiden um ein Vielfaches und verringert damit die Lebenserwartung. Die Alterungsrate selbst und die Determinanten der Langlebigkeit bleiben jedoch allem Anschein nach von Lebensgewohnheiten wie Rauchen usw. unberührt.

Die verläßlichsten Studien sind meist an nichtrauchenden Mitgliedern gesundheitsbewußter religiöser Gruppen vorgenommen worden. Nicht alle Teilnehmer hatten ihr gesamtes Leben lang ausschließlich gesund gelebt, auch einige (leichte) Ex-Raucher waren unter den Probanden; die meisten tranken wenig oder gar keinen Alkohol. Eine Eiweiß- und fettreduzierte Ernährung praktizierten nur die Mitglieder der Gemeinschaft der Siebenten-Tags-Adventisten. Die untersuchten Mormonen hingegen kannten weder drastische Einschränkungen beim Fleisch- noch beim Zuckerverzehr, ebensowenig wie eine Gruppe katholischer Nonnen. Sport und körperliche Fitneßübungen gehörten weniger zum Alltag dieser Gruppen. Diese und ähnliche untersuchte Populationen zeigten in allen Altersklassen ein weitaus niedrigeres Sterberisiko als der Durchschnitt der Bevölkerung.

Die gesundheitsbewußten Mitglieder einer Gruppe von 306 katholischen Nonnen hatten eine mittlere Lebensdauer von 89,4 Jahren. Bei einer Gruppe von 4342 Ärzten, die den Siebenten-Tags-Adventisten angehörten, lag die Mortalität in jeder Altersklasse 44 Prozent niedriger als bei der männlichen weißen Bevölkerung der USA insgesamt. Auch eine Gruppe von Probanden in Dallas, Texas, die sich durch physische Fitneß und niedrige Krankheits-Risikofaktoren auszeichnete, zeigte eine signifikant höhere Lebenserwartung.

Eine Zusammenfassung dieser Befunde gibt Tabelle 20.1. Zum Vergleich sind die Werte der US-Gesamtbevölkerung aufgeführt. Jede der Gruppen hat in jeder Altersklasse eine beträchtlich höhere Lebenserwartung. Erstaunlich aber ist, daß zwischen diesen Gruppen kein gemeinsamer Nenner gefunden werden konnte, der erklärt hätte, warum ihre Mitglieder den Durchschnittsbürger um so viele Jahre überleben.

Bevölkerungsentwicklung im 21. Jahrhundert

1991 lebten auf der Welt knapp eine halbe Milliarde Menschen, die über 60 Jahre alt waren. Fast die Hälfte dieser Menschen verteilte sich auf vier Länder: China, Indien, die ehemalige Sowjetunion und die USA. Mehr als 20 Prozent der Menschen über 60 leben in China, 57 Prozent aller über 60jährigen leben in Entwicklungsländern; dieser Anteil soll sich bis zum Jahr 2020 auf 69 Prozent steigern.

Tab. 20.1: **Lebenserwartung ausgewählter Gruppen im Vergleich zur allgemeinen US-Bevölkerung**

	Männer				Frauen			
Gruppe	Kopfzahl der Gruppe	Lebenserwartung Geburt	Lebenserwartung 65	Lebenserwartung 85	Kopfzahl der Gruppe	Lebenserwartung Geburt	Lebenserwartung 65	Lebenserwartung 85
Mormonenpriester (1980–1988)	5.231	86,5	25,5	12,7	–[a]	86,5	24,9	11,0
Alameda County, Kalifornien, mit mormonischem Lebensstil (1974–1988)	1.036	92,4	30,4	16,4	1.254	87,5	25,7	11,6
Versicherte Mormonen (1980–1988)	–	85,7	24,8	12,2	–	88,1	26,3	12,0
Ausgewählte Probandengruppe aus Dallas, Texas (1989)	10.224	88,4	27,0	13,8	3.120	98,1	35,0	19,0
Siebenten-Tags-Adventisten (1960)	9.484	80,5	20,8	9,0	–	–	–	–
Gesamtschnitt US-Bevölkerung (1989)	–	71,8	15,2	7,1	–	78,6	18,7	9,0

[a] Nicht zu erfahren.
Quelle: Nach Manton/Stallard/Tolley, »Limits to Life Expectancy: Evidence, Prospects, and Implications«, *Population and Development Review*, Dezember 1991; und *Vital Statistics of the United States*, 1989, National Center for Health Statistics, Washington 1992.

Weltweit sind derzeit rund 50 Millionen Menschen über 80 Jahre alt (= 10 Prozent der über 60jährigen). Sie sind in vielen Ländern die am schnellsten wachsende Bevölkerungsgruppe. 54 Prozent davon leben in den Industrieländern. Nach dem Jahr 2000 werden aber die Entwicklungsländer den Hauptanteil stellen.

Die »ältesten« Länder – mit dem höchsten Anteil an über 65jährigen – sind heute ausnahmslos Industrieländer: 17,9 Prozent der Schweden sind 65 oder älter, verglichen mit 15 Prozent der Deutschen und 12,6 Prozent der US-Amerikaner (Abb. 20.1). Schweden hat den höchsten Anteil von Menschen, die über 80 Jahre alt sind (3,5 Prozent). Japan, 1991 führend in der Lebenserwartung (82,1 Jahre für Frauen, 76,1 für Männer), wird rasch »altern«: 10 Prozent seiner Bevölkerung sind über 65; im Jahre 2005 werden es an die 17 Prozent sein. Im Jahre 2025 wird fast die Hälfte der Italiener älter als 50 Jahre sein. In den nächsten 60 Jahren werden Männer und Frauen über 65 in den USA der wachstumsstärkste Bevölkerungsteil sein; innerhalb dieser Gruppe werden die Menschen über 85 noch viermal schneller zunehmen als die Gesamtzahl derer, die über 65 Jahre alt sind.

Wenn wir unterstellen, daß in den USA keine gravierenden Umbrüche

Abb. 20.1:

Die ältesten Länder der Welt, 1992

Der Anteil der über 65jährigen an der Gesamtbevölkerung in Prozent

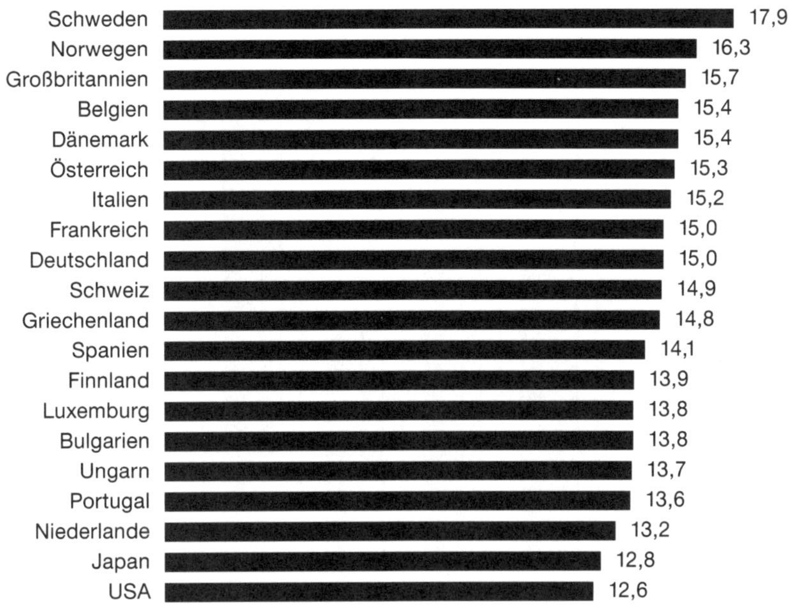

Quelle: U.S. Bureau of the Census, Center for International Research, International Data Base on Aging und »An Aging World II«, *International Population Reports*, P95/92-3, Washington 1992.

in der durchschnittlichen Fertilität, Mortalität und bei den Ein- bzw. Auswanderungszahlen eintreten werden, so dürfte die US-Bevölkerung in den nächsten 60 Jahren nur relativ langsam wachsen, aber die Altersstruktur wird sich tiefgreifend ändern (siehe Hochrechnung Abb. 20.2). Dieser Strukturwandel wird alles übertreffen, was die USA demographisch je erlebt haben. Nach dem Jahr 2010 wird die Zahl der Menschen unter 35, nach dem Jahr 2030 die Zahl der Menschen unter 65 fast überhaupt nicht mehr zunehmen. Ab dem Jahr 2010 wird aber die Zahl der Menschen über 65 in die Höhe schnellen. Die rapide demographische Zunahme älterer Menschen nach 2010 ist weitgehend einem einzigen Umstand in der Vergangenheit zu verdanken – dem Babyboom zwischen 1946 und 1964. Heute stellt diese Generation ein Drittel der US-Bevölkerung.

Beispiel USA

Die Jahrgänge 1946–64 werden das mittlere Alter in den USA von heute ca. 31 bis 2010 auf 38 und bis 2050 auf fast 42 Jahre hochdrücken. Am wirtschaftlich produktivsten wird diese Generation von 1985 bis 2020 sein. 2010 werden die ältesten dieser Generation fast 65, die jüngsten etwa 45 sein.

Abb. 20.2: Altersaufbau der US-Bevölkerung, 1980–2050

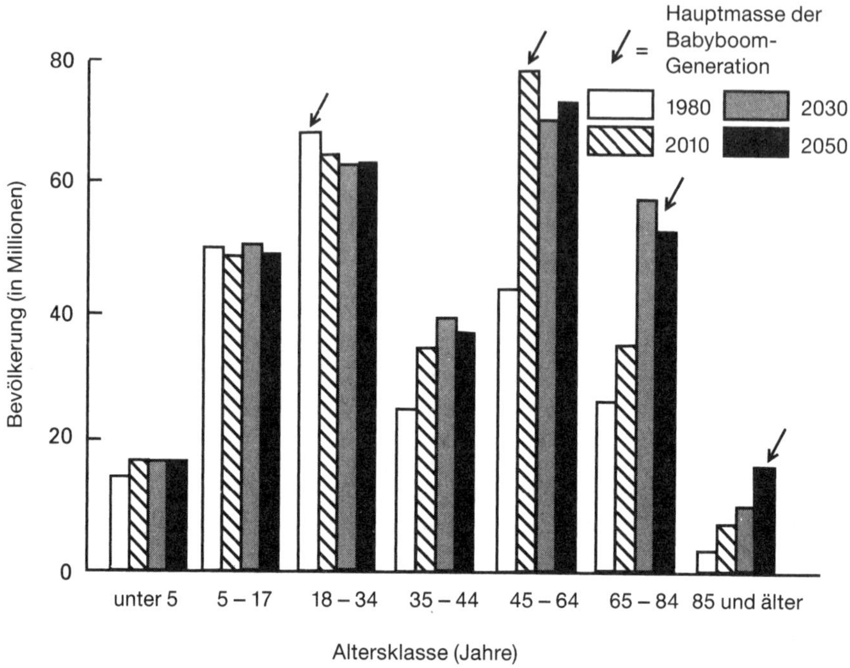

Quelle: U.S. Bureau of the Census, Statistical Brief, SB1–86; Dezember 1986.

Wenn diese Jahrgänge ab 2011 die Altersgruppe über 65 erreichen, wird dies ein rapides Wachstum dieser Gruppe zur Folge haben. Im Jahre 2030 werden diese Jahrgänge zu »jungen Alten« avanciert sein (65 bis 84 Jahre).

1992 gab es in den USA annähernd 30 Millionen Menschen über 65. Ihre Zahl wird bis zum Jahr 2000 um 17 Prozent auf 35 Millionen und bis zum Jahr 2050 auf 67 Millionen steigen – das sind 125 Prozent mehr als heute. Die Menschen über 85 könnten dann nahezu 5 Prozent der Gesamtbevölkerung ausmachen (heute 1 Prozent). Sie werden dann bereits ein Viertel der Menschen über 65 stellen. 2030 wird die letzte Phase dieser demographischen Explosion beginnen. Dann werden die Menschen über 85 die letzte Bevölkerungsgruppe sein, die noch wächst; sie wird sich von 2,7 Millionen (heute) auf 5 Millionen im Jahre 2000 (85 Prozent Zuwachs), 8,6 Millionen im Jahr 2030 (220 Prozent Zuwachs) und 16 Millionen im Jahr 2050 (500 Prozent Zuwachs) steigern. Von 1970 bis 2050 wird sich bei den 85jährigen die Frauen-Männer-Schere immer weiter öffnen (siehe hierzu Tabelle 20.2. und Abb. 20.3 sowie 20.4).

Statistiker der Social Security Administration haben für amerikanische Männer und Frauen die Lebenserwartung bei der Geburt und im 65.

Tab. 20.2: Entwicklung des über 65jährigen Bevölkerungsanteils, USA, 1970–2050

Jahr	Männer (Alter) 65 und älter	65–74	75–84	85 und älter	Frauen (Alter) 65 und älter	65–74	75–84	85 und älter
	Zahl (in Tausend)[a]							
1970	8.413	5.461	2.456	496	11.693	7.032	3.727	934
1980	10.363	6.787	2.886	691	15.345	8.861	4.901	1.583
1990	12.652	7.861	3.827	964	19.147	10.193	6.456	2.496
2000	13.734	7.764	4.577	1.393	21.302	9.930	7.630	3.743
2025	24.210	15.089	7.053	2.069	34.426	17.999	10.819	5.609
2050	27.044	13.914	8.504	4.627	40.016	16.108	12.472	11.436
	Anteil der Altersgruppen[b] in %							
1970	100,0	64,9	29,2	5,9	100,0	60,1	31,9	8,0
1980	100,0	65,5	27,8	6,7	100,0	57,8	31,9	10,3
1990	100,0	62,1	30,3	7,6	100,0	53,3	33,7	13,0
2000	100,0	56,5	33,3	10,2	100,0	46,6	35,8	17,6
2025	100,0	62,3	29,1	8,6	100,0	52,3	31,4	16,3
2050	100,0	51,5	31,4	17,1	100,0	40,2	31,2	28,6
	Prozentuale Veränderung							
1970–1980	23,2	24,3	17,5	39,3	31,2	26,0	31,5	69,5
1982–1990	17,4	12,2	25,4	33,3	19,3	11,6	24,3	44,9
1990–2000	8,6	–1,2	19,6	44,5	11,3	–2,6	18,2	50,0
2000–2025	76,3	94,3	54,1	48,5	61,6	81,3	41,8	49,9
2025–2050	11,7	–7,8	20,6	123,6	16,2	–10,5	15,3	103,9
1982–2000	27,4	10,9	50,0	92,7	32,8	8,8	47,0	117,4
1982–2050	150,9	98,7	178,6	540,0	149,4	76,4	140,2	564,1

a Die Zahlen sind unabhängig gerundet, daher kann ihre Summe von der angegebenen Gesamtzahl abweichen.
b An der Gesamtpopulation der über 65jährigen.
Quelle: U.S. Bureau of the Census und *Statistical Bulletin* der Metropolitan Life, April–Juni 1984.

Lebensjahr für mehrere Jahre im 21. Jahrhundert unter Zugrundelegung einer mittleren Sterblichkeit hochgerechnet (Tabelle 5.3). Sollten die heutigen Mortalitätszahlen zurückgehen, müssen die Lebenserwartungen nach oben korrigiert werden; sollten sie ansteigen, müssen die Erwartungen nach unten korrigiert werden.

Abb. 20.5 zeigt die Bevölkerungsentwicklung für die USA von 1950 über 1987 bis, hochgerechnet, 2050.

Im Rentenalter kommen heute schon auf zwei Männer drei Frauen. Bei den über 85jährigen steigert sich das Ungleichgewicht bereits auf eins zu zwei. Im Jahre 2050 wird es bei den über 65jährigen bis zu 12,5 Millionen mehr Frauen als Männer geben. Häufiger als alte Männer werden alte Frauen verwitwet, alleinlebend und arm sein und an chronischen Krank-

Abb. 20.3:

Zunahme der über 85jährigen, USA, 1970–2050

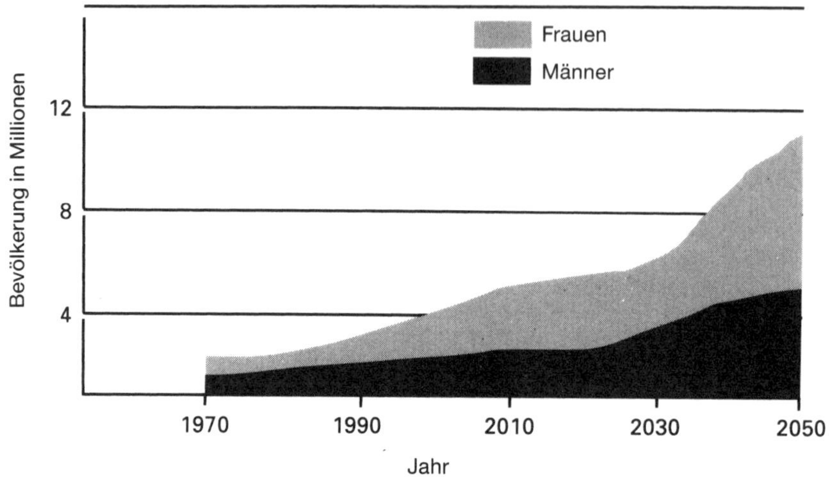

Quelle: U.S. Bureau of the Census und *Statistical Bulletin* der Metropolitan Life, April – Juni 1984.

Abb. 20.4:

Zunahme der über 65jährigen, USA, 1970–2050

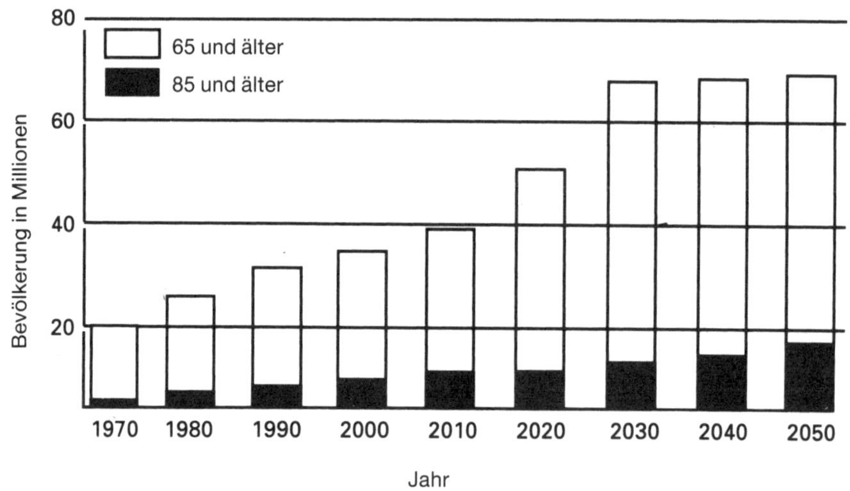

Quelle: U.S. Bureau of the Census und *Statistical Bulletin* der Metropolitan Life, April – Juni 1984.

heiten leiden. Im nächsten Jahrhundert wird es viel mehr Menschen im Pensionsalter geben, die sich um alte Menschen kümmern. Nimmt man einen Generationenturnus von 25 Jahren an, dann werden 85- bis 100jährige Kinder haben, die ihrerseits 60 bis 75 sind. Wenn die Babyboom-Jahrgänge 1946 bis 1964 im Jahre 2050 den langen Marsch in die 85er-Alters-

Abb. 20.5: **Bevölkerungsstruktur der USA nach Altersgruppen und Geschlecht 1950, 1987 und hochgerechnet für 2050**

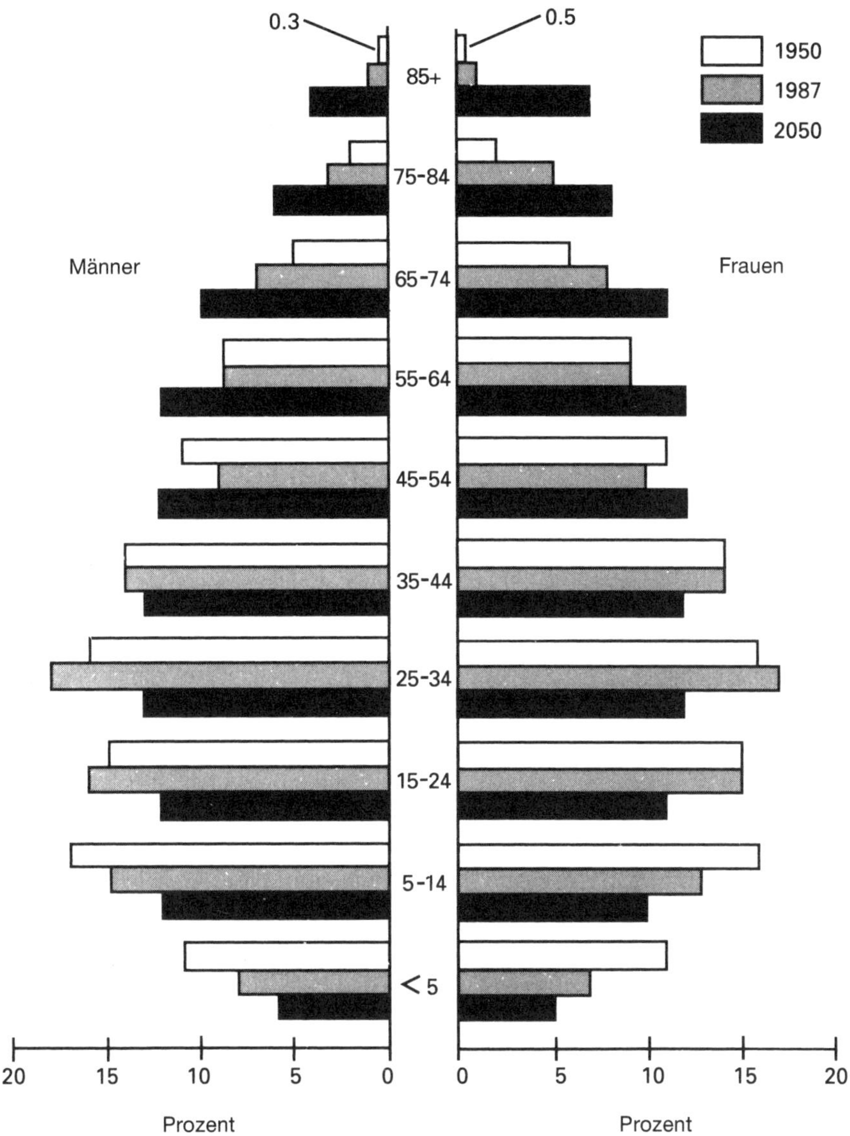

Quelle: U.S. Bureau of the Census, Current Population Reports, und *Statistical Bulletin* der Metropolitan Life, Juli – September 1989.

klasse geschafft haben, werden einige dieser 85jährigen noch lebende Eltern haben. Im nächsten Jahrhundert werden 35jährige sowohl ihre Eltern (60) als auch ihre Großeltern (85) zu versorgen haben. Es wird immer mehr Vier-Generationen-Familien geben. All das wird sozioökonomische Folgen haben, die mit dem Wort »Revolution« nur unzureichend umschrieben sind. Der Zuwachs an Lebenserwartung für alle Altersgruppen ist ein historisch beispielloses Phänomen.

Der bevorstehende »Altenberg« wird einschneidende Konsequenzen für die Renten- und Versicherungsträger, für die Betreuungs- und Pflegeinstitutionen und für das Gesundheitswesen zur Folge haben. Die Leiden der alten Menschen sind häufig komplexer und chronischer als die der jungen Menschen, erfordern längere Krankenhausaufenthalte, intensivere Betreuung und mehr ambulante und häusliche Pflege. Wirtschaftlich und sozial kommen durch die Lebensverlängerung enorme Herausforderungen auf uns zu.

Doch ehe wir darüber verzweifeln: Daß so viele Menschen in den Industrieländern so alt werden, bedeutet ja zunächst einmal, daß die medizinischen, volksgesundheitlichen, wirtschaftlichen, sozialen und bildungspolitischen Bemühungen der letzten 100 Jahre von Erfolg gekrönt waren. Mir scheint, daß jeder alte Mensch Grund zur Freude sein sollte, nicht zum Lamentieren. Wozu haben wir denn die biomedizinische Forschung, die gesundheitliche Betreuung und das Sozialwesen in diesem Jahrhundert so ausgebaut, wenn nicht dazu, daß mehr Menschen alt werden? Jeder Erfolg der biomedizinischen Forschung dient dazu, die menschliche Lebenserwartung zu erhöhen. Wenn dieses Ziel unerwünscht wäre, warum betreiben wir dann die biomedizinische Forschung?

Die Überlebenskosten

In Kapitel 5 wurde dargestellt, daß die Überlebenskurve durch die Ausschaltung der Frühsterblichkeit immer rechteckiger verläuft. Wenn unsere Lebensobergrenze festliegt, wird das Hinausschieben des Todes durch biomedizinische Fortschritte zwei Folgen haben: Die Spanne der Jahre, in denen der Tod eintritt, wird immer kleiner, und die Verlaufsdauer chronischer Krankheiten, die dem Tod vorangehen, wird immer kürzer. Aber natürlich liegt die Lebensspanne von Mensch und Tier nicht buchhalterisch präzise fest. Wenn es möglich ist, 115 Jahre zu leben, dann ist es auch möglich, 115 Jahre und 1 Tag zu leben.

In Kapitel 6 wurde darauf verwiesen, daß die Ausschaltung der führenden Todesursachen unsere Lebenserwartung um mehr als zehn Jahre steigern, uns aber nicht unsterblich machen würde. Wenn alle Ziele der biomedizinischen Forschung erreicht sind, ist das Potential unserer Lebenserwartung ausgeschöpft, das Limit erreicht: Wir werden nicht mehr an Herzinfarkt, Gehirnschlag und Krebs sterben, sondern an den normalen Abbauvorgängen des Alters. Wir werden dann neue Begriffe dafür finden müssen, daß der Tod durch normale physiologische Funktionsverluste verursacht worden ist, die schließlich zu Nieren-, Herz-, Leber-, Nervensystem- oder einem anderen Organversagen führten. Der Mensch wird dann nur noch an »natürlichen Ursachen« sterben.

Das Ausschalten der beiden führenden Todesursachen, Gefäßleiden und Krebs, würde unsere Lebenserwartung um etwa 17 Jahre erhöhen. Wenn wir sie darüber hinaus noch nennenswert erweitern wollten, müßten wir in die Prozesse eingreifen, die unsere Höchstlebensspanne determinieren bzw. Altersveränderungen hervorrufen. Den Vorteilen würden hohe ökonomische Mehrbelastungen als Folge einer weiteren Verlängerung der Lebensdauer gegenüberstehen.

Amerikanische Staatsökonomen haben die Kosten, die der öffentlichen Hand entstünden, hochgerechnet und kamen zu dem Ergebnis, daß der Bund bei einer Ausschaltung aller Gefäßleiden Mehrkosten von 67 Milliarden Dollar zu bewältigen hätte. Bei der Ausschaltung von Krebs müßte man für diejenigen, deren Leben verlängert würde, jährlich mehr als 18 Milliarden Dollar aufwenden. Nach diesen Schätzungen müßten bei Ausschaltung der beiden führenden Todesursachen die Amerikaner das 10fache (Gefäßleiden) bis 50fache (Krebs) der Summen aufbringen, die es heute kostet, diese Krankheiten zu bekämpfen.

Können wir unsere Lebensspanne erhöhen?

Grundlagenforschung zu den normalen physiologischen Funktionseinbußen im Alter und zu der Frage, wie diese Einbußen verringert oder gestoppt werden könnten, wird heute kaum betrieben; doch wenn – irgendwann in ferner Zukunft – jeder erst im Greisenalter an normalen Ursachen stirbt, wird sich das durchschnittliche Sterbealter auf hohem Niveau einpendeln. Wer bis zum 110. Lebensjahr gesund lebt und dann im 112. tödlichen Altersveränderungen erliegt, wird der Höchstlebensdauer ziemlich nahe gekommen sein – die durchschnittliche Lebenserwartung wird dann fast an die Höchstlebensdauer heranreichen.

Ich halte es für unwahrscheinlich, daß wir die allem Anschein nach auf 115 Jahre fixierte menschliche Lebensspanne werden verändern können. Selbst wenn wir unterstellen, daß sich diese Lebensspanne entwicklungsgeschichtlich von alleine erweitert, wird diese Steigerung über mehrere Jahrtausende hinweg nicht wahrnehmbar sein. Wenn die Natur das Tempo beibehält, das sie in der Vergangenheit vorgelegt hat, könnte es 10 000 oder mehr Jahre dauern, bis die menschliche Lebensspanne auf 120 Jahre steigt. Und es erscheint mehr als fraglich, daß wir in den nächsten 100 Jahren die menschliche Evolution so weit entschlüsseln werden, um die Prozesse beschleunigen zu können, die den langsamen Anstieg unserer Lebensspanne antreiben.

Biomedizin und Kultur wirken im Gegenteil derzeit auf ungute Weise zusammen und konservieren im menschlichen Gen-Pool viele ungünstige Eigenschaften, die ohne unsere Intervention auf niedrigem Niveau verharren oder gänzlich verschwinden würden. Zu diesen ungünstigen Eigenschaften zählen viele genetisch determinierte Leiden, die behandelt werden können, was zur Folge hat, daß die Kranken lange genug leben, um sie an den Nachwuchs zu vererben. Auf diese Weise gelingt es diesen ungünstigen Merkmalen im Gen-Pool zu überleben, während die selektiven Mechanismen der Evolution außer Kraft gesetzt sind. Unsere Kultur verlangt, daß wir alles Menschenmögliche tun, daß jeder, der an einer Krankheit leidet, so lange wie möglich überlebt. Ein humanes, ehrenwertes Ethos – aber rein biologisch gesehen, hebelt es fundamentale Gesetze der Evolution aus.

Alternsforschung heute

Die vollständige Entschlüsselung der Grundprozesse des Alterns zählt sicherlich zu den schwierigsten Problemen der gesamten Biologie. Heute wird mehr Alternsforschung betrieben als je zuvor, wobei aber für den gerontologischen Bereich – Biologie des Alterns – wesentlich weniger Geld zur Verfügung gestellt wird als für den geriatrischen, d. h. der Erforschung der Alterskrankheiten, insbesondere Kreislaufleiden und Krebs.

1993 wurde für die große staatliche Forschungsstätte für Medizin in den USA, die National Institutes of Health (NIH), ein Budget von 10,4 Milliarden Dollar beantragt. Das einzige Institut innerhalb der NIH, das überhaupt gezielt Alternsforschung betreibt, ist das National Institute on Aging (NIA). Sein Budget-Anteil betrug 1993 401 Millionen Dollar, wovon der größte Anteil für Studien bestimmt ist, die mit der Untersuchung des normalen Alterungsprozesses nichts zu tun haben. Rund die Hälfte des Budgets wird in die Alzheimerforschung und in die Erforschung anderer Alterskrankheiten investiert, ein weiterer Anteil in die übrige geriatrische Forschung (Gehirnkrankheiten, Inkontinenz, psychologische und soziale Probleme etc.). Ich will keineswegs den Wert dieser Forschungsbereiche in Frage stellen, doch man sollte sich darüber im klaren sein, daß sie zum grundsätzlichen Verständnis der Alterungsprozesse nichts beitragen. Für gerontobiologische Grundlagenforschung wurden 1992 am NIA 51 Millionen Dollar ausgegeben; das National Cancer Institute und das National Heart, Lung and Blood Institute erhielten zusammen das 62fache!

An einem Beispiel möchte ich veranschaulichen, warum ich glaube, daß die geriatrische Forschung ohne ein Grundverständnis der Biologie des Alterns uns keine neuen Erkenntnisse zum Alterungsprozeß vermitteln kann: Im Rahmen der Polio-Forschung in den 50er und 60er Jahren wurde auch viel Grundlagenforschung zur Biologie des Virus betrieben. Ohne diese Grundlagenforschung gäbe es heute wahrscheinlich keinen Polio-Impfstoff, sondern hochentwickelte, computergesteuerte eiserne Lungen, in denen Zehntausende Poliokranker lägen. Das Grundwissen über den Virus hat uns das Herstellen eines Impfstoffes ermöglicht, so daß die Krankheit für die Mehrheit der Bevölkerung keine Gefahr mehr darstellt. Eine auch noch so intensive geriatrische Forschung und Altenbetreuung wird zum Verständnis der Alterungsprozesse nichts beitragen. Wie gesagt, es ist überhaupt nichts gegen die Aufklärung der Alterskrankheiten einzuwenden, aber man sollte sich stets bewußt sein, daß dies nur Palliativa sind und uns keine neuen Erkenntnisse zu den Grundprozessen des Alterns bescheren.

Manche Wissenschaftler spekulieren, daß Erkenntnisse zum normalen Alterungsprozeß unerwartet von anderen Wissenschaftsdisziplinen gewonnen werden, etwa von der zellbiologischen Grundlagenforschung am National Cancer Institute. Das biomedizinische Establishment in den USA und anderswo gibt der Aufklärung von Gefäßleiden und Krebs eindeutig den Vorrang. Deshalb werden diese Forschungen wahrscheinlich viel größeren Einfluß auf die menschliche Lebensdauer haben als gerontologische Grundlagenarbeit, ohne jedoch im mindesten den normalen physiologischen Abbau zu beeinflussen, der für das Altern charakteristisch ist. Wenn es unser Ziel ist, zu erreichen, daß die Menschen möglichst lange leben, dann weisen unsere Prioritäten eine folgenschwere Schieflage auf – die Puzzlearbeit einer Handvoll Gerontobiologen, die mit dürftigen Budgets auskommen müssen, wird kaum dazu führen, daß sich die menschliche Lebensspanne je erhöht.

Welchen Stellenwert das Phänomen Altern gesamtgesellschaftlich hat, läßt sich auch daran messen, welche Bedeutung ihm in Lehrplänen und -büchern zugemessen wird. 84 Prozent der Biologielehrbücher der amerikanischen Sekundarschulen erwähnen das Altern überhaupt nicht. Die übrigen widmen ihm höchstens drei Seiten. Einführende Biologietexte fürs College erwähnen die Biologie des Alterns ebenfalls zu 51 Prozent überhaupt nicht oder widmen ihr höchstens vier Seiten. Das Schwergewicht in all diesen Büchern liegt auf den frühen Wachstums-, Entwicklungs- und Reifungsvorgängen; was nach der Geschlechtsreife geschieht, wird weitgehend ignoriert. So wird den Schülern und Studenten indirekt suggeriert, daß alle wichtigen biologischen Prozesse in der Jugend ablaufen – daß nur die Entwicklungsprozesse, die die jungen Leser gerade selbst durchleben oder erlebt haben, zählen.

Viele wissenschaftliche und politische Verantwortungsträger sind sich nicht darüber im klaren, daß der Tod bei alten Menschen meist aufgrund ihrer höheren Krankheitsanfälligkeit eintritt und daß diese Anfälligkeit eine Folge des normalen Alterungsprozesses ist. Wäre man sich allgemein der Tatsache bewußter, daß alte Zellen einfach krankheitsanfälliger sind, so würde man wahrscheinlich die Forschungsbereiche zur Aufklärung dieser Sachverhalte mit besseren Mitteln ausstatten, als dies bisher der Fall ist.

Welche Ziele sollten wir uns setzen?

Viele Menschen glauben, daß es nur noch eine Frage von wenigen Jahren ist, bis die Wissenschaft die mit der Alterung zusammenhängenden Probleme gelöst haben wird bzw. einen Weg zur Verlängerung der Lebensspanne gefunden haben wird. Der Sieg über Infektionskrankheiten wie Polio, Masern, Röteln, Tuberkulose, Scharlach und Diphtherie in der ersten Hälfte unseres Jahrhunderts stimmt optimistisch. Durch bessere Hygiene, Entdeckung wirksamer Impfstoffe und die Entwicklung von Antibiotika konnten diese Krankheiten erfolgreich bekämpft werden. In neuen Transplantationstechniken, einer enorm verfeinerten Diagnostik und in der Verheißung neuer Therapien gegen Krebs, erblicken viele die Vorboten einer zweiten Revolution, in deren Verlauf mit innovativen Waffen – Gentechnik und monoklonalen Antikörpern – die verbleibenden chronischen Krankheiten ausgerottet werden. Optimisten glauben angesichts dieser Entwicklungen daran, daß der Alterungsprozeß zu bremsen oder sogar zu stoppen bzw. die Lebensspanne zu erhöhen ist.

Ich zähle mich nicht zu diesen Optimisten. Weder vom Alterungsprozeß noch von den Determinanten der Lebensspanne verstehen wir zur Zeit genug, um sie manipulieren zu können. Wichtiger ist die Frage: Ist die Manipulation beider Prozesse überhaupt erstrebenswert? Bremsen oder Anhalten der Alterung hätte Konsequenzen, die über diejenigen anderer biomedizinischer Fortschritte hinausgingen. Nahezu alle anderen biomedizinischen Ziele haben einen unbestreitbar positiven Wert. Ob die Fähigkeit, der natürlichen Alterung ins Handwerk zu pfuschen, ein reiner Segen wäre, darf man bezweifeln. Wie schon dargestellt, würde die Ausschaltung aller Krankheiten und sonstiger Todesursachen die Lebenserwartung auf etwa 100 Jahre steigen lassen. Eine weitere Steigerung sollte mit Skepsis betrachtet werden, denn die Folge wären krankheitsfreie, jedoch zunehmend funktionsgeschwächte und unerbittlich alternde Menschen. Wir erlitten das Schicksal des Tithonos, der bei Tennyson klagt: »Und nach so manchen Sommern stirbt der Schwan, nur mich verzehrt, oh grausames Geschick, Unsterblichkeit.« Der alte Mensch wird einfach immer älter werden, der fortschreitenden Alterung ausgeliefert. Ob sich die meisten Menschen ein solches Schicksal wünschen ist fraglich.

Gerald Gruman, Chronist des Alterns, hat jene, die jeden Eingriff in die Conditio humana verurteilen, »Apologeten« genannt und zählt Lukrez, Aristoteles und Cicero zu ihnen. Ich bin kein Apologet, aber ich rate dringend dazu, die ethischen Dilemmas, die durch wissenschaftliche Errungenschaften wie zum Beispiel eine Altersverzögerung entstehen, öffentlich zu diskutieren, bevor die Folgen über kommende Generationen hereinbrechen. Beispiele für Fortschritte, die gemacht wurden, ehe die ethischen Fragen gelöst waren, sind zum Beispiel die chirurgische und medikamentös induzierte Abtreibung und die Transplantation menschlichen Fetalgewebes. Wenn man sich erst post facto überhastet mit der ethischen Problematik auseinandersetzt, entsteht ein äußerst gereiztes Klima, in dem eine sachliche Diskussion nur noch schwer möglich ist.

Die gegenwärtige Diskussion über Apparatemedizin und Sterbehilfe und über die gesetzlichen Regelungen zum Schwangerschaftsabbruch ist eine Bagatelle gegen die ethischen Konflikte, die entstehen, wenn wir eines Tages die Alterung verlangsamen oder die Lebensspanne verlängern können. Ich halte es, wie gesagt, für unwahrscheinlich, daß dies in naher Zukunft möglich sein wird. Und man sollte es als Glück im Unglück betrachten, denn dadurch haben wir die Chance, die Konsequenzen eines so schwerwiegenden Eingriffs in natürliche Prozesse schon heute zu durchdenken.

Kein Altern mehr: Traum oder Alptraum?

Wenn wir den Alterungsprozeß gut genug erforscht haben, um ihn bremsen oder aufhalten zu können, werden wir wahrscheinlich zu jeder beliebigen Zeit nach der Geschlechtsreifung in ihn eingreifen können. Der Zeitpunkt, den man wählt, würde wahrscheinlich davon abhängen, welchen Zeitpunkt Freunde, Familie, Vorbilder gewählt haben. Diese Freiheit der Wahl könnte zu einer Unzahl sozialer, biologischer, ökonomischer und politischer Probleme und zu einer bizarren Asynchronität der Lebensalter führen. Sie entscheiden zum Beispiel, Ihre Alterung im Alter von 45 Jahren zu stoppen, doch Ihre ältere Schwester hat es schon mit 35 und Ihre Eltern haben es bereits mit 25 getan. Ihre Kinder könnten wiederum ein anderes Alter wählen, vielleicht verzichten sie aber auch darauf, ihr Altern aufzuhalten. Wie wird Ihre Beziehung aussehen zu Eltern, die jünger sind als Sie, zu Kindern, die älter sind als Sie, zu Geschwistern, die unterschiedlich schnell altern? Würde die Manipulation des Alterungsprozesses vielleicht die Evolution unserer Spezies störend beeinflussen?

Die Alterung zu bremsen oder zu stoppen wird wahrscheinlich nicht billig sein. Nach welchen Kriterien werden wir die Menschen aussuchen, die in den Genuß einer Lebensverlängerung kommen sollen? Wird sie nur für Begüterte in Frage kommen, oder wird über öffentliche Beihilfen jeder die Möglichkeit erhalten? Dürfen auch verurteilte Verbrecher und Diktatoren aus dem Jungbrunnen trinken? Wird die Technik zur Lebensverlängerung in Dritte-Welt-Länder exportiert, wo Hunger und Krankheit grassieren? Niemand wird sein künstlich verlängertes Leben lang hungern und leiden wollen.

Alter bedeutet nicht zwangsläufig Schmerz und Unglück. Viele ältere Menschen finden, daß sie nie glücklicher gewesen sind als in ihren späten Jahren. Warum soll sich ein junger Mensch die Chance auf die vielleicht besten Jahre seines Lebens verbauen?

Ich vermag im Gegensatz zu einigen Kollegen im Abbremsen oder Stoppen des Alterungsprozesses keinen Vorteil zu sehen. Warum habe ich dann mein Leben der Alternsforschung gewidmet, wenn es nicht mein Ziel ist, die einschlägigen Prozesse zu manipulieren? Zunächst bin ich, als Wissenschaftler, neugierig, wie die Welt funktioniert. Funktionen zu erforschen heißt aber noch nicht, sie auch hinterher verändern zu wollen. Als Junge wollte ich wissen, wie meine Armbanduhr funktioniert, als ich es wußte, hatte ich nicht den Wunsch, sie anzuhalten. Wissenschaftler lieben es, Puzzles zu lösen. Der Entwicklungsbiologe interessiert sich dafür, wie ein befruchtetes Ei wächst und zum Organismus heranreift. Er wird aber kaum den Wunsch haben, den Entwicklungsprozeß zu bremsen oder zu stoppen, jedenfalls nicht beim Menschen. Ebenso ist auch für viele Altersbiologen die Urneugier des Forschers die treibende Kraft: Sie wollen wissen, warum und wie der Alterungsprozeß abläuft. Manipulieren wollen sie ihn in der Regel nicht. Wenn doch, dann haben sie die Pflicht, sich mit den Folgen auseinanderzusetzen, bevor sie ans Werk gehen.

Matilda White Riley sieht dem 21. Jahrhundert mit viel Optimismus entgegen. Sie meint, die Gesellschaft wird die Produktivität der alten Menschen erkennen, und glaubt, daß die Gesellschaft die Fesseln, die sie jetzt noch der Selbstverwirklichung im Alter anlegt, lösen wird. Neue Methoden zur finanziellen Absicherung würden entwickelt werden; die Pensionierung im heutigen Sinn werde es nicht mehr geben; Phasen des Arbeitens, des Lernens und der Freizeit würden sich abwechseln, in jedem Alter. Kurz, die Gesellschaft werde gezwungen sein, für die am schnellsten wachsende Bevölkerungsgruppe neue Rollen zu finden.

Unsterblichkeit

Selbst wenn wir alle Krankheiten, die heute zum Tode führen, eliminierten, wäre der Tod gewiß, herbeigerufen durch Unfälle und natürliche Ursachen. Wäre dies das Paradies? Wir würden länger leben; aber ebenso würden wir schwächer und schwächer, weil die normalen Alterungsprozesse die Leistungsfähigkeit unserer Organe unerbittlich zerstören würden. In »Gullivers Reisen« stellt uns Swift eine Gesellschaft der Unsterblichen vor, die Struldbrugs, eine Gruppe von Menschen, die immer älter und schwächer werden, aber nie sterben, auch dann nicht, wenn die Funktionsfähigkeit ihrer Organe unter die Grenze absinkt, die für die Aufrechterhaltung einer minimalen Lebensqualität notwendig ist. Die Struldbrugs dürsten nach der Erlösung durch den Tod. Sie bleibt ihnen versagt. Unsterblichkeit, nicht altern zu können, ewige Senilität hat sie als Fluch getroffen. Die Ausschaltung aller Todesursachen – ein erstrebenswertes Ziel?

Wie der Wunsch nach Kontrolle über den Alterungsprozeß wird der Wunsch nach Unsterblichkeit meist unbesonnen geäußert, ohne die Folgen zu bedenken. Dabei überstiegen die Konsequenzen die einer verlangsamten Alterung noch um ein Vielfaches. Angenommen, Unsterblichkeit wäre durch eine simple Pille zu erreichen. Wer bekäme die Pille, wenn sie preiswert oder teuer wäre? Wer bekäme sie, wenn sie knapp wäre? Würde sie von ihren Entdeckern oder von irgendeiner Staatsregierung geheimgehalten werden, um Freunde länger leben zu lassen als Feinde? Was geschähe, wenn sie Gewissenlosen in die Hände fiele? Gäbe es sie im Überfluß, so wüchsen die bereits vorhandenen Bevölkerungsprobleme ins Unermeßliche – die Vorstellung von der Unsterblichkeit gereicht eher zur Entwicklung von Schreckensszenarien, denn zur freudigen Erwartung dieses naiv ersehnten Zustandes.

Die Bevölkerungsexplosion

Der ernsthafteste Einwand gegen eine künstliche Erhöhung der Lebensspanne wäre, daß sie das Grundproblem der Überbevölkerung, die schon heute Umweltzerstörung, Massenhunger, Kriege, ökonomische Ungerechtigkeiten und Gesundheitsprobleme großen Ausmaßes verursacht, verschärfen würde.

Nach vorsichtiger Schätzung wird sich die Weltbevölkerung bis zum Jahr 2050 verdoppeln. Jede Stunde werden 11 000 Menschen geboren, jeden Tag eine Viertelmillion. Die USA wachsen jährlich um das Vierfache der Einwohnerzahl von Washington, alle drei Jahre um die Einwohnerzahl von New Jersey und alle zwölf Jahre um die Bevölkerungszahl von Kalifornien. Alle zwei Tage nimmt die Weltbevölkerung um die Einwohnerzahl San Franciscos zu, und von 1990 bis 2000 wird sie sich um die Einwohnerzahl Chinas(!) vermehren. Drei Millionen Jahre hat es gedauert, bis die erste Menschenmilliarde erreicht war (1800). Bis zur zweiten Milliarde dauerte es nur noch 130 Jahre (1930), bis zur dritten 30 (1960), bis zur vierten 15 (1975) und zur fünften zwölf (1987). Mehr als eine Milliarde Menschen leidet an Unter- und Fehlernährung; 14 Millionen Kinder unter fünf Jahren sterben jedes Jahr. Wenn sich dieser beängstigende Anstieg fortsetzt, steht in 500 Jahren pro Kopf theoretisch nur noch ein Quadratmeter Erde zur Verfügung Die Größenordnung des Problems veranschaulicht Abb. 20.6.

Abb. 20.6: ■

Wachstum der Weltbevölkerung seit der Urgeschichte

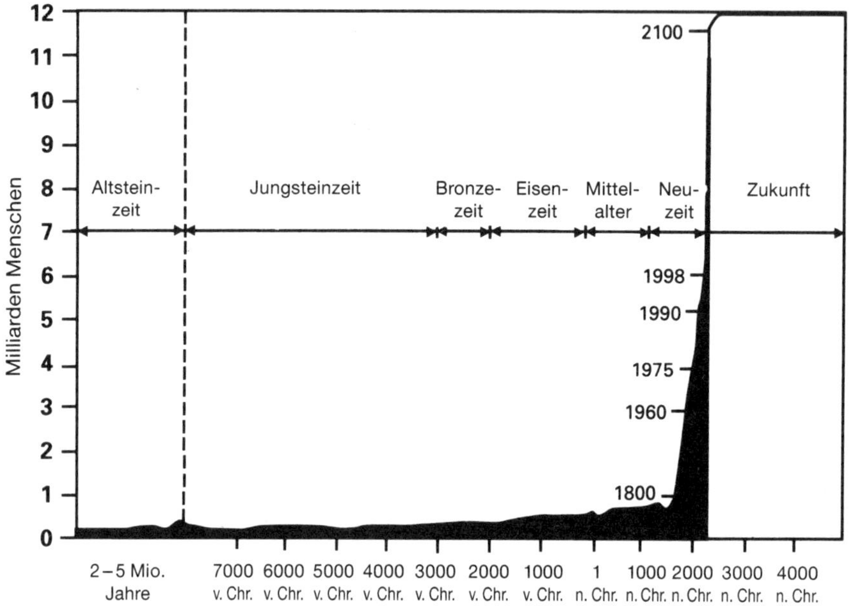

Quelle: McFall, J. A. Jr., »Population: A Lively Introduction«, *Population Bulletin*, Oktober 1991, S. 1–43, Population Reference Bureau, Washington.

Wenn wir die Übervölkerung nicht bald in den Griff bekommen, wird unser Planet irreversiblen Schaden nehmen. Nichts ist heute dringlicher als eine Lösung des Übervölkerungsproblems. Allein der Entschärfung unseres akutesten Problems wegen müßte die Verlängerung der Lebensspanne verhindert werden.

Ausblick

Wir sind (noch) außerstande, den menschlichen Alterungsprozeß zu bremsen, aber wir können unsere Lebenserwartung durch das Ausschalten oder Zurückdrängen von Todesursachen erhöhen. Diese Methode hat in unserem Jahrhundert bemerkenswerte Erfolge gezeitigt. Allerdings waren die Erfolge teuer erkauft. Erhöhte Geburtenraten und gestiegene Lebenserwartungen haben die Weltbevölkerung explosiv anwachsen lassen. Wenn die Zahl der Menschen auf unserem Planeten nicht bald reduziert wird, erübrigt sich jede Debatte über die Frage, ob eine Lebensverlängerung wünschenswert ist oder nicht – unser Planet wird dann kein Ort mehr sein, der zum längeren Verweilen einlädt.

Meiner Meinung nach gibt es nur ein Ziel, das sowohl erreichbar als auch erstrebenswert ist – durch Eliminierung der heutigen führenden Todesursachen die höchstmögliche Lebenserwartung anzustreben. Im Verlangsamen oder gar Stoppen der Alterung an sich sehe ich weder für das Individuum noch für die Gesellschaft einen Sinn.

Das Szenario, das am wenigsten Anlaß zur Sorge gibt, ist jenes, bei dem alle Menschen im Vollbesitz ihrer geistigen und physischen Kräfte die Höchstgrenze der menschlichen Lebensspanne erreichen und dann einen schnellen Tod sterben. Das ist das Ziel, das wir heute stillschweigend anstreben. Nahezu die gesamte biomedizinische Forschung zielt implizit darauf ab, Krankheiten in all ihren Formen auszuschalten. Was passiert, wenn wir Erfolg haben? Dann steigt unsere Lebenserwartung noch eine Zeitlang weiter in Richtung Höchstgrenze, doch irgendwann ist ein Endpunkt erreicht – wir sollten nicht die Hybris entwickeln, dem lieben Gott an diesem Punkt ins Handwerk zu pfuschen.

Literatur

Curtis, H. J.: Das Altern. Die biologischen Vorgänge, Jena 1968
Estler, C.-J.: Arzneimittel im Alter, Stuttgart 1987
Franke, H.: Auf den Spuren der Langlebigkeit, Stuttgart 1985
Martin/Junod (Hg.): Lehrbuch der Geriatrie, Bern 1986
Oswald/Herrmann/Kanowski/Lehr/Thomae (Hg.): Gerontologie – medizinische, psychologische und sozialwissenschaftliche Grundbegriffe, Stuttgart 1984
Pickenhain/Ries (Hg.): Kleine Enzyklopädie – das Alter, Leipzig 1988
Platt, D.: Alternstheorien, Stuttgart 1976
Ders. (Hg.): Biologie des Alterns, Berlin 1991
Ders.: Handbuch der Gerontologie, Stuttgart 1983
Ries, W.: Langlebigkeit, Leipzig 1994
Rosenfeld, A.: Länger leben – Wunsch- oder Alptraum? Ergebnisse der Alternsforschung, Stuttgart 1978
von Hahn, H. P.: Das biologische Altern. Erscheinungsformen und Mechanismen des Alterns, Nürnberg 1979
Zeitschrift für Gerontologie, hrsg. von der Deutschen Gesellschaft für Gerontologie, 1968ff.

Englischsprachige Literatur:
Adelman, R. C.: (Hg.): Modifications of Proteins during Aging, New York 1985
Arking, R.: Biology of Aging. Observations and Principles, Englewood Cliffs, N.Y. 1991
Bergsma, D./Harrison, D. E. (Hrsg.): Genetic Effects on Aging, New York 1978
Collatz, K.-G./Sohal, R. S. (Hrsg.): Insect Aging. Strategies and Mechanisms, Heidelberg 1986
Comfort, A.: The Biology of Senescence, 3. Auflage, New York 1979
Christofalo, V. J.: /Roberts, J./ Adelman, R. C.: (Hg.) Explorations in Aging, New York 1975
Finch, C. E.: Longevity, Senescence and the Genome, Chicago 1990
Finch, C. E./Hayflick, L. (Hg.): Handbook of the Biology of Aging, 1. Auflage, New York 1977
Finch, C. E./Schneider, E. L.: Handbook of the Biology of Aging, 2. Auflage, New York 1985
Fries, J. F./Crapo, L. M.: Vitality and Aging, San Francisco 1981
Lamb, M. J.: Biology of Aging, New York 1977
McGrady, P. M.: The Youth Doctors, New York 1968
Medawar, P. B.: Aging: An Unsolved Problem of Biology, London 1952
Rose, M.: The Evolutionary Biology of Aging, New York 1991
Rothstein, M.: Biochemical Approaches to Aging, New York 1982
Ders.: Biochemistry of Aging, New York 1982
Walford, R. L: Maximum Life Span, New York 1983

Register

A

C

D

E

F

G

K

L

M

Weitere Titel zum Thema
»Mensch und Gesundheit«
aus dem Sachbuchprogramm der
vgs verlagsgesellschaft:

Gudrun Dalla Via

Power-Nahrung fürs Gehirn

Tips und Rezepte

Durch die Nahrung können wir Funktionen unseres Gehirns wie geistige Aktivität und Kreativität, Konzentrationsfähigkeit, Erinnerungsvermögen, Motivation und Stimmung gezielt beeinflussen. Wie aber wirken die einzelnen Bestandteile der Lebensmittel – Vitamine, Spurenelemente, Kohlenhydrate, Proteine oder Fette – auf die geistige Leistung? Welche Substanzen lösen besonders schöne oder auch depressive Stimmungen aus? Womit können wir unsere Konzentration steigern? Ist es sinnvoll, zusätzlich Mittel wie Lecithin oder Lebertran einzunehmen?
Diese und weitere Fragen beantwortet die Autorin anschaulich und übersichtlich. Sie gibt darüber hinaus wichtige Empfehlungen für genußreiche und sinnvolle Speisen, z. B. für Streßsituationen, Reisen oder andere besondere Lebenslagen, sowie zahlreiche schmackhafte Rezepte.

vgs verlagsgesellschaft Köln

William Poole

Heilen durch Hoffnung

Die Wirkung der Seele auf die Gesundheit des Körpers

Der menschliche Körper besitzt erstaunliche Kräfte, um Verletzungen und Krankheiten zu heilen – wenn der seelische Zustand stabil und positiv ist. Unsere westliche Medizin hat diese Abhängigkeit lange mißachtet, obwohl Heilmethoden und -erfolge der verschiedensten Kulturen zu allen Zeiten unanfechtbare Beweise lieferten, daß die Seele unsere physische Gesundheit entscheidend mitbestimmt. Inzwischen ist die Leib-Seele-Problematik ein Forschungsschwerpunkt der Schulmedizin: Die Psychoneuroimmunologie untersucht Wechselwirkungen zwischen den Botenstoffen des Immunsystems und dem Gehirnbereich, in dem Gefühle, Bewußtsein etc. lokalisiert sind. Klinische Studien kamen zu aufsehenerregenden Ergebnissen: Brustkrebs-Patientinnen mit stabilen Bindungen zu Familie und Freunden leben durchschnittlich doppelt so lange wie Patientinnen ohne soziale Absicherung: Brandwunden heilten unter Hypnose ungewöhnlich schnell usw.

vgs verlagsgesellschaft Köln

Geoffrey Cannon

Teufelskreis

Wenn Antibiotika krank machen

Seit mehr als 50 Jahren genießen wir die durchgreifende Wirkung der Antibiotika. Als Wundermittel befreiten sie uns von Krankheiten, die noch Anfang dieses Jahrhunderts zahllose Opfer forderten.
Doch vielleicht ist unser Vertrauen zu groß: Nicht nur kehren vergessene Seuchen – trotz oder auch wegen der großzügig eingesetzten Antibiotika – in die »zivilisierte« Welt zurück, sondern die Wundermittel selbst können schwere Krankheitsbilder verursachen. Schaden Antibiotika manchmal mehr, als sie nützen? Können Antibiotika sogar krank machen?
Der Autor durchleuchtet kritisch, nicht polemisch, distanziert und präzise gängige Therapiemethoden und ihre möglichen Auswirkungen, den Zusammenhang von neuen, rätselhaften Erkrankungen mit der fortgesetzten Entwicklung neuer Medikamente sowie die Probleme des gesetzlichen Regelwerks medizinischer und pharmazeutischer Bestimmungen.

Mit einem Verzeichnis aller wichtigen und verfügbaren Antibiotika von A–Z.

vgs verlagsgesellschaft Köln

Desmond Morris

Das Tier Mensch

Menschen sind Tiere. Mal sind wir Monster, mal Elfen, aber immer bleiben wir Tiere. Wir sähen uns gerne als gefallene Engel, aber in Wahrheit sind wir Affen, die sich irgendwann im Verlauf ihrer evolutionären Entwicklung auf die Hinterbeine stellten, über den Erdball schritten und alles Land unter ihren Füßen vereinnahmten.

Mal augenzwinkernd, mal kritisch, aber immer fundiert führt Desmond Morris uns hier vor Augen, wie der Mensch sich verhält und warum er sich so verhält. Er führt uns als unsichtbaren Zuschauer mitten in die menschliche Arena und zeigt den Homo sapiens als das, was er ist – das Tier Mensch.

vgs verlagsgesellschaft Köln